中等职业教育"十三五"规划教材
供中职护理专业使用

解剖学基础项目教学

主　编　马晓梅（酒泉卫生学校）
　　　　刘军鹏（酒泉卫生学校）
副主编　李正文（酒泉市人民医院）
　　　　杨再青（酒泉卫生学校）
参　编　陆　斌（酒泉卫生学校）
　　　　程国鑫（酒泉卫生学校）
　　　　马金英（酒泉卫生学校）

西南交通大学出版社
·成　都·

图书在版编目（CIP）数据

解剖学基础项目教学 / 马晓梅, 刘军鹏主编. —成都: 西南交通大学出版社, 2019.6

中等职业教育"十三五"规划教材. 供中职护理专业使用

ISBN 978-7-5643-6896-8

Ⅰ. ①解… Ⅱ. ①马… ②刘… Ⅲ. ①人体解剖学 – 中等专业学校 – 教材 Ⅳ. ①R322

中国版本图书馆 CIP 数据核字（2019）第 101868 号

中等职业教育"十三五"规划教材. 供中职护理专业使用

解剖学基础项目教学

主　编 / 马晓梅　刘军鹏	责任编辑 / 李　伟
	助理编辑 / 姜远平
	封面设计 / 吴　兵

西南交通大学出版社出版发行
（四川省成都市金牛区二环路北一段 111 号西南交通大学创新大厦 21 楼　610031）
发行部电话：028-87600564　028-87600533
网址：http://www.xnjdcbs.com
印刷：四川煤田地质制图印刷厂

成品尺寸　185 mm×260 mm
印张　19　　字数　438 千
版次　2019 年 6 月第 1 版　　印次　2019 年 6 月第 1 次

书号　ISBN 978-7-5643-6896-8
定价　49.80 元

课件咨询电话：028-87600533
图书如有印装质量问题　本社负责退换
版权所有　盗版必究　举报电话：028-87600562

序

酒泉卫生学校被甘肃省教育厅、甘肃省财政厅列为"省级中等职业教育改革发展示范学校建设计划"立项建设学校，这在该校发展史上具有里程碑式的重要意义。2015年底，学校开始申报省级示范校建设项目。申报过程中，学校在学校管理、基础条件、教育教学、校企合作等方面都取得了可喜成绩。2017年4月27日，学校参加省教育厅组织的答辩，6月以全省排名第八（项目编号：GSZZSFX201708）、酒泉排名第一的好成绩正式确定为"省级中等职业教育改革发展示范学校建设计划"建设单位。2017年12月，省教育厅、省财政厅正式通过学校的《建设方案》和《任务书》。省级财政计划下达专项建设资金1 000多万元，用2~3年时间完成学校三个重点专业——护理专业（老年护理方向）、医学检验技术专业、药剂专业在人才培养模式与课程体系改革，师资队伍建设，校企合作、工学结合运行机制三方面的建设，以及两个特色项目——智慧校园特色项目、"仁爱天使"培养行动特色项目的建设。

课程建设与课程改革建设涉及开发编写与重点专业和特色项目关联的教材，教材定位于中职医学类各专业，主要满足学生专业实训、专业拓展和综合素质提升，增加实用性，实验实训课程对接工作岗位，突出校企合作、案例示范、理实一体。本套教材共计20册，专业课程编写全程企业专家参与，素质拓展教程知名专家指导，部分教程项目法编写符合目前中等卫生职业教育生源和就业特点，体现教材内容的"实用"和强化"学以致用"特点。相信通过老师的努力、专家的严格把关，本套教材将给酒泉卫生学校的发展增添浓墨重彩的佐证。

酒泉卫生学校
2019年1月

省级中等职业教育改革发展示范学校建设系列教材

序号	专业方向	教材名称	主编	实用范围
1	护理专业（老年护理方向）	老年护理	任艳萍 喻志英	护理、农村医学、康复
2		老年营养与膳食指导	李晓彬 任艳萍	护理、农村医学、康复
3		护理学基础学习指导	蔡红霞 刘丽娟	护理、农村医学、康复
4		解剖学基础项目教学	马晓梅 刘军鹏	医学各专业
5		病理学基础项目教学	石玉芹 马晓梅	医学各专业
6		健康评估	刘梅芬 宋正爱	护理
7		康复理疗技术	李 上 王建民	护理、农村医学、康复
8	医学检验技术专业	医学检验技术实训操作规范	曹利平 潘 英	医学检验技术
9		医学检验仪器使用规范	曹利平 许 强	医学检验技术
10	药剂专业	药物分析技术	戴笑娟 孙 辉	药剂
11		药物学基础	王若菲 于治国	医学各专业
12		药剂学基础	于治国 王若菲	药剂
13		药品市场营销	孙 辉 戴笑娟	药剂
14		酒泉中医药	李 上 王若菲	药剂、农村医学、康复
15	仁爱天使培养行动系列丛书	中职生心理健康教育	黄兵基 李晓彬 孙叶蛟	医学各专业
16		班主任专业化成长指南	王建民 高建仁 莫仁	入职教师、班主任
17		人文素养实用教程	李 锋 张艳梅 文 彤	医学各专业
18		杏苑诗文	李 锋 余 敏	医学各专业、教师
19		形体训练与医护礼仪实训指导	侯丽丽 王敦丽	护理、农村医学、康复
20		中职生硬笔书法训练	宋正爱 余尚军	医学各专业、教师

前 言

解剖学基础是一门重要的医学基础课程，是后续医学课程学习的基础。由于该课程内容繁多、冗长，中职生学习动力不足、学习专注时间短，为了更好地帮助学生学习解剖学知识，结合中等卫生职业教育教学要求，本着以"专业理论过关，专业技能过硬""教学做一体化"的编写原则，特研发编写了《解剖学基础项目教学》。

本书的特点如下：

（1）本书编写是以全国中等卫生职业教育"双证书"人才培养规划教材《解剖学基础》为蓝本，以国家护士资格考试大纲和甘肃省三校生考试大纲为依据，紧密结合教材编写而成。全书共分十一章，各章节内容设有明确的"学习目标"、简单明了的项目"理论学习"、思路清晰的"学习小结"、理实结合密切的"项目实训"和题型全面的"项目测试"等内容。本书将各章节内容根据学生特征和教材特点分解成若干项目单元模块，帮助学生有效掌握重点、突破难点，提高学习效果。

（2）项目内容包括：①学习目标；②理论知识；③项目实训；④项目测试等。通过以上内容形式的安排吸引学生目光，激发学生对解剖学的兴趣；提高学生学习的积极性和自主性；培养学生理论与实践相结合的学习能力，最终达到掌握知识的目的。

（3）删减内容：由于本书是辅助教材，且现在多媒体广泛普及，本书删减了部分图和临床上罕见疾病的相关知识。

本教材的内容及编者任务安排：绪论、细胞和基本组织（马晓梅），运动系统（马晓梅、李正文），消化系统、呼吸系统（程国鑫），泌尿系统、生殖系统（马金英），脉管系统（刘军鹏），内分泌系统、感受器（陆斌），神经系统（杨再青、李正文）。

在本书编写过程中，编者参考了部分相关著作，从中借鉴了许多有益内容，同时得到甘肃省酒泉卫生学校领导的大力支持和帮助，在此一并致谢。

由于编者水平有限，本书从形式到内容不足之处或疏漏之处在所难免，恳请广大师生在使用过程中提出宝贵意见。

马晓梅
2019 年 2 月

目 录

绪 论 ······ 1

第一章 细胞和基本组织 ······ 8
第一节 细　胞 ······ 8
第二节 上皮组织 ······ 13
第三节 结缔组织 ······ 18
第四节 肌组织 ······ 24
第五节 神经组织 ······ 29

第二章 运动系统 ······ 38
第一节 软骨与骨 ······ 38
第二节 骨、骨连结与骨骼肌 ······ 41
第三节 颅骨及其连结、头颈肌 ······ 49
第四节 躯干骨及其连结、躯干肌 ······ 55
第五节 上肢骨及其连结、上肢肌 ······ 68
第六节 下肢骨及其连结、下肢肌 ······ 76

第三章 消化系统 ······ 85
第一节 概　述 ······ 85
第二节 消化管 ······ 89
第三节 消化腺 ······ 106

第四章 呼吸系统 ······ 113
第一节 呼吸道 ······ 113
第二节 肺 ······ 120
第三节 胸膜和纵膈 ······ 125

第五章 泌尿系统 ······ 129
第一节 肾 ······ 129
第二节 输尿管和膀胱 ······ 136
第三节 尿　道 ······ 140

第六章　生殖系统 …………………………………………………………………… 144
　　第一节　男性生殖器 ……………………………………………………………… 144
　　第二节　女性生殖器 ……………………………………………………………… 150
第七章　脉管系统 …………………………………………………………………… 163
　　第一节　概　　述 ………………………………………………………………… 163
　　第二节　心血管系统 ……………………………………………………………… 166
　　第三节　淋巴系统 ………………………………………………………………… 198
第八章　内分泌系统 ………………………………………………………………… 206
第九章　感觉器 ……………………………………………………………………… 211
　　第一节　视　　器 ………………………………………………………………… 211
　　第二节　前庭蜗器 ………………………………………………………………… 217
第十章　神经系统 …………………………………………………………………… 225
　　第一节　神经系统概述 …………………………………………………………… 225
　　第二节　中枢神经系统 …………………………………………………………… 226
　　第三节　脑和脊髓的被膜、血管 ………………………………………………… 247
　　第四节　周围神经系统 …………………………………………………………… 256
　　第五节　神经系统的传导通路 …………………………………………………… 277
第十一章　人体胚胎学概要 ………………………………………………………… 283
参考文献 ……………………………………………………………………………… 295

绪　论

解剖学基础是研究正常人体形态、结构的科学，其基本任务是探索和阐明人体器官与组织的形态结构、位置毗邻关系、生长发育规律和基本功能。

项目一　认识人体

【学习目标】

（1）能说出人体的分部，并能在身体上指出。
（2）能解释细胞、组织、器官、系统的概念，并能说明它们之间的关系。
（3）能说出人体九大系统的名称。

【理论学习】

一、人体的组成

（一）细　胞

人体结构和功能的基本单位是细胞。细胞与细胞之间的物质称为细胞间质。

（二）组　织

形态结构和功能相似的细胞借细胞间质结合在一起构成组织。人体内有四种基本组织，即上皮组织、结缔组织、肌组织和神经组织（图 0-1）。

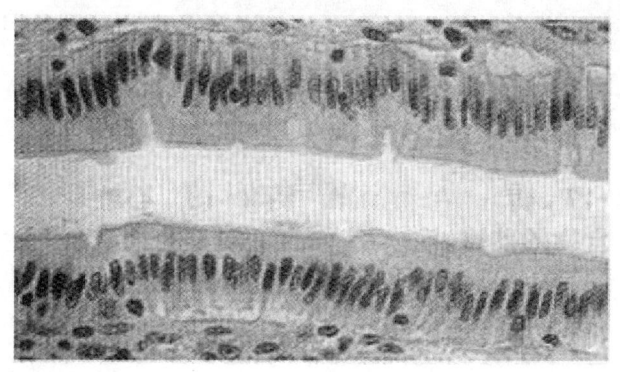

（a）上皮组织

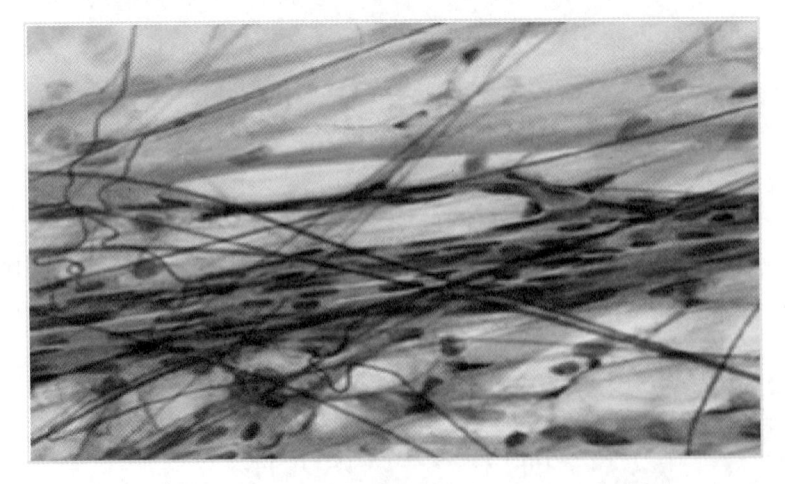

(b) 结缔组织

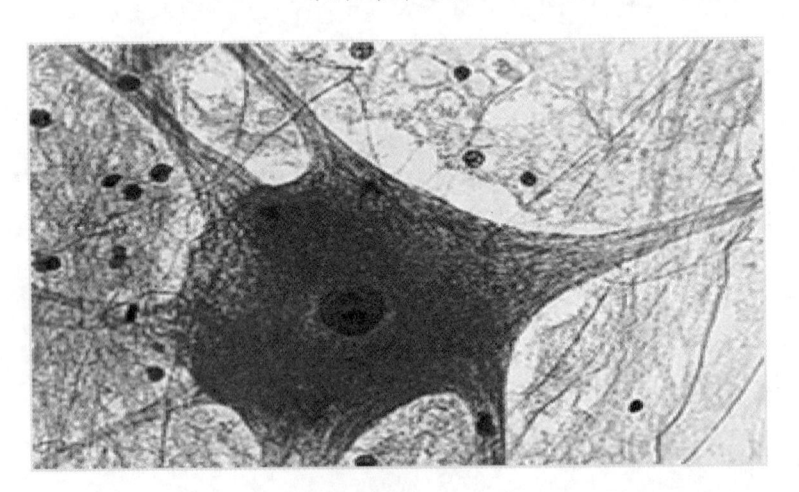

(c) 神经组织

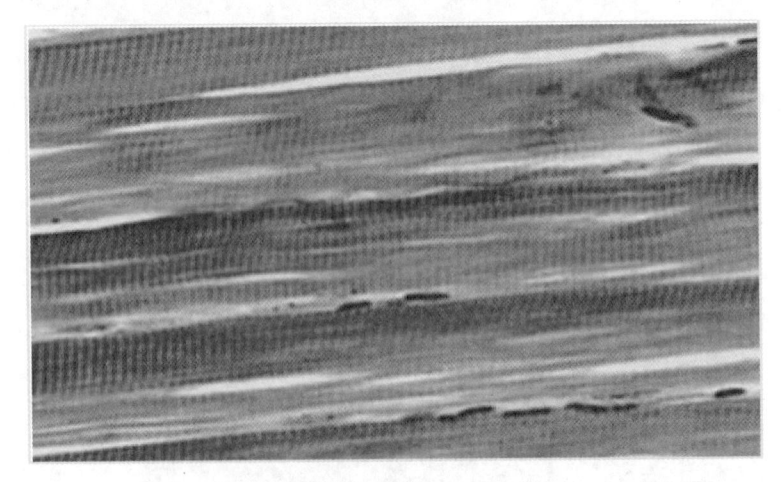

(d) 肌肉组织

图 0-1　基本组织

（三）器　官

几种不同的组织有机结合，构成具有一定形态和功能的结构称为器官，如肝、心、肾、肺、脾等。

（四）系　统

许多功能相关的器官连接在一起构成系统。人体有九大系统，包括运动系统、消化系统、呼吸系统、泌尿系统、生殖系统、脉管系统、神经系统、内分泌系统和感觉器官。

各个器官和系统，虽具有各自的生理功能，但它们在神经和体液的调节下，相互联系，紧密配合，组成了一个统一完整的人体。

在解剖学中，通常将消化、呼吸、泌尿和生殖四个系统的器官统称为内脏。研究内脏各器官位置、形态及结构的科学称为内脏学。内脏器官绝大部分位于胸腔、腹腔和盆腔内，并借助一定的孔道直接或间接与外界相通。

二、人体的分部

从外形上，通常人体可分为四个部分，即头、颈、躯干和四肢（四肢包括上肢和下肢）。每一部分又可分成若干小部分，即头部的颅、面部，颈部的颈、项部，躯干的背、腰、胸、腹、盆部及会阴，上肢的肩、上臂、前臂和手，下肢的臀、大腿、小腿和足（图0-2）。

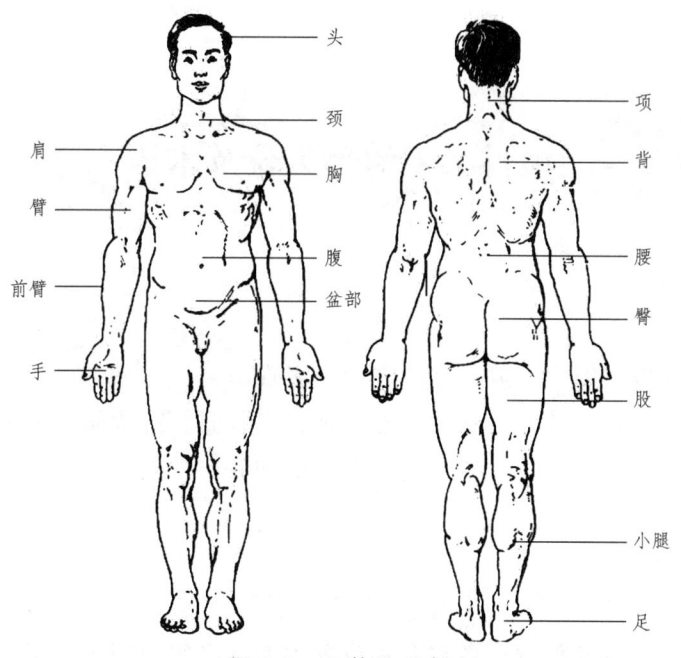

图 0-2　人体的分部

【项目实训】

（1）在身体或模型上指出头、颈、躯干、上肢、下肢。
（2）在身体或模型上指出头的颅、面部，颈部的颈、项，躯干的背、腰、胸、腹、盆部及会阴，上肢的肩、臂、前臂，下肢的臀、大腿、小腿、足。

【项目测试】

（1）在解剖学中，下列不属于内脏的器官是（　　）。
　　A. 心　　　　　　　　B. 肝　　　　　　　　C. 胃
　　D. 肺　　　　　　　　E. 肾
（2）肾是一个（　　）。
　　A. 组织　　　　　　　B. 器官　　　　　　　C. 系统
　　D. 细胞　　　　　　　E. 以上均不正确

【学习小结】

（1）人体结构学是一门研究正常人体_____的科学。
（2）人体可分为_____、_____、_____和_____四个部分。
（3）内脏通常指_____、_____、_____、_____四个系统的器官，借助一定的孔道与外界相通。

项目二　解剖方位及术语

【学习目标】

（1）能说出人体解剖学姿势，并能准确地表现出来。
（2）能辨认人体垂直轴、矢状轴、冠状轴、矢状面、冠状面、水平面。
（3）能区别下列常用方位术语：上和下、前和后、内侧和外侧、内和外、浅和深、近侧和远侧。

【理论学习】

为了准确描述人体各部位、各器官的位置关系，必须使用国际通用的统一标准和描述术语，以便统一认识。

一、解剖学姿势

解剖学姿势：身体直立，两眼平视前方；上肢自然下垂于躯体两侧，掌心向前；下肢并拢，足尖向前（图 0-3）。

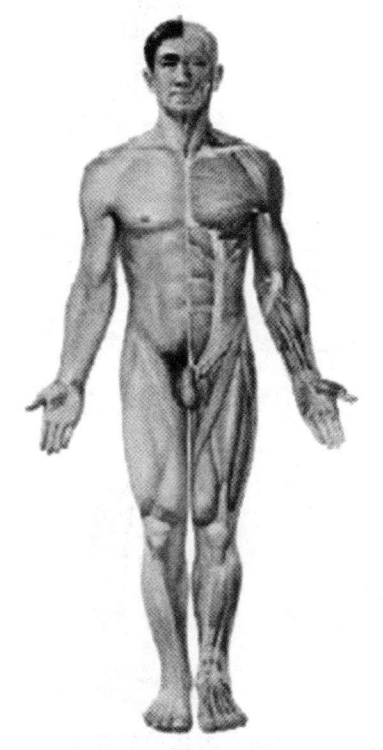

图 0-3　解剖学姿势

二、人体的轴和面

1. 轴

为了分析关节的运动，以解剖学姿势为标准，设置了相互垂直的三种轴（图 0-4）。
垂直轴：为上下方向，与地面垂直且与人体长轴平行的轴。
矢状轴：为前后方向，与地面平行且与人体长轴垂直的轴。
冠状轴：为左右方向，与地面平行且与垂直轴和矢状轴垂直的轴。

2. 面

在标准姿势条件下，人体或任何一局部均可设置相互垂直的三个面（图 0-4）。
矢状面：沿前后方向将人体分为左右两部分的纵切面。将人体分为左右对称两半的矢状面称为正中矢状面。
冠状面：沿冠状轴方向将人体分为前后两部分的纵切面。

水平面：与矢状面、冠状面相互垂直，沿水平方向将人体横切分为上下两部分的面。

在描述器官的切面时，则以器官的长轴为准，沿其长轴所作的切面称为纵切面，与长轴垂直的切面称为横切面。

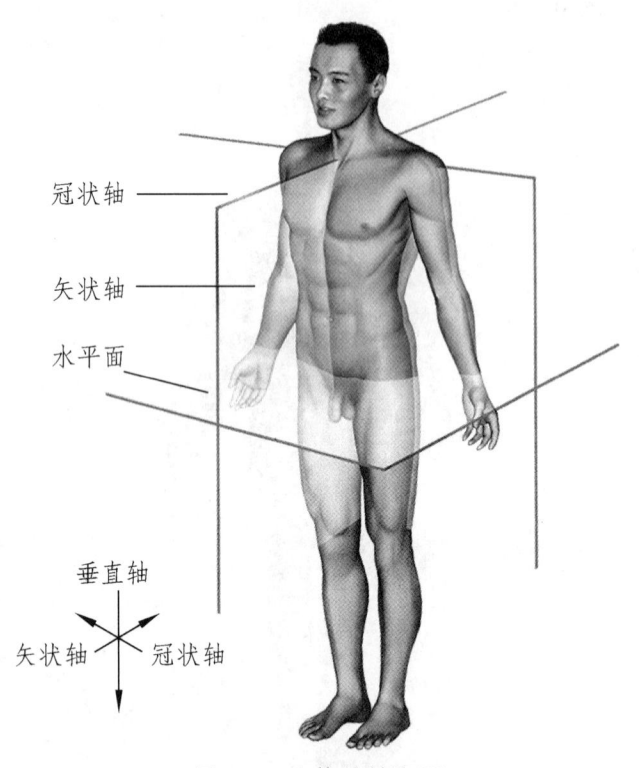

图 0-4 人体的轴和面

三、方位术语

以解剖学姿势为准，使用规定的方位和术语，可以正确描述各结构的相互位置关系。

1. 上和下

近头者为上，近足者为下。上和下在胚胎学中则分别采用头侧和尾侧。

2. 前和后

近腹者为前，近背者为后。前和后在胚胎学中则分别采用腹侧和背侧。

3. 内侧和外侧

以身体正中矢状面为准，距正中矢状面近者为内侧，远者为外侧。在四肢，前臂的内侧为尺侧，外侧为桡侧；小腿的内侧为胫侧，外侧为腓侧。

4. 内和外

对空腔脏器而言，近腔者为内，远腔者为外。

5. 浅和深

以体表为准，近体表者为浅，远体表者为深。

6. 近侧和远侧

在四肢，距肢体附着部位近者为近侧，反之为远侧。

【项目实训】

（1）演示人体解剖学姿势，并比较与立正姿势的区别。
（2）在身体上示范人体垂直轴、矢状轴、冠状轴、矢状面、冠状面、水平面。

【项目测试】

（1）解剖学姿势：
（2）以体表为准的方位术语是（　　）。
　　A. 前和后　　　　　　B. 上和下　　　　　C. 内和外
　　D. 浅和深　　　　　　E. 内侧和外侧
（3）常用来描述空腔器官位置关系的方位术语是（　　）。
　　A. 前和后　　　　　　B. 上和下　　　　　C. 内和外
　　D. 浅和深　　　　　　E. 内侧和外侧
（4）矢状轴（　　）。

　　A. 呈上下方向

　　B. 与身体长轴垂直

　　C. 可将人体分为左右两部分

　　D. 不与水平面平行

　　E. 可将人体分为上、下两部分

（5）冠状面（　　）。

　　A. 与矢状面垂直　　　　B. 与水平面垂直

　　C. 与人体长轴垂直　　　D. 将人体分为前后两部分

　　E. 也叫额状面

第一章 细胞和基本组织

第一节 细 胞

　　细胞是人体形态结构和功能的基本单位。虽然组成不同组织和器官的细胞大小、形态和功能不同，但细胞的基本结构是相似的。
　　在光学显微镜下，细胞均可分为细胞膜、细胞质、细胞核三部分。

项目一 细胞膜

【学习目标】

（1）能描述细胞膜的结构，并能绘出细胞膜的结构模式图。
（2）能说出细胞膜的功能。

【理论学习】

　　细胞膜是包围在细胞外的一层薄膜，又称质膜。它将细胞与外界微环境分隔，形成一种屏障，参与细胞的生命活动。

一、细胞膜的化学组成和分子结构

　　细胞膜主要由脂类、蛋白质和糖类组成。目前较为公认的是"液态镶嵌模型"学说，其基本内容是：液态可活动的脂类双分子层构成了细胞膜的基本骨架，蛋白质分子以球状形态镶嵌在脂类双分子层或附着在其表面，糖类与膜蛋白或膜脂形成糖蛋白或糖脂分布在质膜表面（图1-1）。

二、细胞膜的功能

　　细胞膜是细胞与细胞周围环境之间的一道半透膜屏障，对物质进出细胞有选择性调节作用。这种选择性调节作用保持了膜内外渗透压的平衡，维持了膜内、外离子浓度差和膜电位，是细胞进行正常生理活动所必需的基本条件。

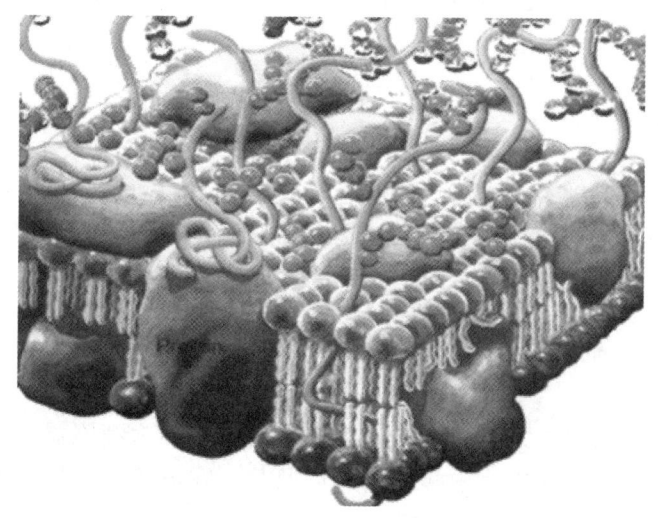

图 1-1　细胞膜模式

【项目实训】

（1）在显微镜下观察细胞形态。
（2）绘制细胞膜结构模式图。

【项目测试】

（1）细胞膜主要由_____、_____和_____组成。
（2）"液态镶嵌模型学说"认为细胞膜的分子结构为（　　）。
　　A. 内、外各一层脂类分子，中间为一层蛋白质和表面的多糖分子
　　B. 内、外各一层蛋白质，中间为一层脂类分子和表面的多糖分子
　　C. 双层脂类分子和镶嵌其中的蛋白质分子
　　D. 外侧两层为蛋白质，内层为脂类分子和表面的多糖分子
　　E. 外侧两层为脂类分子，内层为蛋白质分子和表面的多糖分子

项目二　细胞质

【学习目标】

（1）能说出细胞质的主要成分。
（2）能描述各种细胞器的结构和功能。

【理论学习】

细胞膜与细胞核之间的部分称为细胞质，又称细胞浆，由基质、细胞器和包含物组成。

一、基 质

基质是细胞中无定型结构的胶状物质，呈液态，构成细胞的内环境。基质主要由水、无机盐、离子、糖、脂类及蛋白质组成，并含有多种酶，是细胞进行各种物质代谢的场所。

二、细胞器

分布在细胞质基质中、具有特定形态与功能的结构称为细胞器。细胞器包括光镜下可见的线粒体、高尔基复合体、中心体等，以及只有在电镜下可见的内质网、核糖体、溶酶体、微管、微丝等（图1-2）。

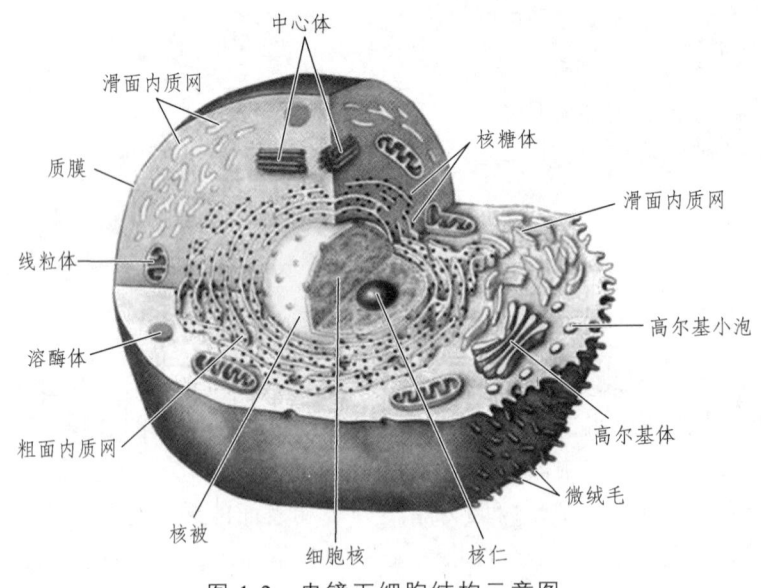

图1-2 电镜下细胞结构示意图

1. 线粒体

在光镜下，线粒体呈杆状、线状或颗粒状。电镜下由内、外两层单位膜构成封闭的囊状结构，外膜光滑，内膜折叠成嵴。线粒体内含有多种酶，能将细胞摄入的蛋白质、脂肪、糖等氧化分解而释放能量，被称为细胞的"能量工厂"。

2. 内质网

在电镜下，内质网是由单位膜形成扁囊状或大小不同的管、泡并相互吻合而成的网状结构。根据内质网表面是否有核糖体附着，可将内质网分为两种：

（1）粗面内质网：由平行排列的扁囊和附着在膜外表面的核糖体构成，表面粗糙，主要是合成蛋白质，另外也参与自身所需蛋白质的合成。

（2）滑面内质网：为形状及直径不一的小管，互通成网，小管膜外表面光滑，无核糖体附着，主要参与类固醇的合成，脂类、糖的代谢，细胞解毒和药物代谢作用。

3. 高尔基复合体

在光镜下，多位于细胞核附近，常呈小泡及网状结构。电镜下，高尔基复合体主要由扁平囊、大囊泡和小囊泡组成。高尔基复合体是细胞内的运输和加工系统，对内质网中合成的蛋白质进一步加工、浓缩。

4. 溶酶体

在电镜下，溶酶体是由一层单位膜围成的圆形或卵圆形小泡，内含60多种酸性水解酶，可分解蛋白质、糖类、脂肪、核酸等物质，主要消化经吞噬或吞饮进入细胞内的物质，或细胞自身衰老的结构。

5. 核糖体

核糖体又称核蛋白体，是细胞内合成蛋白质的场所。在电镜下，核糖体是由大小两个亚单位组成的球形颗粒，主要化学成分是核糖核酸和蛋白质。

三、包含物

包含物是细胞质中的非细胞器结构，是一些有形的代谢产物或储备的营养物质，包括糖原、脂滴、色素及分泌颗粒等。

【项目实训】

（1）观察图片中各种细胞器的形态。
（2）绘制各种细胞器模式图。

【项目测试】

（1）下列哪种结构不属于细胞器？（　　）
　　A. 线粒体　　　　　B. 核糖体　　　　　C. 溶酶体
　　D. 内质网　　　　　E. 分泌颗粒
（2）核糖体的化学成分主要是（　　）。
　　A. 核糖核酸和多糖　　B. 糖蛋白　　　　　C. 脱氧核糖核酸和蛋白质
　　D. 核糖核酸和蛋白质　E. 以上都不是
（3）有关线粒体的结构描述中，哪一项是错误的？（　　）

  A. 电镜下由内、外两层单位膜构成的椭圆形小体
  B. 是细胞的"能量工厂"
  C. 其形态、数目随细胞种类不同而异
  D. 光镜下呈杆状、线状或颗粒状
  E. 是蛋白质合成的场所
（4）下列哪种结构含水解酶？（ ）
  A. 高尔基复合体 B. 微体 C. 线粒体
  D. 中心体   E. 溶酶体

项目三 细胞核

【学习目标】

（1）能说出细胞核的主要成分。
（2）学会区分染色质与染色体。

【理论学习】

  除成熟的红细胞外，人体内所有细胞都有细胞核。细胞核一般只有一个，位于细胞中央，呈圆形、卵圆形或杆状，主要由核膜、核仁、染色质和核基质构成。

1. 核　膜

  核膜为核表面的一层薄膜，由内、外两层单位膜构成，两层膜之间有间隙称为核周隙。外层膜表面附着有核糖体颗粒，内层膜表面光滑。核内、外层膜彼此融合，形成许多小孔，称为核孔，是核与细胞质之间进行物质交换的通道。

2. 核　仁

  核仁为圆形或椭圆形的颗粒状结构，一般为1～2个，位置不定，常偏于核的一侧。核仁的化学成分主要是蛋白质与核糖核酸（RNA），其功能是装配核糖体亚单位，参与核糖体的合成。

3. 染色质与染色体

  染色质和染色体是遗传物质的载体。染色质是细胞分裂间期细胞核内易被碱性染料染色的结构，其化学成分主要是蛋白质和脱氧核糖核酸（DNA）。在细胞分裂期，染色质细丝螺旋化、盘曲缠绕成粗棒状，即为染色体。所以，染色质与染色体是同一种物质在细胞不同时期的不同表现形式。

4. 核基质

核基质又称核液，是无定型胶状物质，含有水、蛋白质、无机盐等，为核内代谢活动提供适宜的环境。

【项目实训】

（1）绘制细胞核的模式图。
（2）在图片上区分染色质与染色体。

【项目测试】

（1）遗传物质存在于哪一种结构中？（　　）
  A. 核仁及染色体　　　　B. 核仁及核液　　　　C. 核膜及核液
  D. 核染色质或染色体　　E. 核膜及核仁
（2）在细胞分裂间期，光镜下可见细胞核内的嗜碱性物质是（　　）。
  A. 常染色质　　　　　　B. 常染色质和异染色质
  C. 异染色质　　　　　　D. 异染色体　　　　　E. 性染色体

第二节　上皮组织

项目一　概　述

【学习目标】

（1）能描述上皮组织的特点。
（2）能准确说出各类上皮的名称。

【理论学习】

人体的组织由形态结构及功能相似的细胞和细胞间质构成。根据组织的结构和功能特点，可将其分为上皮组织、结缔组织、肌组织和神经组织。这四类组织称为基本组织，是构成人体器官的基本成分。

上皮组织，简称上皮，由大量密集排列的上皮细胞和少量细胞间质构成。上皮细胞形状较规则，排列整齐，并具有极性。它的一极朝向身体表面或有腔器官的腔面，称游离面；另一极朝向深部的结缔组织，称基底面。上皮组织内无血管，其所需营养由深层结缔组织中的血管供给。上皮组织中分布着丰富的神经末梢，可感受各种刺激。

根据上皮组织的结构和功能不同，常将其分为：

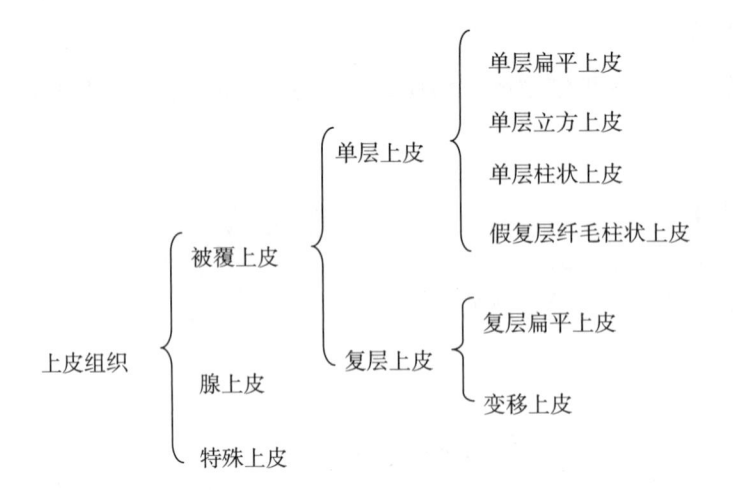

$$\text{上皮组织}\begin{cases}\text{被覆上皮}\begin{cases}\text{单层上皮}\begin{cases}\text{单层扁平上皮}\\\text{单层立方上皮}\\\text{单层柱状上皮}\\\text{假复层纤毛柱状上皮}\end{cases}\\\text{复层上皮}\begin{cases}\text{复层扁平上皮}\\\text{变移上皮}\end{cases}\end{cases}\\\text{腺上皮}\\\text{特殊上皮}\end{cases}$$

【项目实训】

通过观察面部皮肤和鼻腔内表面在外观上的不同，说明它们分别属于何种上皮。

【项目测试】

（1）上皮组织的特点是_____、_____。一般无_____，有丰富的_____。其营养由深面的_____供给。

（2）按分布和功能不同，上皮组织可分为_____、_____和_____。

项目二　上皮组织的分布及特点

【学习目标】

（1）能描述各类被覆上皮的特点和分布。

（2）能在显微镜下辨认出单层扁平上皮、单层立方上皮、单层柱状上皮、假复层纤毛柱状上皮、复层扁平上皮及变移上皮。

【理论学习】

一、被覆上皮

被覆上皮覆盖于身体表面、某些实质器官的表面或衬贴于有腔器官的腔面。根据被覆上皮细胞的排列层次不同，被覆上皮可分为单层上皮和复层上皮。根据细胞的形态和功能不同，单层上皮分为单层扁平上皮、单层立方上皮、单层柱状上皮、假复层纤毛柱状上皮；复层上皮分为复层扁平上皮和变移上皮。

（一）单层扁平上皮

单层扁平上皮由一层扁平细胞构成，核扁圆形，居中。侧面观，核梭形，胞质少（图1-3）。单层扁平上皮分布较广，分布于心、血管、淋巴管内表面的单层扁平上皮称内皮；分布于胸膜、腹膜和心包膜表面的单层扁平上皮称间皮。单层扁平上皮游离面光滑有利于液体流动、物质交换和减少器官之间的摩擦。

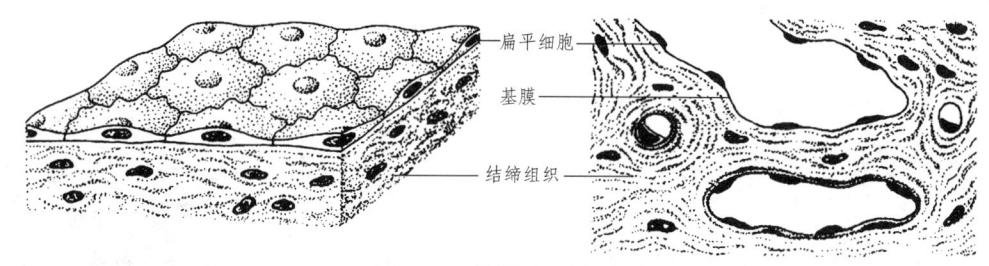

图 1-3 单层扁平上皮

（二）单层立方上皮

单层立方上皮由一层立方形细胞构成，核圆形，居中（图1-4）。单层立方上皮参与构成各种管道，如小叶间胆管、肾小管等，有分泌、吸收和排泄功能。

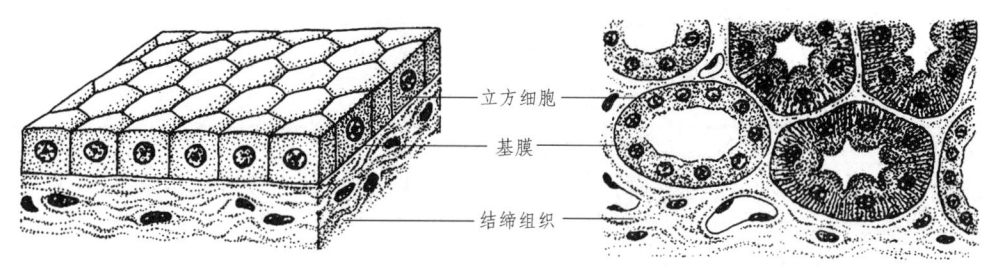

图 1-4 单层立方上皮

（三）单层柱状上皮

单层柱状上皮由一层棱柱状细胞构成，切面似长柱状，核椭圆形，靠近基底部。细胞游离面常有微绒毛，能扩大表面积（图1-5）。单层柱状上皮主要分布在胃肠道等管腔的内表面，有吸收和分泌功能。

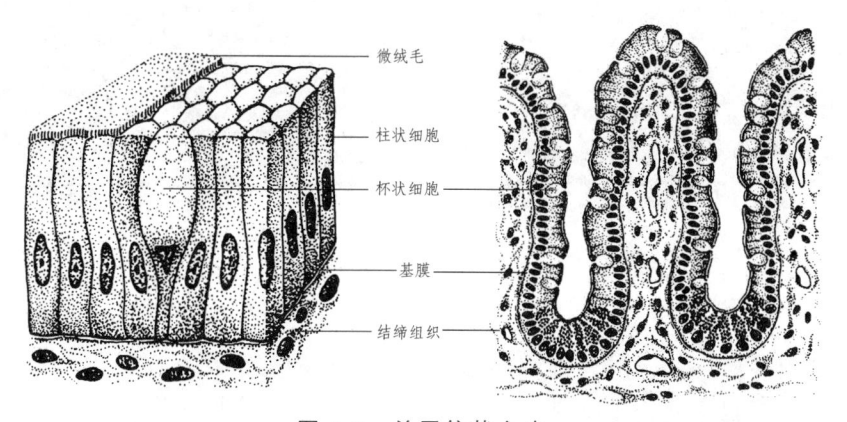

图 1-5 单层柱状上皮

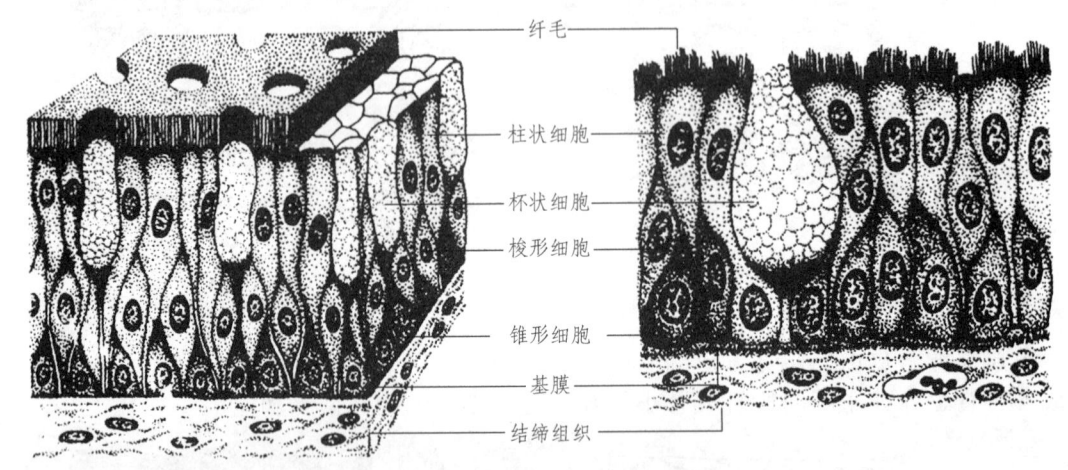

（四）假复层纤毛柱状上皮

假复层纤毛柱状上皮由柱状细胞、杯状细胞、梭形细胞和锥形细胞等几种形状不一、高矮不等的细胞组成，柱状细胞游离面有纤毛。侧面看，细胞核不在同一平面，但每个细胞底部都位于基膜上，故实际仍为单层上皮（图1-6）。假复层纤毛柱状上皮主要分布于呼吸道黏膜表面，具有保护作用。

图1-6 假复层纤毛柱状上皮

（五）复层扁平上皮

复层扁平上皮由多层细胞组成，浅部为多层扁平细胞，中部是数层多边形细胞，基底部为一层矮柱状细胞（图1-7）。复层扁平上皮主要分布在皮肤、口腔、食管和阴道等经常受刺激部位，具有保护功能。

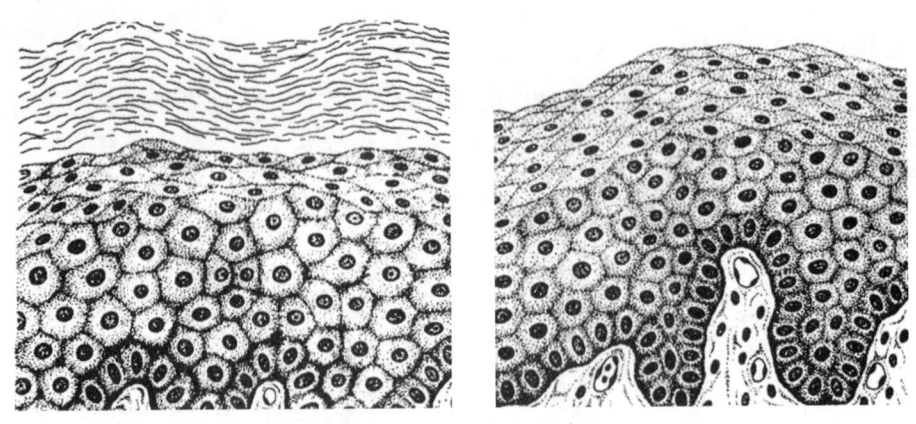

图1-7 复层扁平上皮

（六）变移上皮

变移上皮由多层细胞构成，细胞形态随所在器官的充盈状态而变化。器官充盈时，上皮层数变少，细胞变薄；排空时，上皮层数增多，细胞变厚（图1-8）。该上皮主要分布于输尿管、膀胱等部位，具有保护功能。

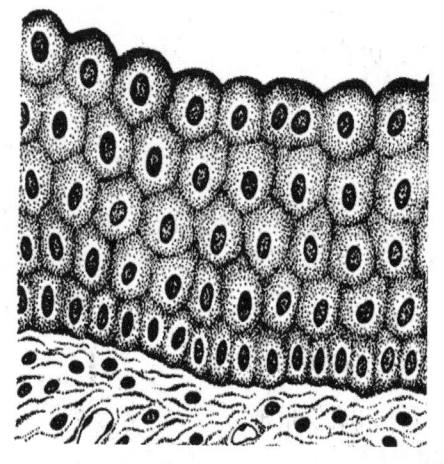

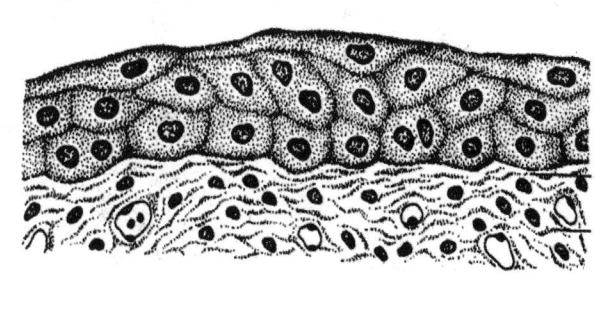

图 1-8 变移上皮

二、腺上皮和腺

行使分泌功能的细胞称腺细胞。由腺细胞组成的上皮称腺上皮。以腺上皮为主要成分构成的器官称腺。根据有无导管和分泌物排出途径，腺可分为外分泌腺（有管腺）和内分泌腺（无管腺）。外分泌腺通过导管将分泌物排到身体表面或器官腔内，如唾液腺、肠腺等。内分泌腺无导管，其分泌物称激素，直接进入血液发挥作用，如甲状腺、肾上腺等。

三、特殊上皮

特殊上皮包括感觉上皮和生精上皮。

【项目实训】

在显微镜下观察不同组织切片，辨认出单层扁平上皮、单层柱状上皮、单层立方上皮、假复层纤毛柱状上皮、复层扁平上皮、变移上皮。

【项目测试】

（1）分布于胃肠道内表面的上皮是（　　）。
   A. 单层扁平上皮　　　　B. 单层柱状上皮　　　C. 假复层纤毛柱状上皮
   D. 单层立方上皮　　　　E. 复层扁平上皮
（2）分布于皮肤表面的上皮是（　　）。
   A. 单层扁平上皮　　　　B. 单层柱状上皮　　　C. 假复层纤毛柱状上皮
   D. 单层立方上皮　　　　E. 复层扁平上皮
（3）变移上皮属于（　　）。
   A. 腺上皮　　　　　　　B. 感觉上皮　　　　　C. 内皮
   D. 复层上皮　　　　　　E. 单层上皮

第三节　结缔组织

结缔组织由大量的细胞间质和散在其中的细胞组成，在人体内分布很广，形态结构多样，功能各一。结缔组织包括固有结缔组织、软骨组织、骨组织和血液，主要功能是支持、连接、营养和保护等。

项目一　固有结缔组织

【学习目标】
（1）能列出固有结缔组织的类型。
（2）能说出疏松结缔组织的成分及各成分的作用。

【理论学习】

固有结缔组织按结构和功能可分为疏松结缔组织、致密结缔组织、脂肪组织和网状组织。

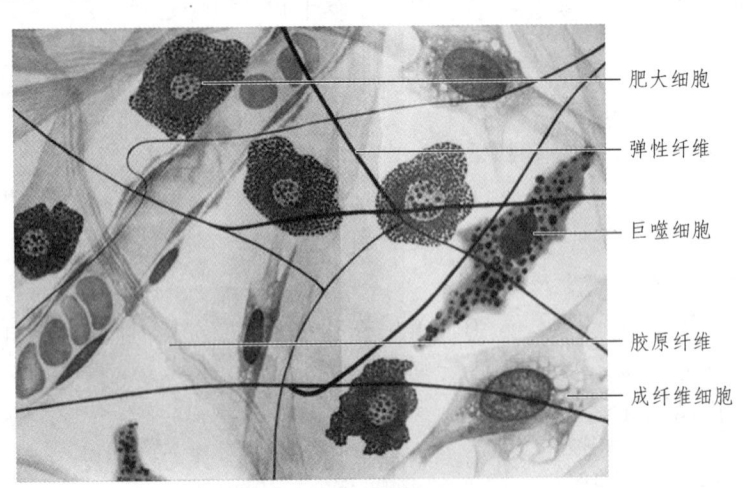

一、疏松结缔组织

疏松结缔组织松软而富有弹性和韧性，有丰富的毛细血管。纤维排列疏松，交织成网，又称蜂窝组织（图1-9）。

图1-9　疏松结缔组织

1. 细　胞

细胞主要有成纤维细胞、巨噬细胞、浆细胞、肥大细胞和脂肪细胞等。

（1）成纤维细胞是疏松结缔组织中的主要细胞。细胞扁平，多突起呈星状；细胞核较大，椭圆形，着色浅，核仁明显；细胞质内有丰富的粗面内质网和高尔基复合体。成纤维细胞具有合成纤维和基质的功能，在创伤修复中起重要作用。

（2）巨噬细胞又称组织细胞。细胞呈卵圆形或有突起的不规则形；核小，染色深；胞质内有丰富的溶酶体。巨噬细胞具有活跃的变形运动能力，可吞噬异物和衰老的细胞，参与免疫应答调节。

（3）浆细胞为圆形或卵圆形；核较小，常偏于一侧，染色质呈粗块状，沿核膜呈车轮状排列；胞质内有丰富的粗面内质网和发达的高尔基复合体。浆细胞能合成和分泌免疫球蛋白，参与体液免疫。

（4）肥大细胞常成群分布于小血管周围。细胞卵圆形；核小而圆，位于细胞中央；胞质中充满粗大而均匀的颗粒，颗粒内含肝素、组织胺等活性物质。

（5）脂肪细胞较大，呈圆形或卵圆形。脂肪细胞能合成和贮存脂肪，参与脂质代谢。

2. 细胞间质

细胞间质包括纤维和基质两种成分。

（1）纤维：埋于基质中，包括胶原纤维、弹性纤维和网状纤维三种。

① 胶原纤维：是结缔组织中含量最多的纤维，新鲜时呈白色，又称白纤维。HE染色呈粉红色，纤维粗细不一，呈波浪状弯曲，并相互交织成网。胶原纤维韧性大，抗拉力强，是伤口愈合的主要成分。

② 弹性纤维：新鲜时呈黄色，又称黄纤维。HE染色不易着色，用特殊染色法可染成蓝紫色或棕褐色，纤维较细，有分支并交织成网，富有弹性，但韧性差。

③ 网状纤维：数量最少，用银染色可将网状纤维染成棕黑色，故称嗜银纤维。纤维细短且分支较多，彼此交织成网，主要分布于造血器官、淋巴器官等处。

（2）基质：为无定形的胶状物质，具有一定黏性。其化学成分主要是蛋白多糖和水，还含有从毛细血管中渗出的液体。

二、致密结缔组织

致密结缔组织主要由大量胶原纤维组成，纤维较粗大，排列致密。在肌腱和韧带内胶原纤维排列较规则；在真皮、器官的被膜等部位的胶原纤维排列不规则，互相交织而致密（图1-10）。

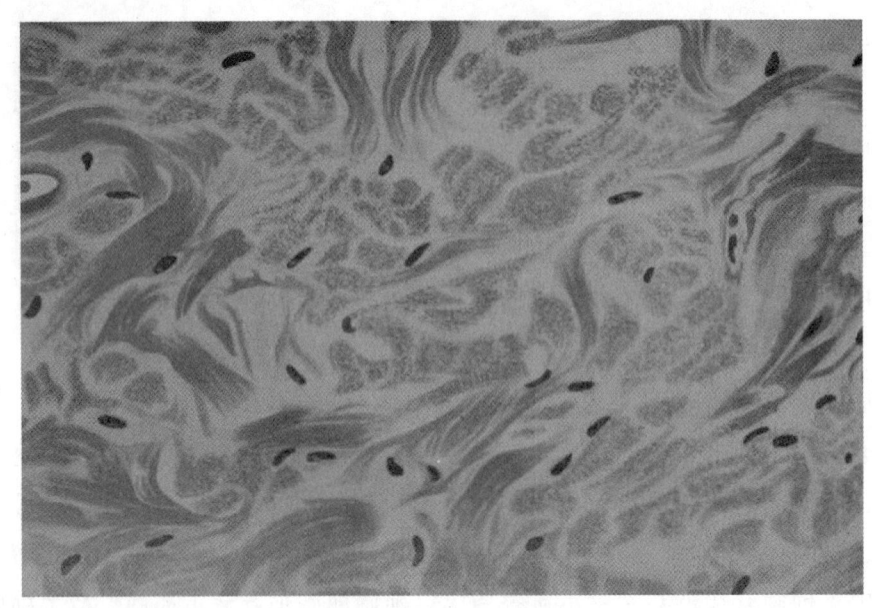

图 1-10　致密结缔组织

三、脂肪组织

脂肪组织主要由大量脂肪细胞构成,被疏松结缔组织分隔成许多脂肪小叶(图 1-11)。脂肪组织分布于皮下组织、网膜、系膜等,具有贮存脂肪、支持、缓冲、保护、维持体温、参与脂类代谢及产生能量等作用。

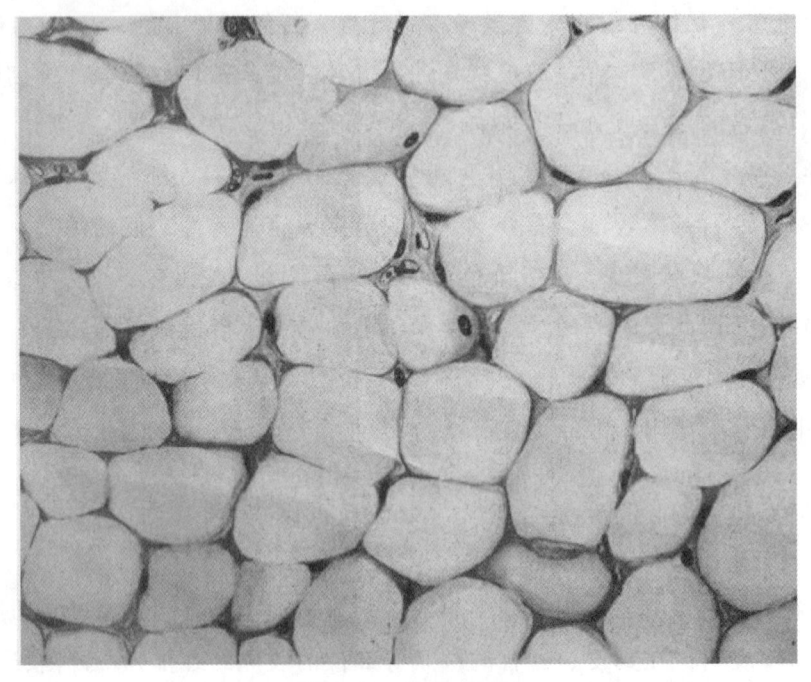

图 1-11　脂肪组织

四、网状组织

网状组织由网状细胞、网状纤维和基质构成,主要分布于造血器官和淋巴组织等处,构成血细胞和淋巴细胞发育的微环境(图 1-12)。

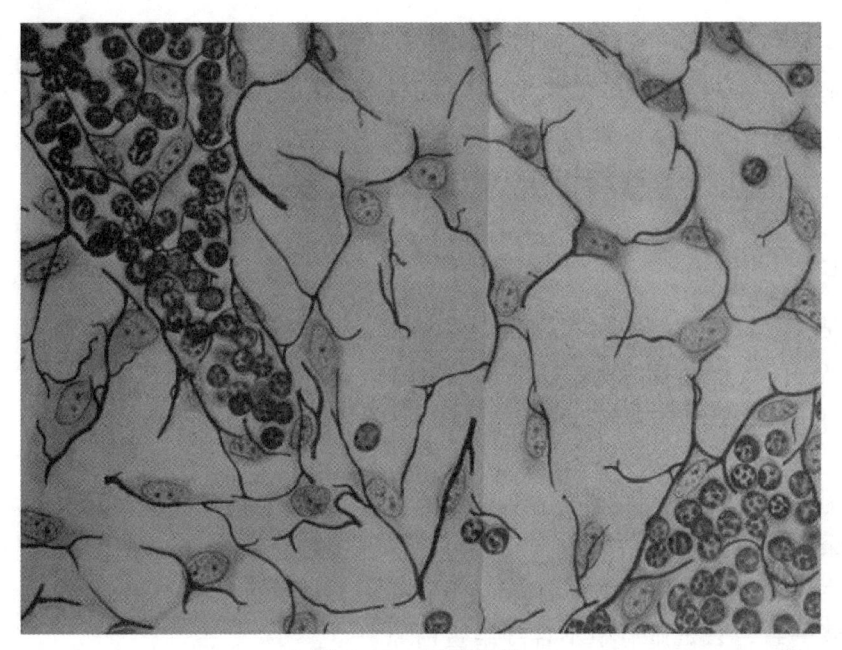

图 1-12 网状组织

【项目实训】

显微镜下观察疏松结缔组织的结构。

【项目测试】

(1)结缔组织中能产生肝素的细胞是(　　)。
　　A. 成纤维细胞　　　　B. 浆细胞　　　　C. 肥大细胞
　　D. 巨噬细胞　　　　　E. 间充质细胞
(2)结缔组织中能产生抗体的细胞是(　　)。
　　A. 成纤维细胞　　　　B. 浆细胞　　　　C. 肥大细胞
　　D. 巨噬细胞　　　　　E. 间充质细胞
(3)分布于皮肤的真皮及器官表面的结缔组织是(　　)。
　　A. 疏松结缔组织　　　B. 致密结缔组织　　C. 网状组织
　　D. 固有结缔组织　　　E. 脂肪组织
(4)主要分布于造血器官和淋巴组织等处的结缔组织是(　　)。
　　A. 疏松结缔组织　　　B. 致密结缔组织　　C. 网状组织
　　D. 固有结缔组织　　　E. 脂肪组织

项目二 血 液

【学习目标】
（1）能说出血液的组成。
（2）能解释血清、血浆的概念，并能说出二者的区别。
（3）能列出血细胞的成分，并能说明各类血细胞的形态和功能。

【理论学习】
血液是一种液体状结缔组织，由血浆和血细胞构成。

一、血 浆

血浆为淡黄色液体，相当于结缔组织的细胞间质，约占血液容积的55%，其中90%是水，其余为血浆蛋白（白蛋白、球蛋白、纤维蛋白原）、脂蛋白、脂滴、无机盐、酶、激素、维生素和各种代谢产物。血液凝固后析出的淡黄色液体，称血清。血清的成分基本上与血浆一致，只是血清中不含纤维蛋白原。

二、血细胞

血细胞约占血液容积的45%，包括红细胞、白细胞和血小板。正常人血细胞有一定的形态结构，并有相对稳定的数量。血细胞形态结构通常采用 Wright 或 Giemsa 染色的血涂片标本在光镜下观察（图1-13）。

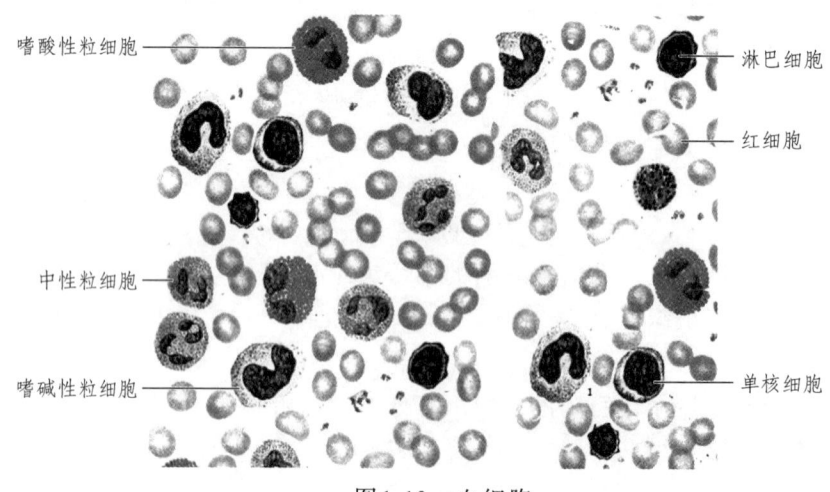

图1-13 血细胞

（一）红细胞

1. 红细胞的形态和数量

人类成熟红细胞无核，呈双凹圆盘状，中央较薄，周边稍厚，直径约 7 μm。成年男性红细胞数量为（4.0~5.5）×10^{12}/L，女性为（3.5~5.0）×10^{12}/L。

2. 红细胞的功能

红细胞的主要功能是运输氧和二氧化碳，并缓冲血液的酸碱度。这两种功能都是通过红细胞的血红蛋白来实现的。

（二）白细胞

白细胞为无色、有核的球形细胞，能做变形运动，可穿出毛细血管壁进入周围组织。白细胞按其胞质内有无颗粒，分为粒细胞和无粒细胞两大类。粒细胞根据其胞质内特殊颗粒着色性质不同，分为中性粒细胞、嗜碱性粒细胞和嗜酸性粒细胞；无粒细胞分为淋巴细胞和单核细胞。

1. 中性粒细胞

中性粒细胞占白细胞总数的 50%~70%，细胞呈球形，核的形态多样，有的呈腊肠状，有的呈分叶状，具有活跃的变形运动和较强的吞噬及杀菌能力。当机体受到细菌等微生物感染时，中性粒细胞的数量及比例常会升高。

2. 嗜酸性粒细胞

嗜酸性粒细胞占白细胞总数的 0.5%~3%，细胞呈球形，核常为两叶，胞质内充满粗大均匀的嗜酸性颗粒，染成橘红色。嗜酸性粒细胞可选择性地吞噬抗原抗体复合物，并能释放组胺酶灭活组胺，从而减轻过敏反应，还能借助免疫物质杀灭寄生虫。

3. 嗜碱性粒细胞

嗜碱性粒细胞占白细胞总数的 0%~1%，细胞呈球形，胞核分叶或呈 S 形或不规则形，着色较浅，胞质内含有嗜碱性颗粒，颗粒中含有肝素、组织胺等物质，功能与肥大细胞相似。

4. 单核细胞

单核细胞占白细胞总数的 3%~8%，细胞呈圆形或椭圆形；胞核形态多样，呈卵圆形、肾形、马蹄形或不规则形等；胞质丰富，呈弱嗜碱性。单核细胞具有活跃的变形运动及吞噬功能。

5. 淋巴细胞

淋巴细胞占白细胞总数的 20%~30%，细胞呈圆形或椭圆形，大小不等，可分大、中、小三种；细胞核多为圆形，一侧常有凹陷，染色深，占细胞的大部分；胞质少，染成天蓝色。淋巴细胞分为 T 淋巴细胞、B 淋巴细胞和 NK 细胞。T 淋巴细胞参与细胞免疫，B 淋巴细胞参与体液免疫，NK 细胞不需要抗体致敏便可杀伤某些感染病毒和肿瘤细胞。

（三）血小板

血小板是骨髓中巨核细胞胞质脱落形成的小块状结构，正常值为 $(100～300)\times10^9/L$，在止血和凝血过程中起重要作用。

【项目实训】

在显微镜下观察红细胞、血小板、各种白细胞的形态。

【项目测试】

（1）以下哪一项不是单核细胞的特点？（　　）
  A．血液中体积最大的细胞
  B．占白细胞总数 20%～30%
  C．有吞噬作用，属单核吞噬细胞系统
  D．细胞核形态多样，呈卵圆形、肾形、不规则形或马蹄形
  E．细胞质丰富，呈弱嗜碱性

（2）红细胞胞质中主要含（　　）。
  A．游离核糖体　　　　B．血红蛋白　　　　C．糖蛋白
  D．脂蛋白　　　　　　E．纤维蛋白

（3）当机体发生细菌感染时，下列哪一种细胞的数量及比例常常会升高？（　　）
  A．嗜酸性粒细胞　　　B．嗜碱性粒细胞　　C．中性粒细胞
  D．单核细胞　　　　　E．淋巴细胞

（4）能做变形运动、吞噬细菌等异物和衰老死亡细胞的细胞是（　　）。
  A．成纤维细胞　　　　B．巨噬细胞　　　　C．浆细胞
  D．肥大细胞　　　　　E．脂肪细胞

第四节　肌组织

肌组织主要由能收缩的肌细胞构成。肌细胞呈细长纤维状，又称肌纤维。肌细胞膜称肌膜，细胞质称肌浆，内含大量肌原纤维。

根据其功能和结构特点，将肌组织分为骨骼肌、平滑肌和心肌。

项目一　骨骼肌

【学习目标】

（1）能描述骨骼肌的结构特点。
（2）能解释肌节的概念，说明其构成及其在肌肉收缩中的意义。

【理论学习】

骨骼肌借肌腱附着于骨骼上，其收缩迅速有力，并受意识支配，属于随意肌。因骨骼肌有明显的横纹，又称横纹肌。

一、骨骼肌纤维的光镜结构

骨骼肌纤维呈长圆柱状，长短不一；细胞核呈扁椭圆形，靠近细胞边缘，着色较浅；肌质内含有大量的肌原纤维与肌纤维长轴平行。在细胞横切面上，肌原纤维呈点状；在纵切面上，呈细丝状（图1-14）。

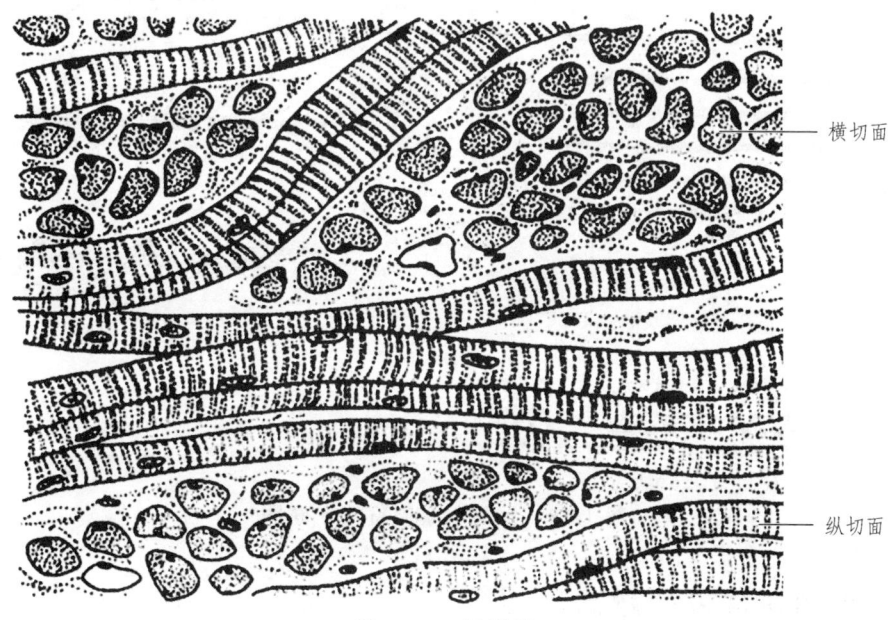

图1-14　骨骼肌

由于每条肌原纤维的明暗带都相应地排列在同一平面上，故骨骼肌纤维呈现明暗相间的横纹。明带又称I带，暗带又称A带，暗带中央有一条浅色窄带称H带，H带中央有一条深色的M线，明带中央有一条深色的Z线。相邻两条Z线之间的一段肌原纤维称肌节，每个肌节由1/2个I带+A带+1/2个I带构成。肌节是肌原纤维结构和功能的基本单位（图1-15）。

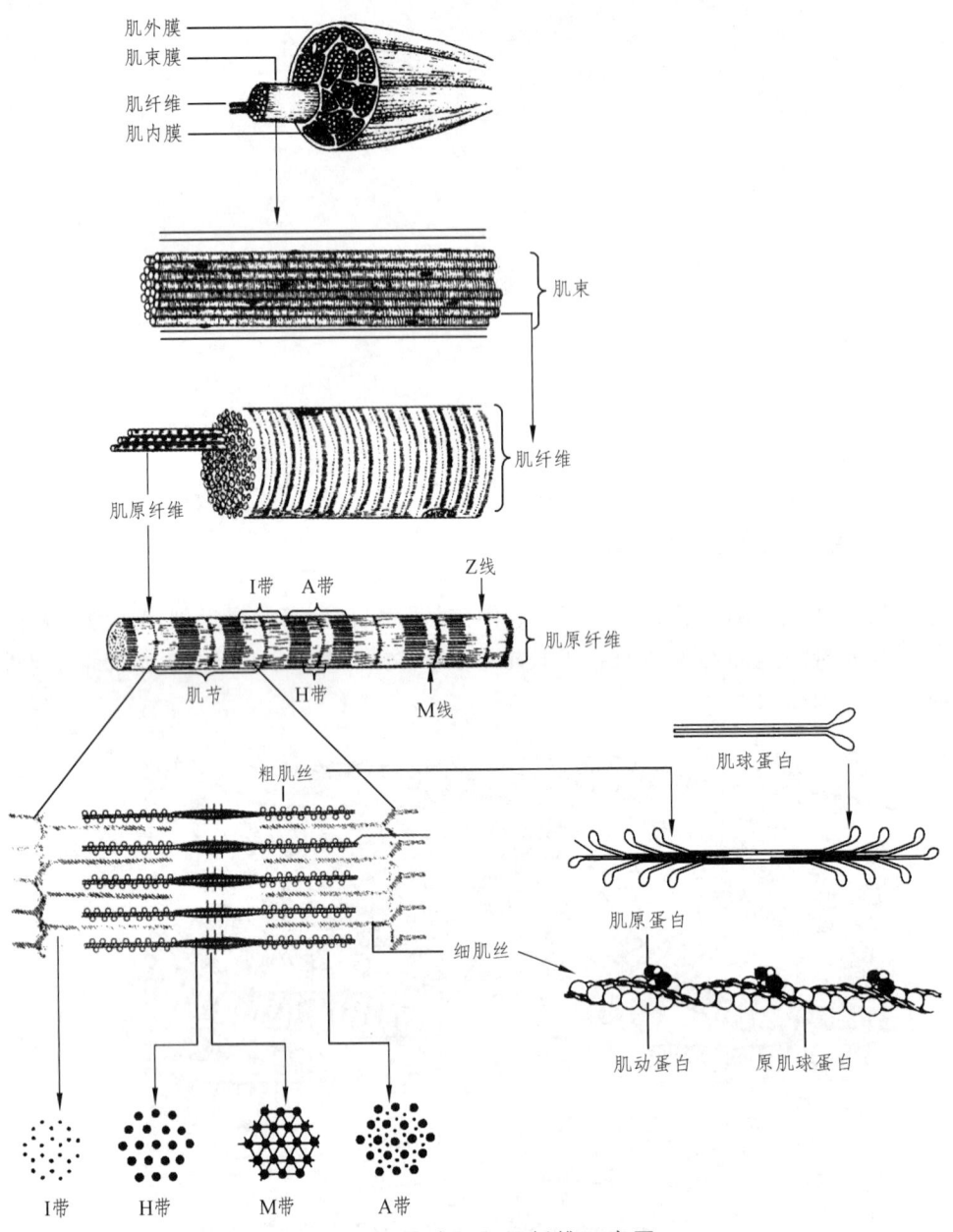

图 1-15 骨骼肌肌原纤维示意图

二、骨骼肌纤维的超微结构

1. 肌原纤维

肌原纤维由粗、细两种肌丝有规律地平行排列构成，组成明带和暗带。粗肌丝位于肌节的 A 带，中央借 M 线固定，两端游离。细肌丝一端固定在 Z 线上，另一端游离，插入粗肌丝之间，到达 H 带外缘。当肌纤维收缩时，粗肌丝牵拉细肌丝朝 M 线方向滑行，使肌节变短。

2. 横小管

肌膜向肌质内凹陷形成的小管称横小管，位于 A 带与 I 带交界处，同一水平的横小管分支相互吻合，并环绕在每条肌原纤维周围。横小管可将肌膜的兴奋迅速传到每个肌节（图 1-16）。

3. 肌浆网

肌浆网又称肌质网，是肌纤维内特化的滑面内质网，位于横小管之间，呈纵向排列在每条肌纤维的周围，形成连续的管状系统，又称纵小管。肌浆网在靠近横小管处膨大，并彼此连接成环形扁囊，称为终池。每条横小管与其两侧的终池共同组成三联体。肌浆网的膜上有丰富的钙泵，能调节肌质中 Ca^+ 的浓度。

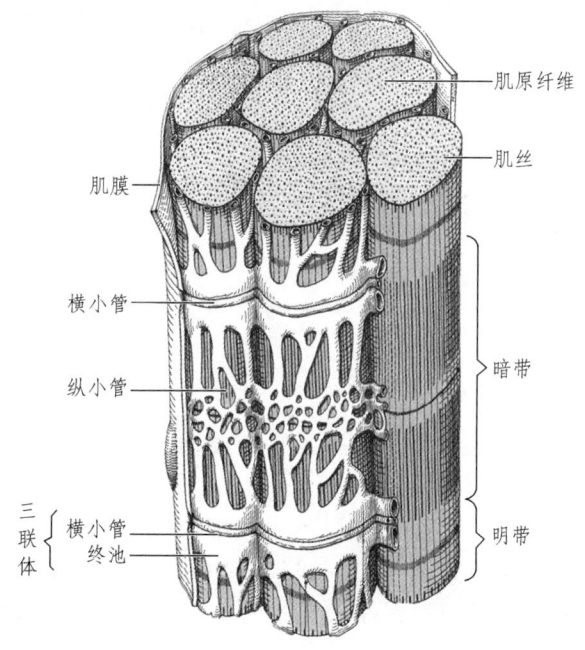

图 1-16 骨骼肌超微结构立体模式图

【项目实训】

在显微镜下观察骨骼肌的形态。

【项目测试】

（1）既是随意肌，又是横纹肌的是（　　）。
　　A. 骨骼肌　　　　　　B. 平滑肌　　　　　　C. 心肌
　　D. 心肌和平滑肌　　　E. 心肌和骨骼肌

（2）横纹肌纤维的结构和功能的基本单位是（　　）。
　　A. 肌原纤维　　　　　B. 肌节　　　　　　　C. 粗肌丝
　　D. 细肌丝　　　　　　E. 以上都不是

（3）骨骼肌纤维的横小管由（　　）。
　　A．滑面内质网形成　　B．肌膜向肌浆内凹陷形成
　　C．粗面内质网形成　　D．高尔基复合体形成
　　E．以上均不是
（4）骨骼肌纤维收缩时，肌节内缩短的结构是（　　）。
　　A．I带和H带　　　　B．A带　　　　C．I带和A带
　　D．细肌丝　　　　　E．粗肌丝

项目二　心肌、平滑肌

【学习目标】

（1）能描述心肌、平滑肌的结构特点。
（2）能解释闰盘的概念。

【理论学习】

一、平滑肌

平滑肌广泛分布于血管壁和许多内脏器官，收缩缓慢而持久，不受意识控制，属不随意肌。

平滑肌纤维呈长梭形，无横纹，长短不一。细胞核只有一个，呈长椭圆形或杆状，位于中央。平滑肌的肌膜向肌浆内凹陷形成许多小凹，相当于横纹肌的横小管；肌浆网稀疏，呈小管状；平滑肌内无肌原纤维及明显的肌节结构（图1-17）。

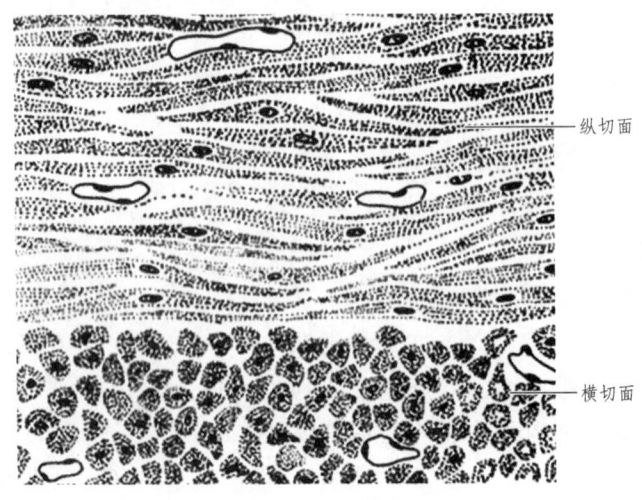

图1-17　平滑肌

二、心　肌

心肌分布于心和邻近心的大血管近段，其收缩不受意识支配，属于不随意肌。

心肌纤维呈短圆柱状，多数有分支，并相互连接成网状。心肌纤维的连接处称闰盘，在 HE 染色标本中呈着色较深的横形或阶梯状粗线，是心肌纤维互相传递信息的地方。心肌纤维的核呈卵圆形，1~2个，位居中央。心肌纤维的肌浆较丰富，多聚在核的两端。心肌纤维的横纹没有骨骼肌明显，肌原纤维较骨骼肌少，多分布在肌纤维周边（图 1-18）。

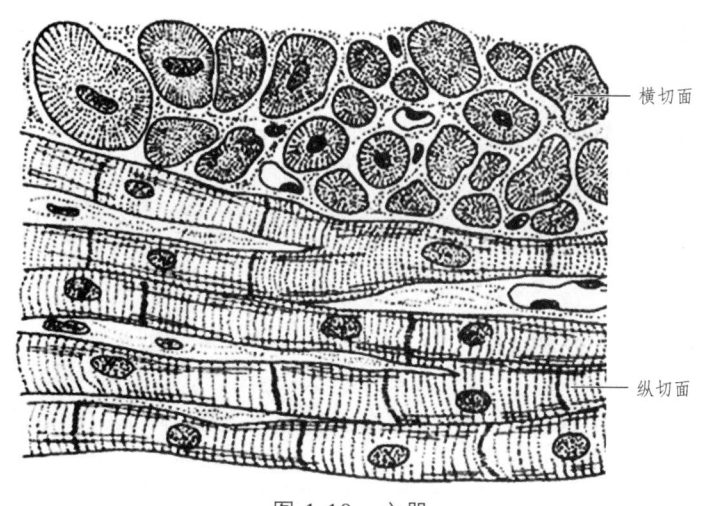

图 1-18　心肌

心肌纤维也含粗、细肌丝，它们在肌节中的排列分布与骨骼肌纤维相同，也具有肌浆网和横小管等结构。

【项目实训】

在显微镜下观察心肌、平滑肌的形态。

【项目测试】

（1）闰盘：
（2）平滑肌纤维呈_____，细胞核呈_____，位于中央，主要分布于_____。
（3）心肌细胞分支之间相邻的结构是（　　）。
A. 肌原纤维　　　　B. 肌节　　　　C. 闰盘
D. 浦氏纤维　　　　E. 肌浆网

第五节　神经组织

神经组织由神经细胞和神经胶质细胞组成。神经细胞又称神经元，具有接受刺激、整合信息、传导冲动的功能，某些神经元还具有内分泌功能。神经胶质细胞对神经元起支持、营养、绝缘和防御等作用。

项目一　神经元

【学习目标】

（1）说出神经组织的组成。
（2）描述神经元的形态、结构，并能在图片上正确识别神经元。
（3）说出神经元的类型。

【理论学习】

一、神经元的形态结构

神经元形态多样，大小不一，但其基本结构包括细胞体和突起两部分。

1. 细胞体

神经元胞体是神经元的营养和代谢中心，其形态多样，有圆形、梭形、锥体形和星形等。胞体中央有一个大而圆的细胞核，染色浅，核仁明显。胞质内除含一般的细胞器和发达的高尔基复合体外，还有丰富的尼氏体和神经原纤维（图1-19）。

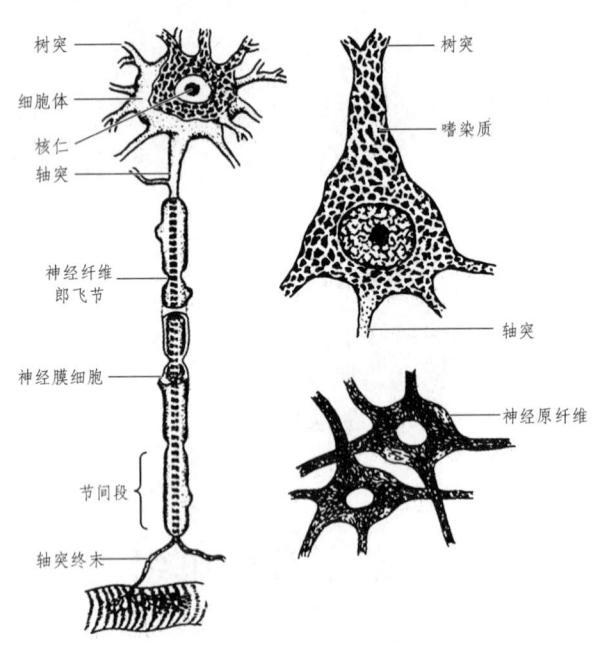

图1-19　神经元的结构模式图

（1）尼氏体：又称嗜染质，是胞质内的一种嗜碱性物质，由许多平行排列的粗面内质网和游离核糖体组成。嗜染质能合成蛋白质和神经递质。

（2）神经原纤维：由排列成束的神经丝和微管组成，构成神经元的细胞骨架，参与物质的运输。

2. 突　起

由神经元的细胞膜和细胞质向表面突出形成，分树突和轴突两种。

（1）树突：多呈树状分支，有一条或多条。在树突表面有许多棘状小突起，是与其他细胞相连接的部位。树突的功能主要是接受刺激。

（2）轴突：呈细索状，每个神经元只有一个轴突，表面光滑，细而长，分支少。轴突可将冲动传递给其他神经元和效应器。

二、神经元的分类

神经元常以突起数目、功能及所释放的递质进行分类（图1-20）。

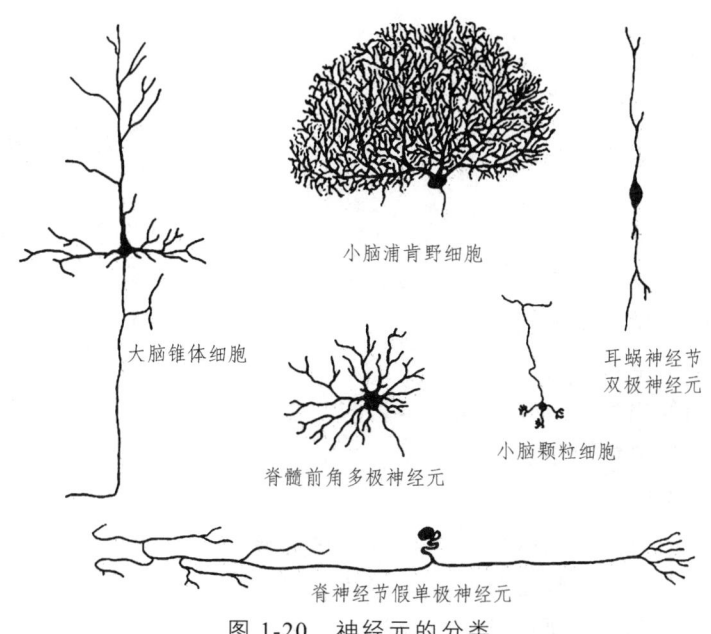

图1-20　神经元的分类

1. 根据突起的数目分类

（1）多极神经元：有一个轴突和多个树突，如脊髓前角的运动神经元。

（2）双极神经元：从细胞两端分别发出一个突起，即一个树突和一个轴突，多起联络作用。

（3）假单极神经元：从细胞体发出一个突起，然后又分为两支。一支分布到其他组织和器官，称周围突；另一支进入中枢神经系统，称中枢突，如参与构成脊神经节的感觉神经元。

2. 根据神经元功能分类

（1）感觉神经元：又称传入神经元，主要位于脑、脊髓神经节内，其周围突的末梢分布于皮肤、肌肉等处，接受刺激并将刺激转为神经冲动。

（2）运动神经元：又称传出神经元，主要位于脑、脊髓内，将神经冲动传给肌肉和腺体。

（3）联络神经元：又称中间神经元，在神经元之间传递信息。

3. 根据神经元末梢释放的神经递质分类

（1）胆碱能神经元

（2）肾上腺素能神经元

（3）肽能神经元

【项目实训】

在显微镜下观察神经元的结构。

【项目测试】

（1）神经元胞质内的嗜染质实际上是（　　）。
    A. 粗面内质网和核糖体　　B. 滑面内质网　　C. 高尔基复合体
    D. 中心体　　　　　　　　E. 溶酶体

（2）神经组织的基本组成是（　　）。
    A. 神经细胞和尼氏体　　　B. 神经细胞核神经纤维
    C. 神经细胞和树突、轴突　D. 神经元和神经胶质细胞
    E. 神经元和神经末梢

（3）在神经元的描述中，哪一项是错误的？（　　）
    A. 神经元为多突起细胞
    B. 突起分为树突和轴突
    C. 除一般细胞器外还有尼氏体和神经元纤维
    D. 尼氏体和神经元纤维分布于胞体和突起内
    E. 根据突起多少将神经元分为三种

项目二　突　触

【学习目标】

（1）能解释突触的概念。

（2）能说出突触的类型。
（3）能描述化学性突触的结构。

【理论学习】

突触是神经元与神经元之间，或神经元与非神经元之间的一种特化的细胞连接。突触可分为化学性突触和电突触两大类。

1. 化学性突触

化学性突触以神经递质作为传递媒介，是最常见的连接方式。电镜下，化学性突触包括三部分（图 1-21）。

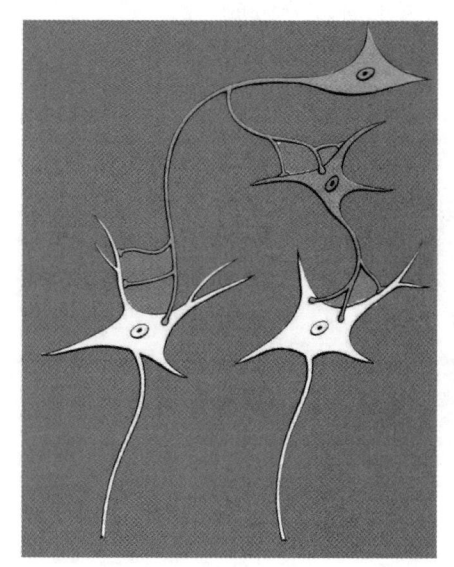

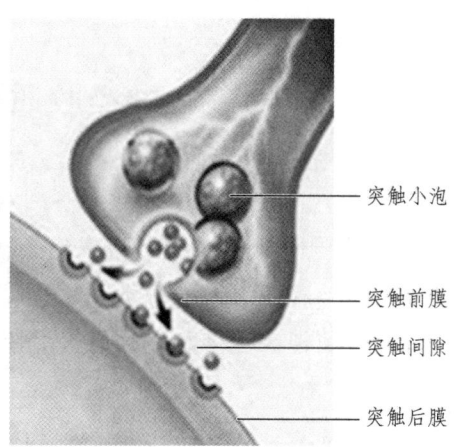

图 1-21　突触的结构

（1）突触前成分：神经元轴突终末的膨大部分，该处的轴膜为突触前膜，轴质内含有突触小泡、线粒体、微管、微丝等。突触小泡内含有多种神经递质，如乙酰胆碱、去甲肾上腺素等。

（2）突触间隙：突触前膜和突触后膜之间的狭窄间隙。

（3）突触后成分：后一个神经元或效应细胞与突触前成分相对应的部分，该处的轴膜为突触后膜，膜上有特异性受体，能与相应的神经递质结合而使突触后膜产生兴奋或抑制效应。

当神经冲动传至突触前膜时，突触小泡以胞吐的方式将神经递质释放到突触间隙，然后与突触后膜上的特异性受体结合，引起突触后膜的兴奋性或抑制性变化，从而使突触后神经元兴奋或抑制。

2. 电突触

电突触是神经元之间的缝隙连接，电流可迅速通过缝隙连接传递信息。

【项目实训】

观察化学性突触的构成。

【项目测试】

（1）突触可分为_____和_____，其中最常见的是_____。
（2）在突触的描述中，哪一项是错误的？（　　　）
　　A. 突触是神经元与神经元之间的特化的细胞连接
　　B. 突触分电突触和化学性突触两类
　　C. 突触前膜和突触后膜上均具有神经递质的受体
　　D. 化学性突触由突触前膜、突触间隙和突触后成分组成
　　E. 突触也指神经元与腺细胞、肌细胞等之间的特化的细胞连接

项目三　神经胶质细胞和神经纤维

【学习目标】

（1）能说出神经胶质细胞的分类。
（2）能说明有髓神经纤维和无髓神经纤维的不同。

【理论学习】

一、神经胶质细胞

神经胶质细胞广泛分布于中枢神经系统和周围神经系统，形态各异，均有突起，无树突和轴突之分。

（一）中枢神经系统内的神经胶质细胞

1. 星形胶质细胞

星形胶质细胞是最大的一种神经胶质细胞，从胞体发出的突起充填在神经元胞体及其突起之间，起支持和绝缘作用。

2. 少突胶质细胞

少突胶质细胞突起较少，突起末端扩展成扁平薄膜，呈同心圆包卷神经元的轴突形成髓鞘，起绝缘、保护和营养作用。

3．小胶质细胞

小胶质细胞是最小的胶质细胞，具有吞噬功能，属单核吞噬细胞系统。

4．室管膜细胞

室管膜细胞呈立方形或柱形，呈单层分布于脑室和脊髓中央管的腔面，形成室管膜，可防止脑脊液进入脑和脊髓组织。

（二）周围神经系统内的神经胶质细胞

1．神经膜细胞

神经膜细胞又称施万细胞，细胞呈薄片，胞质少，排列成串包卷周围神经的轴突，形成周围有髓神经纤维的髓鞘。

2．卫星细胞

卫星细胞包裹在神经节细胞的周围，又称被囊细胞。

二、神经纤维

神经纤维是神经元的长突起（包括长树突和长轴突）外包神经胶质细胞构成。根据外包的神经胶质细胞是否形成髓鞘，可将神经纤维分为有髓神经纤维和无髓神经纤维两种。

1．有髓神经纤维

有髓神经纤维由神经元的长突起外包髓鞘构成。髓鞘是由神经膜细胞的细胞膜呈同心圆状包卷长突起并相互融合而成。每一条长突起均被许多神经膜细胞呈节段性包裹，相邻两个神经膜细胞的连接处无髓鞘，称郎飞节，相邻两个郎飞节之间的一段神经纤维称节间段。髓鞘具有绝缘作用，神经冲动只能从一个郎飞节跳跃到下一个郎飞节。节间段越长，跳跃式传导的速度越快。

2．无髓神经纤维

无髓神经纤维的神经元长突起仅有神经膜细胞包裹，不形成髓鞘，也没有郎飞节，神经冲动只能沿轴膜连续传导，故传导速度慢。

【项目测试】

（1）小胶质细胞的功能为（　　　）。
　　A．与物质交换有关　　B．有吞噬功能　　C．形成神经纤维
　　D．形成髓鞘　　　　　E．感受刺激
（2）形成中枢神经系统有髓神经纤维髓鞘的细胞是（　　　）。

  A．星形胶质细胞　　　　B．施万细胞　　　　C．小胶质细胞
  D．少突胶质细胞　　　　E．室管膜细胞
（3）形成周围神经系统有髓神经纤维髓鞘的细胞是（　　）。
  A．星形胶质细胞　　　　B．小胶质细胞　　　　C．少突胶质细胞
  D．施万细胞　　　　　　E．卫星细胞

项目四　神经末梢

【学习目标】

（1）能解释神经末梢的概念。
（2）能说出神经末梢的类型及各型神经末梢的分布和特点。

【理论学习】

  周围神经纤维的终末部分在全身组织或器官内形成的结构，称神经末梢。神经末梢按其功能可分为感觉神经末梢和运动神经末梢两类。

一、感觉神经末梢

  感觉神经末梢是感觉神经元周围突的终末部分，与其周围结构共同组成的结构，又称感受器，接受内、外环境的各种刺激，并将刺激转化为神经冲动，传向中枢，产生感觉。按其形态结构分为两类。

  1．游离神经末梢

  游离神经末梢由较细的有髓或无髓神经纤维的终末反复分支而成，分布于表皮、角膜、毛囊上皮及结缔组织等，能感受痛、冷、热的刺激。

  2．有被囊的神经末梢

  有被囊的神经末梢其神经纤维的终末均包裹有结缔组织被囊，种类很多，常分为三类。

  （1）触觉小体：多分布于真皮的乳头层，以手指、足趾掌侧皮肤最为丰富，感受触觉。

  （2）环层小体：多分布于皮下组织、肠系膜、韧带和关节囊等处，能感受压力和振动刺激。

  （3）肌梭：分布于骨骼肌纤维之间，主要感受肌纤维的伸缩变化，在调节骨骼肌活动中起重要作用。

二、运动神经末梢

运动神经末梢是运动神经纤维分布到肌肉和腺体的终末结构,又称效应器,支配肌肉和腺体的分泌,分为两类。

1. 躯体运动神经末梢

躯体运动神经末梢分布于骨骼肌的运动神经末梢,其轴突反复分支,与骨骼肌建立突触连接,呈椭圆形板状隆起,又称运动终板。

2. 内脏运动神经末梢

内脏运动神经末梢为内脏运动神经节后纤维的轴突终末部分,呈小结状或串珠状,分布于内脏及血管平滑肌、心肌和腺上皮等处。

【项目测试】

(1)下列哪一项不属于感觉神经末梢?(　　)
  A. 运动终板   B. 肌梭   C. 环层小体
  D. 触觉小体   E. 游离神经末梢

(2)下列哪种神经末梢是由传出神经元构成的?(　　)
  A. 触觉小体   B. 运动终板   C. 环层小体
  D. 游离神经末梢   E. 肌梭

第二章　运动系统

运动系统由骨、骨连结和肌组成，占人体质量的 60%～70%，构成人体的基本框架，对人体起支持、保护和运动作用。它们在神经、体液的调节配合下，形成统一整体，完成各种随意动作，以适应外界环境的需要。

第一节　软骨与骨

项目一　软骨组织与软骨

【学习目标】
（1）能描述软骨组织的组成及结构。
（2）能说出软骨组织类型及各类型的分布。

【理论学习】

一、软骨组织

软骨组织由软骨细胞和软骨间质构成。

1. 软骨细胞

软骨细胞位于软骨基质内，其所占据的空间称为软骨陷窝，陷窝周围有一层含硫酸软骨素较多的基质，称软骨囊。靠近软骨膜的软骨细胞较幼稚，细胞扁而小，单个分布；位于软骨中部的软骨细胞大而圆，较成熟，成群分布。

2. 软骨间质

软骨间质由基质及纤维组成。软骨基质呈凝胶状，主要由水和嗜碱性软骨黏蛋白组成。基质中含有胶原纤维和弹性纤维，使软骨具有韧性和弹性。

二、软　骨

软骨由软骨组织及其周围的软骨膜构成。根据软骨基质中所含纤维成分的不同，可将软骨分为透明软骨、纤维软骨和弹性软骨三种（图 2-1）。

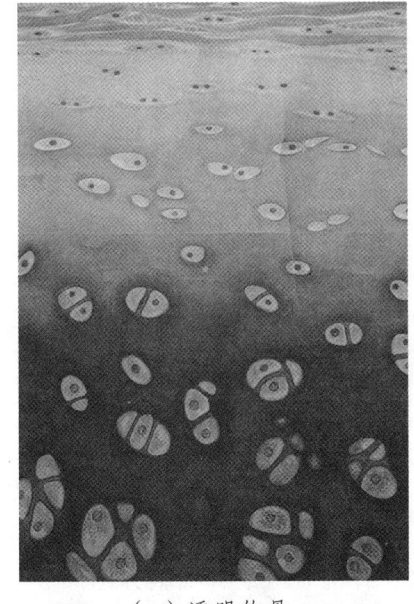

（a）透明软骨

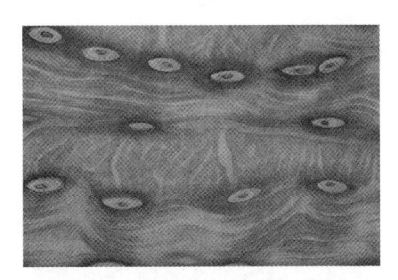

（b）纤维软骨

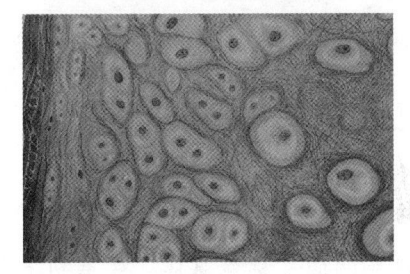

（c）弹性软骨

图 2-1　软骨的类型

1. 透明软骨

透明软骨的基质内只含少量细小的胶原纤维，分布于关节软骨、肋软骨及呼吸道等处。

2. 纤维软骨

纤维软骨的基质中含有大量胶原纤维束，平行或交叉排列，分布于椎间盘、关节盘及耻骨联合等处。

3. 弹性软骨

弹性软骨的基质中含有大量交织成网的弹性纤维，具有较强的弹性，分布于耳郭、会厌等处。

【项目测试】

（1）软骨组织由_____和_____构成，包括_____、_____和_____三种。

（2）分布于关节面的结构是（　　）。
  A. 致密结缔组织　　　　B. 透明软骨　　　　C. 弹性软骨
  D. 纤维软骨　　　　　　E. 疏松结缔组织

项目二　骨组织

【学习目标】

（1）能描述骨组织的结构。
（2）能解释骨单位的概念。
（3）能说出长骨的结构。

【理论学习】

骨组织由大量钙化的细胞间质和骨细胞构成。

一、骨组织的一般结构

1. 细胞间质

细胞间质又称骨基质，由有机质和无机质构成。有机质由成骨细胞分泌形成，包括大量胶原纤维及少量无定形凝胶状基质。无机质又称骨盐，含量较多，主要为磷酸钙和碳酸钙，它的存在形式主要是羟基磷灰石结晶。骨基质结构呈板层状，称为骨板，体内骨松质和骨密质都由骨板构成。骨板内外的小腔，称骨陷窝，陷窝周围呈放射状排列的细小管道，称骨小管，相邻骨陷窝的骨小管相互连通。

2. 骨细胞

骨细胞包括骨原细胞、成骨细胞、骨细胞及破骨细胞四种。骨细胞最多，位于骨基质内，其余三种细胞均位于骨组织的边缘。

二、长骨的结构特点

长骨由中间的骨干和两端的骨骺两部分组成，表面覆盖有骨膜和关节软骨，内部为骨髓腔，含有骨髓。

1. 骨　干

骨干主要由骨密质构成，内部有少量的骨小梁。骨密质由规则排列的骨板及分布于骨板内、外的骨细胞构成，骨板的排列方式可分为外环骨板、内环骨板、哈佛系统和间骨板四种。

（1）外环骨板：位于骨干表面，由数层环绕骨干平行排列的骨板构成，横穿骨板的管道称穿通管，骨膜的血管和神经可由此抵达中央管。

（2）内环骨板：位于骨髓腔面，由几层排列不规则的骨板构成。

（3）哈佛系统：又称骨单位，位于内、外环骨板之间，由 10～20 层呈同心圆排列的筒状骨板构成，是骨密质的主要结构单位，其中央有一条纵行小管，称中央管，内有血管、神经通过。

（4）间骨板：是填充在骨单位之间的一些不规则的平行骨板，是骨改建过程中旧骨单位残留的遗迹，内有骨陷窝和骨小管。

2. 骨骺

骨骺主要由骨松质构成，其表面有薄层的骨密质与骨干相延续。骨松质由许多细片状或针状骨小梁交织而成，骨小梁则由不规则的骨板构成。骨小梁之间有许多空隙，含有红骨髓、血管和神经。骨骺的关节面有透明软骨构成的关节软骨。

3. 骨膜

骨膜覆盖于骨的表面（关节面除外），由致密结缔组织构成，富含血管、淋巴管和神经。包绕在骨外表面的称骨外膜；覆盖于骨髓腔、骨小梁及中央管内表面的称骨内膜。骨膜对骨的营养、生长和感觉具有重要作用。

【项目测试】

（1）骨组织由_____和_____构成。

（2）在骨组织中，成骨细胞分泌_____，破骨细胞具有_____的作用。

第二节　骨、骨连结与骨骼肌

项目一　骨

【学习目标】

（1）能熟记全身骨的数目和分布。

（2）能描述骨的形态。

（3）能说出骨的构成。

【理论学习】

成人约有骨206块，占体重的20%。骨按部位可分为颅骨（含听小骨）、躯干骨、上肢骨和下肢骨。每块骨都具有一定的形态结构，有血管、神经分布，能生长发育，骨折后能愈合修复，还有造血和储存钙磷的作用。

一、骨的形态

根据骨的外形，骨可分为长骨、短骨、扁骨和不规则骨四种（图2-2）。

1. 长骨

长骨呈管状，有一体两端，中部细长称骨干，或称骨体，其内的腔隙称骨髓腔，两端膨大称骺，多位于四肢，如上肢的肱骨和下肢的股骨。

2. 短骨

短骨呈立方体形，分布于手腕和足的后部，如手的腕骨和足的跗骨等。

3. 扁骨

扁骨呈板状，主要参与围成体腔的壁，如颅的顶骨和枕骨、躯干的胸骨等，对内部器官起保护作用。

4. 不规则骨

不规则骨形状不规则，如躯干的椎骨、颅底的颞骨和面部的颧骨等。

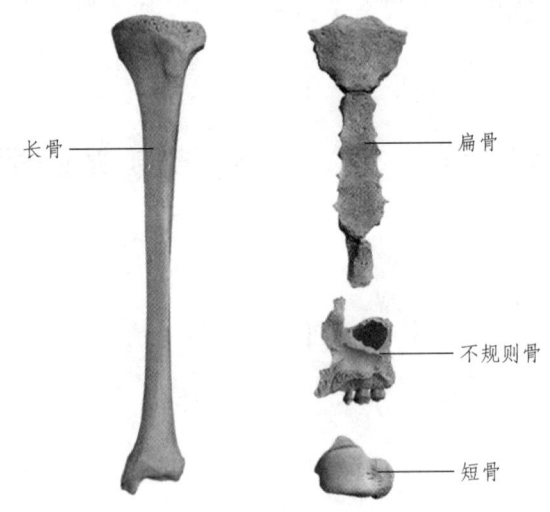

图 2-2 骨的形态

二、骨的构造

骨主要由骨膜、骨质和骨髓三部分构成（图2-3）。

1. 骨　膜

骨膜呈淡红色，质地薄而坚韧，含有丰富的血管、神经、淋巴管和大量的成骨细胞。

2. 骨　质

骨质即骨组织，可分为骨密质和骨松质，是骨的实质。骨密质分布于骨的表面，在长骨骨干处较厚，由紧密排列的骨板构成，具有抗压能力。骨松质呈海绵状，主要分布于长骨两端和其他骨的内部，由骨小梁构成。

3. 骨　髓

骨髓是分布于骨髓腔和骨松质内的软组织，有红骨髓和黄骨髓两种。胎儿和婴幼儿的骨髓都是红骨髓，具有造血功能。人体内的红细胞和大部分白细胞由骨髓内的细胞分化产生。随着年龄增长（6岁前后），长骨骨髓腔内的红骨髓逐渐被脂肪组织取代，变为黄骨髓。一般情况下，黄骨髓无造血功能，只有当体内大量失血时才能转化为红骨髓而恢复造血功能。成人长骨的骨骺、短骨、扁骨和不规则骨的骨松质内终生都含有红骨髓。

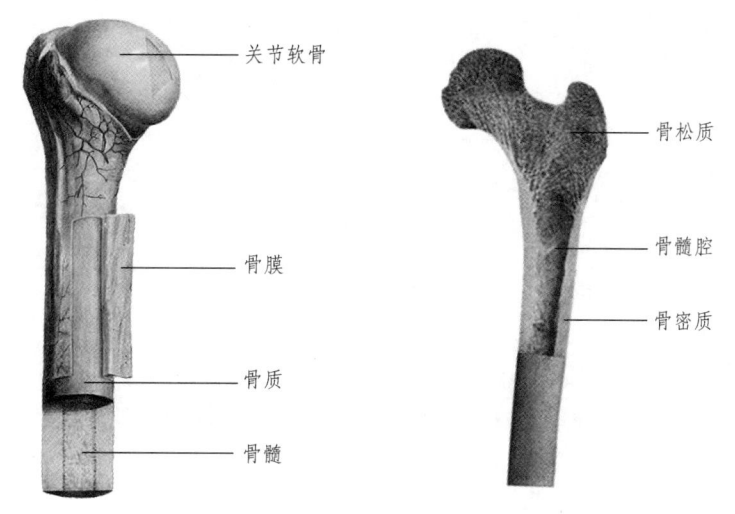

图 2-3　骨的构造

三、骨的表面特征

骨的表面形态各异，这种形态特征与其功能是相对应的。骨表面的突起或凹陷，均有肌肉或韧带附着。突起可称为结节、粗隆、突、转子、踝等。线状突起称为嵴。凹陷的结构有窝、陷凹等。边缘上的弧形凹陷称切迹。神经血管穿行处称沟、裂、管、孔。长骨的两端尤其是上端呈球形或半球形的结构称头，靠近头或缩细的部位称颈；下端膨大有关节面称髁，髁上方的突起称上髁。三角形扁骨分面、缘、角。某些骨内的空腔称窦或小房。

在体表能够看到或触摸到的骨的结构称骨性标志，如胸骨角、肩峰、内踝等。

【项目测试】

（1）手掌骨属于（　　）。
　　A. 长骨　　　　　　B. 短骨　　　　　　C. 扁骨
　　D. 不规则骨　　　　E. 以上均不对
（2）老年人的骨易发生骨折的原因是（　　）。
　　A. 有机质含量多　　　　B. 无机质含量相对较多
　　C. 有机质和无机质均少　D. 骨松质较多　　E. 骨密质较多
（3）椎骨属于（　　）。
　　A. 长骨　　　　　　B. 短骨　　　　　　C. 扁骨
　　D. 不规则骨　　　　E. 以上均不对
（4）骨密质最厚的部位是（　　）。
　　A. 长骨的中部　　　B. 短骨的表面　　　C. 扁骨的表层
　　D. 长骨的两端　　　E. 以上均不对

项目二　骨连结

【学习目标】

（1）能解释骨连结的概念，说出其分类。
（2）能说出间接连结的类型，并能举例说明。
（3）解释关节的概念。
（4）说出关节的基本结构和辅助结构。
（5）描述关节的运动方式，并能在关节活动时准确说明。

【理论学习】

骨与骨之间的连结称骨连结。骨连结按连结方式不同分为直接连结和间接连结两种。

一、直接连结（图 2-4）

骨与骨之间借纤维结缔组织、软骨或骨直接相连，其间没有间隙。这类连结较牢固，不能活动或活动度很小。直接连结分为纤维连结、软骨连结和骨性结合。

二、间接连结

骨与骨之间通过膜性的结缔组织囊相连，在两个骨面之间有腔隙，这种连结称间接连结，又称滑膜关节，简称关节（图 2-5）。

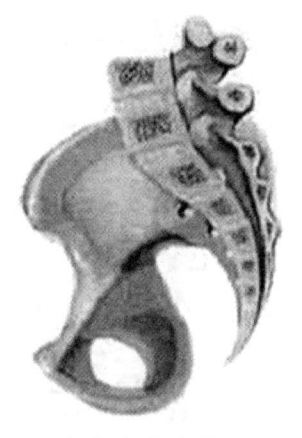

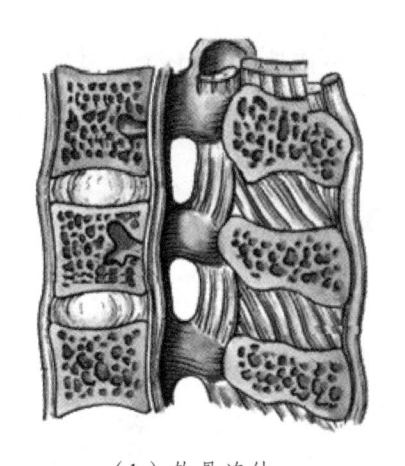

（a）纤维连结　　　　　（b）软骨连结　　　　　（c）骨性结合

图 2-4　直接连结

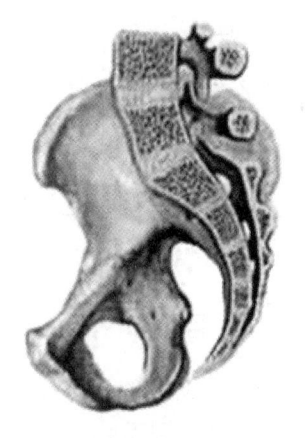

1. 关节的基本结构

关节的基本结构包括关节面、关节囊和关节腔三部分。

（1）关节面：是构成关节各骨的相邻面，形态常有凸、凹两种，分别称为关节头、关节窝。关节面上覆盖的透明软骨，称关节软骨，其表面光滑，有弹性，可减少运动时的摩擦，并起缓冲作用。

（2）关节囊：为结缔组织囊，有内、外两层。内层为滑膜，由疏松结缔组织组成，薄而柔软，内面光滑，能分泌滑液并润滑关节；外层为纤维膜，由致密结缔组织组成，厚而坚韧，两端附着于关节面周缘及其附近的骨面，并与骨膜相延续，对关节的稳定性起着重要的作用。

（3）关节腔：是关节软骨与滑膜围成的密闭腔隙，含有少量滑液，有润滑关节、减少摩擦的作用。

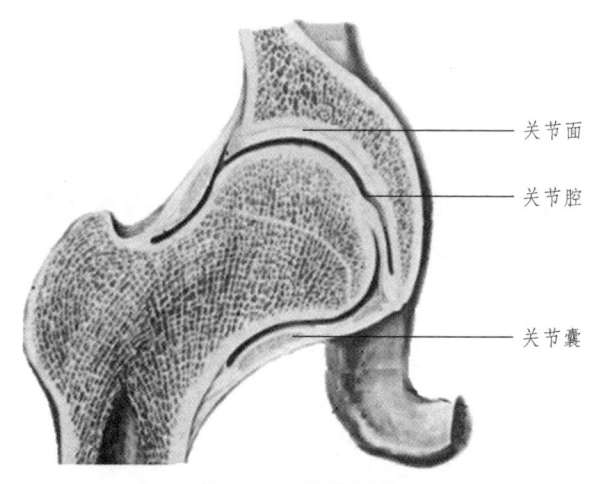

图 2-5　滑膜关节

2. 关节的辅助结构

关节的辅助结构是指除基本结构外,关节还有一些特殊结构以增加稳固性和灵活性,常见的有关节盘、韧带、关节唇等。

3. 关节的运动

关节可围绕一定的轴而运动,围绕一个轴可产生两种方向相反的运动。根据关节轴的方位不同,关节的运动形式有屈和伸、内收和外展、旋内和旋外、环转。

【项目测试】

(1) 关节的基本结构不包括(　　)。
　　A. 关节面　　　　　　　　B. 关节腔
　　C. 关节盘　　　　　　　　D. 关节囊
　　E. 以上都不是

(2) 关节的主要结构包括(　　)。
　　A. 关节头、关节窝、关节腔　　B. 关节面、关节囊、关节腔
　　C. 关节头、关节盘、关节囊　　D. 关节盘、关节囊和韧带
　　E. 关节面、关节囊和关节盘

项目三　骨骼肌

【学习目标】

(1) 能描述骨骼肌的构造、形态、分类。
(2) 能说明骨骼肌的起止、配布。
(3) 能说出骨骼肌的辅助结构,并试着说明其作用。

【理论学习】

运动系统的肌属于骨骼肌,是运动系统的动力来源。绝大多数骨骼肌附着于骨骼上,有少数附着于皮肤称皮肌。骨骼肌数量较多,分布较广,每一块肌均具有一定的形态、构造及辅助结构,有丰富的神经、血管和淋巴管分布,并具有一定的功能,收缩时可使相应的肢体产生运动。

一、骨骼肌的构造和分类

骨骼肌由肌性部分和腱性部分构成。长肌的肌性部分称肌腹,腱性部分称肌腱,阔

肌的腱性部分称腱膜。肌性部分由骨骼肌纤维构成，色红、柔软，能收缩；腱性部分由致密结缔组织构成，呈银白色，较坚韧不能收缩。

骨骼肌的形态多样，按其外形可分为长肌、短肌、扁肌和轮匝肌（图2-6）。长肌呈梭形，主要分布于四肢；短肌短小，多分布于躯干深层；扁肌呈薄片状，多分布于胸、腹壁；轮匝肌呈环形，分布于孔裂的周围。

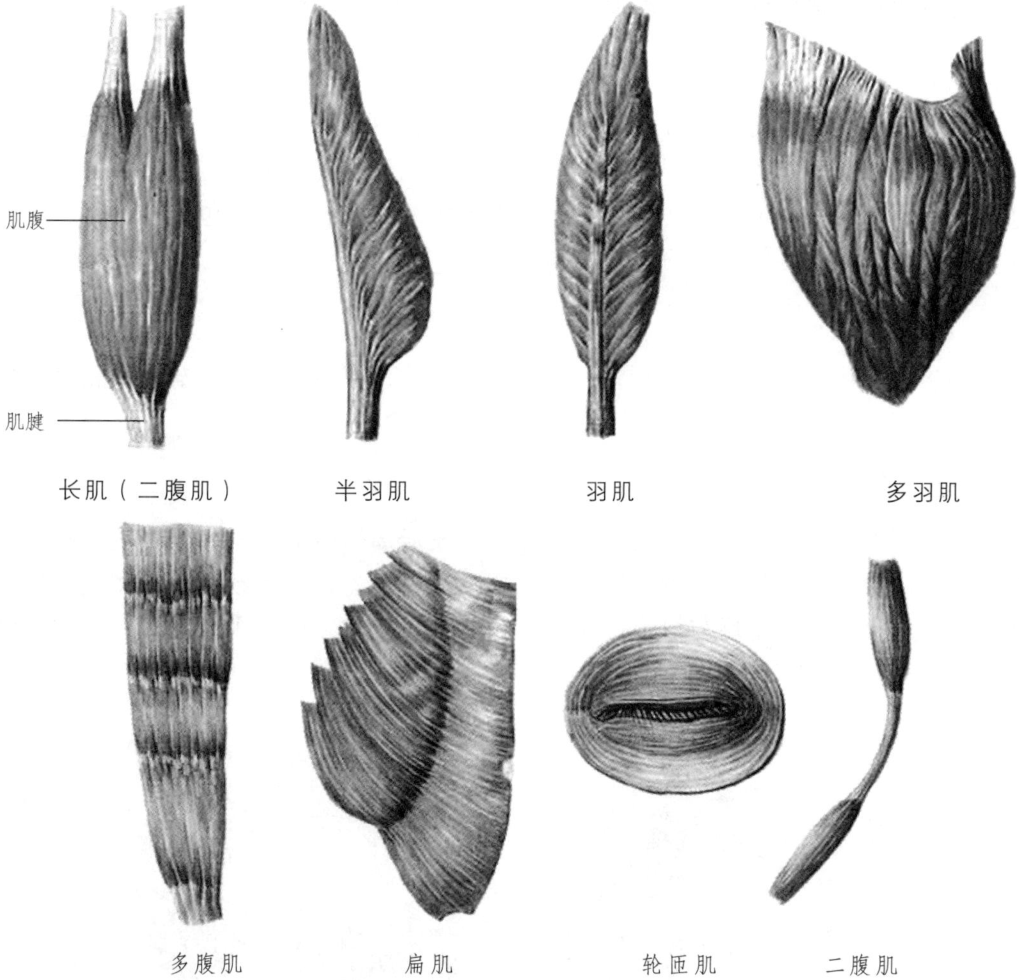

图 2-6 骨骼肌的形态和构造

二、骨骼肌的起止和配布

骨骼肌通常以两端附着于两块或两块以上的骨，中间跨越一个或多个关节，骨骼肌收缩时，使两骨彼此靠近或离开，从而使关节产生运动。一般来说，运动时有一块骨的位置相对固定，另一块骨相对移动。肌在固定骨上的附着点称为起点，在移动骨上的附着点称为止点。

骨骼肌在关节周围配布的方式和多少与关节的运动类型相关。作用于同一个关节做相同运动的不同肌肉称为协同肌，多配布于关节的同侧；作用于同一个关节做相反运动的不同肌肉互称拮抗肌，多配布于关节的两侧。

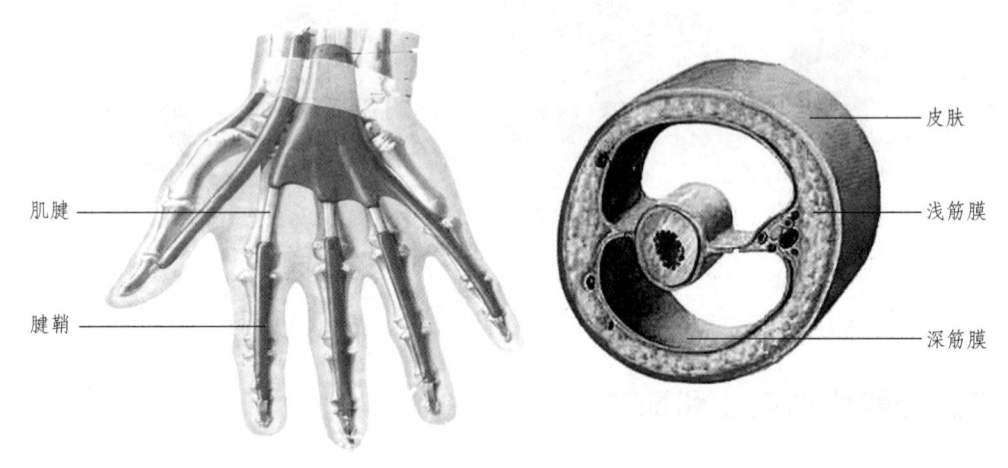

三、骨骼肌的辅助结构

骨骼肌的辅助结构位于肌的周围，包括筋膜、滑膜囊和腱鞘（图 2-7）。

1. 筋　膜

筋膜分浅筋膜和深筋膜两种。浅筋膜又称皮下组织，由疏松结缔组织构成，位于真皮的深面，内有脂肪、血管、神经等，对其深面的肌、血管和神经有一定的保护作用。深筋膜又称固有筋膜，位于浅筋膜的深面，由致密结缔组织构成，包裹骨骼肌、血管和神经，遍布全身，具有保护和约束肌的作用。

2. 滑膜囊

滑膜囊为扁薄密闭的结缔组织囊，含有少量滑液，一般位于肌腱与骨面相接触处，能减少相邻结构之间的摩擦。

3. 腱　鞘

腱鞘是套在长肌腱表面的双层鞘管，主要位于活动性较大的部位，如腕、踝、手指和足趾等处。腱鞘分纤维层和滑膜层。纤维层位于外层，与周围结缔组织相连；滑膜层紧包于肌腱的周围。纤维层与滑膜层相互移行，形成腔隙，内有少量滑液，可减少腱与骨面之间的摩擦。

图 2-7　骨骼肌的辅助结构

【项目测试】

（1）骨骼肌的构造为（　　）。

　　A. 由肌细胞构成　　　　　　　　B. 由骨骼肌纤维构成

  C. 由肌腹构成   D. 由肌腱构成
  E. 由肌腹和肌腱构成
（2）关于骨骼肌的描述错误的是（　　）。
  A. 骨骼肌由肌腹和肌腱构成   B. 肌腹和肌腱能收缩，牵拉骨骼
  C. 肌腹以肌腱附着于骨面   D. 阔肌的腱称腱膜
  E. 长肌多见于四肢

第三节　颅骨及其连结、头颈肌

项目一　颅骨及其连结

【学习目标】

（1）能说出颅的组成。
（2）能描述颅的各面观所见到的重要结构。
（3）能描述颞下颌关节的组成、特点及运动。

【理论学习】

一、颅　骨

（一）颅的组成

颅：由 23 块扁骨和不规则骨组成，分为脑颅和面颅两部分。

1. 脑　颅

脑颅位于颅的后上部，由 8 块颅骨构成，包括成对的顶骨、颞骨；不成对的额骨、蝶骨、枕骨和筛骨，围成颅腔，容纳并保护脑。

2. 面　颅

面颅位于颅的前下方，由 15 块颅骨构成，包括成对的上颌骨、颧骨、鼻骨、泪骨、腭骨、下鼻甲骨；不成对的犁骨、下颌骨及舌骨，构成眶、鼻腔、口腔和面部的骨性支架。

（二）颅的整体观

1. 颅的上面观

颅的上面称颅顶，有三条缝。在额骨与两侧顶骨之间的称冠状缝，位于两块顶骨之

间的称矢状缝，两侧顶骨与枕骨之间的称人字缝（图 2-8）。

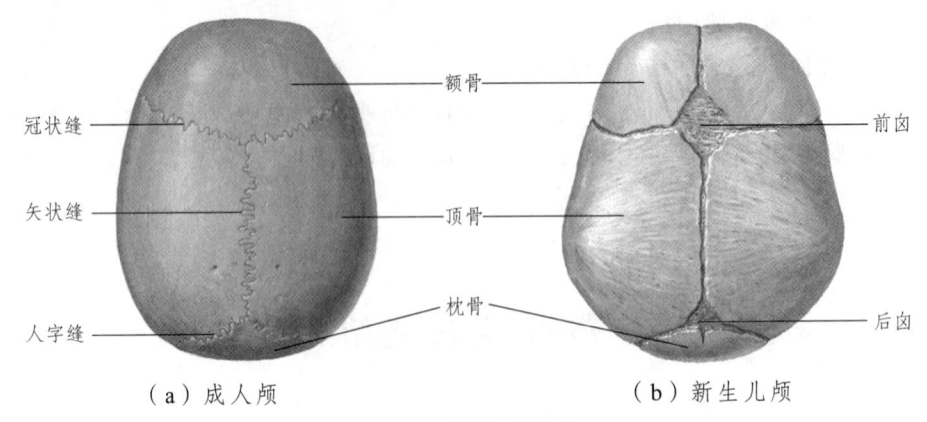

（a）成人颅　　　　　　　（b）新生儿颅

图 2-8　颅的上面观

新生儿由于脑和感觉器官发育早，故脑颅远大于面颅。颅顶各骨尚未完全发育，骨与骨之间间隙较大，由纤维组织连接称为颅囟，位于矢状缝前后，分别称前囟和后囟。前囟一般于 1～2 岁闭合，后囟出生后不久即闭合。前囟的平坦与否及闭合时间可反映婴儿的发育和颅内压的变化情况，对某些疾病的诊断有重要意义。

2. 颅的侧面观

颅的侧面中部有外耳门，外耳门前方的横行骨梁称颧弓，外耳门后下方的突起称乳突。颧弓上方的凹陷为颞窝，在颞窝内，额骨、顶骨、颞骨和蝶骨四骨交界处的区域称翼点，又称太阳穴（图 2-9）。该处骨质薄弱，深面有脑膜中动、静脉通过，此处的外伤或骨折易引起颅内出血。

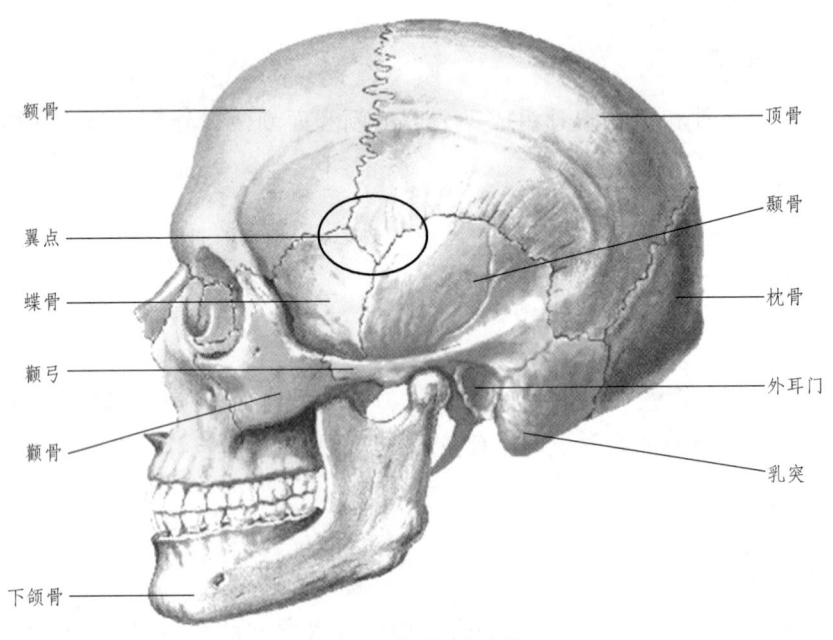

图 2-9　颅的侧面观

- 50 -

3. 颅的前面观

颅的前面可见一对容纳眼球的眶和位于其间的骨性鼻腔，下方为由上颌骨、下颌骨围成的口腔（图2-10）。

（1）眶：为四棱锥体形的腔，可分为眶尖、眶口和四壁。后方的眶尖借视神经管与颅中窝相通；前方的眶底称眶口，口的上、下缘分别称眶上缘与眶下缘。眶上缘内、中1/3交接处，有眶上切迹或眶上孔；眶下缘中点下方约1 cm处有眶下孔。眶内侧壁的前部有泪囊窝，此窝向下经鼻泪管通向鼻腔；上壁前部外侧面有一容纳泪腺的泪腺窝；下壁中部有眶下沟；上壁与外侧壁之间的后方为眶上裂，下壁与外侧壁之间有眶下裂。

（2）骨性鼻腔：位于眶及颅腔的下方，被骨性鼻中隔分为左右两部分。鼻腔外侧壁有三片卷曲的薄骨片，自上而下依次称为上鼻甲、中鼻甲和下鼻甲。各鼻甲下方的间隙，分别称为上鼻道、中鼻道和下鼻道。鼻腔周围有四对鼻旁窦，分别开口于鼻腔。

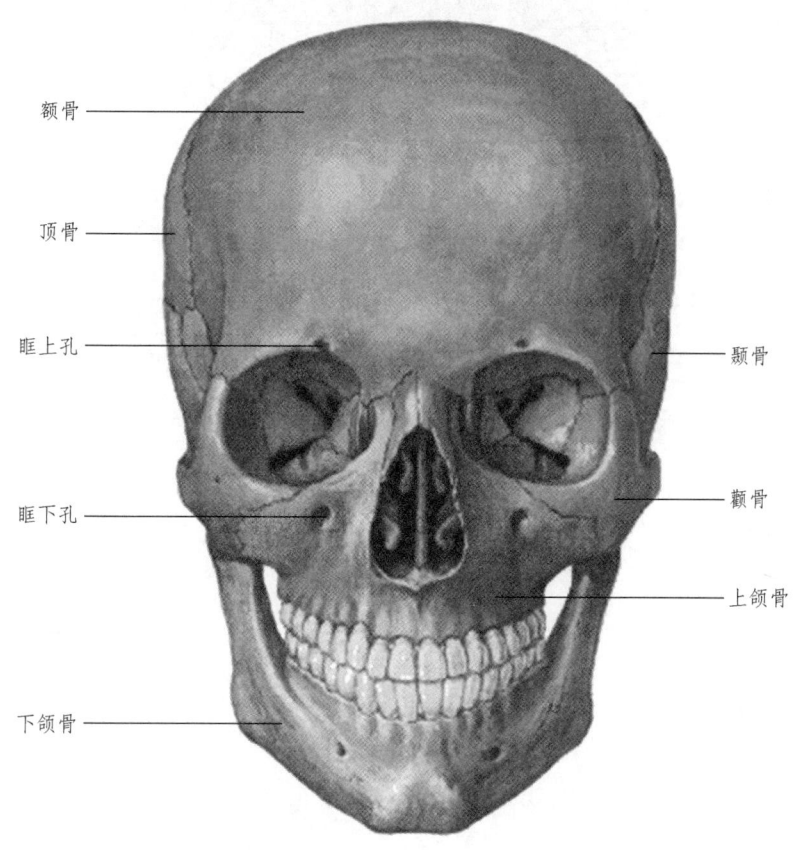

图2-10 颅的前面观

4. 颅底外面观

颅底外面前部由上颌骨和腭骨水平板围成的部分称骨腭，中部是蝶骨的翼突，后部正中有一大孔，称枕骨大孔，其前外侧有一对隆起，称枕髁，髁的前外方有一孔称颈静脉孔。颈静脉孔前外侧有一细长突起称茎突。颅底外面后部正中的突起称为枕外隆凸，是枕部的重要标志。

5. 颅底内面观

颅底内面凹凸不平，由前向后依次分为颅前窝、颅中窝和颅后窝（图 2-11）。

（1）颅前窝：位置最浅，由额骨、筛骨和蝶骨构成。窝的前部中央有筛板，筛板上有筛孔通鼻腔，筛板前端的中央有一突起，称鸡冠。

（2）颅中窝：由蝶骨和颞骨组成，中部隆起形如马鞍称蝶鞍，上面有垂体窝，窝前外侧有视神经管，其两侧由前向后依次有眶上裂、圆孔、卵圆孔和棘孔。

（3）颅后窝：最深，由枕骨和颞骨岩部后部构成。窝底中央有枕骨大孔，枕骨内面隆起称枕内隆凸，由此向两侧依次有横窦沟、乙状窦沟。

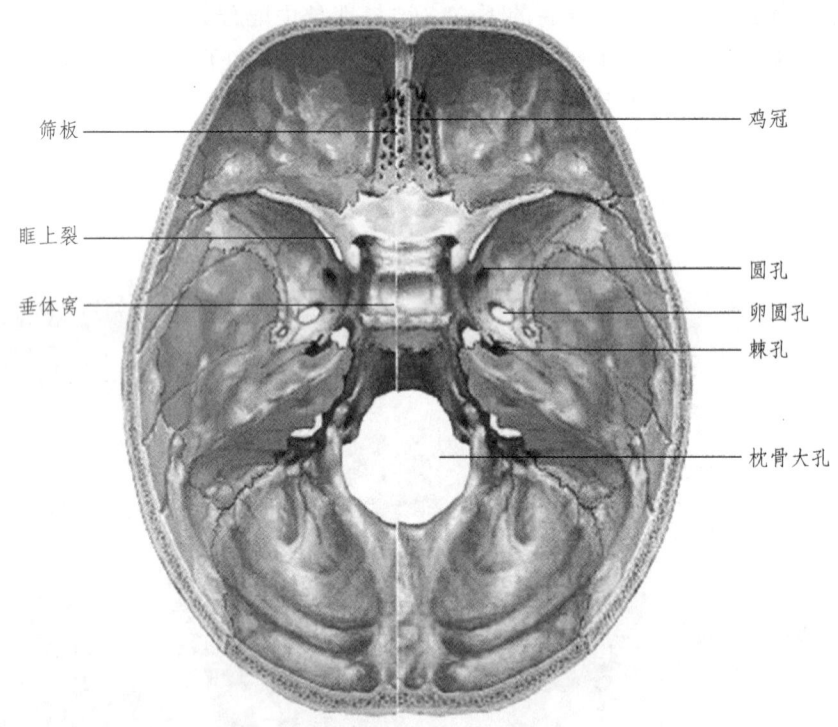

图 2-11 颅底内面观

二、颅骨的连结

颅骨之间多数以致密结缔组织、软骨或骨直接相连，只有颞骨与下颌骨之间的颞下颌关节是唯一可动的滑膜关节。

颞下颌关节由下颌骨的下颌头与颞骨的下颌窝和关节结节构成（图 2-12）。关节囊较松弛，囊外有韧带加强，囊内有关节盘，其周缘与关节囊相连，将关节腔分为上、下两部分。颞下颌关节属于联合关节，两侧必须同时运动，能使下颌骨上提、下降、前、后及侧方运动。

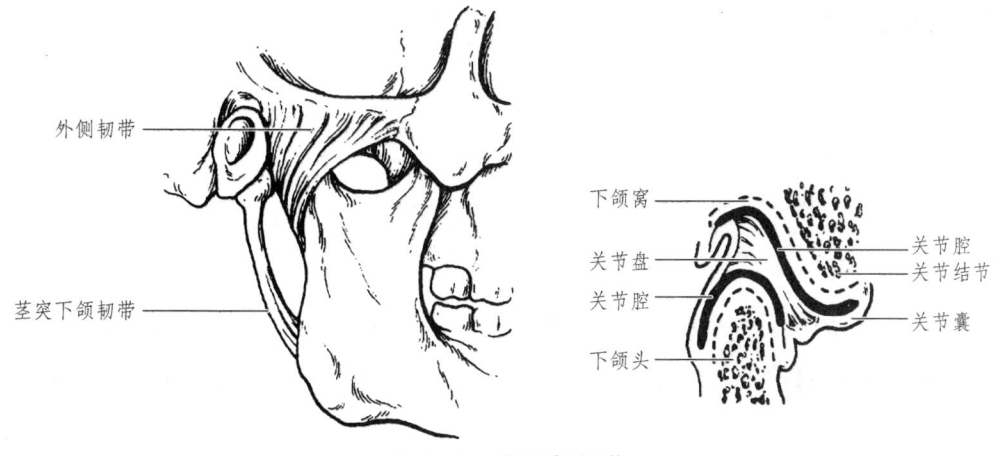

图 2-12　颞下颌关节

【项目实训】

（1）在标本和模型上指出各颅骨的位置并说出其名称，辨认颅的各种结构。

（2）在新生儿颅的标本上辨认颅囟的位置并说出名称。

（3）指出颅的骨性标志：乳突、颧弓、翼点、眉弓、眶上孔、眶下孔、下颌角。

【项目测试】

（1）不参与翼点构成的骨是（　　）。
　　A. 额骨　　　　　　　B. 蝶骨　　　　　　　C. 颞骨
　　D. 筛骨　　　　　　　E. 顶骨

（2）下列不属于脑颅骨的是（　　）。
　　A. 额骨　　　　　　　B. 蝶骨　　　　　　　C. 颧骨
　　D. 筛骨　　　　　　　E. 颞骨

（3）下列位于颅中窝的结构是（　　）。
　　A. 棘孔　　　　　　　B. 眶下裂　　　　　　C. 筛孔
　　D. 颈静脉孔　　　　　E. 舌下神经管

项目二　头颈肌

【学习目标】

（1）能说出头肌、面肌的名称及作用。

（2）能说出颈肌的名称、位置、起止、作用。

- 53 -

【理论学习】

一、头　肌

头肌包括面肌和咀嚼肌两部分。

（一）面　肌

面肌也称表情肌，起自颅骨，止于皮肤，为扁而薄的皮肌，其收缩能牵拉面部皮肤，显示出各种不同的表情，主要分布于眼、口、鼻的周围，收缩时可改变眼、口及鼻孔的大小。

1. 枕额肌

枕额肌左、右各一，被中间的帽状腱膜分为前方的额腹和后方的枕腹。额腹位于额部皮下，收缩时可提眉，并使额部皮肤出现皱纹；枕腹位于枕部皮下，收缩时可向后牵拉帽状腱膜。

2. 眼轮匝肌

眼轮匝肌位于睑裂周围，收缩时使睑裂闭合。

3. 口轮匝肌

口轮匝肌位于口裂周围，收缩时使口裂闭合。

（二）咀嚼肌

咀嚼肌是运动颞下颌关节的肌肉，包括颞肌、咬肌、翼内肌和翼外肌等四块。

二、颈　肌

颈肌依其所在位置分浅、深两群。

（一）浅　群

1. 颈阔肌

颈阔肌位于颈部浅筋膜中的皮肌，薄而宽阔，起自胸大肌和三角肌表面的深筋膜，向上止于口角等处。收缩时可紧张颈部皮肤，使口角向下。

2. 胸锁乳突肌

胸锁乳突肌位于颈部两侧，起自胸骨柄和锁骨的胸骨端，斜向后上方，止于颞骨的乳突。一侧收缩使头偏向同侧，面转向对侧；两侧同时收缩，可使头后仰。

（二）深　群

深群主要有前斜角肌、中斜角肌和后斜角肌，位于脊柱颈部的两侧和前方，均起自颈椎横突，其中前、中斜角肌止于第1肋，后斜角肌止于第2肋。前斜角肌、中斜角肌与第1肋之间形成的三角形间隙，称为斜角肌间隙，有锁骨下动脉和臂丛通过。

【项目实训】

（1）活动自己的颞下颌关节体会其组成及运动。
（2）结合模型和自身辨认头颈肌的名称及位置。

【项目测试】

（1）下列哪块不属于面肌？（　　　）
　　A. 口轮匝肌　　　　B. 眼轮匝肌　　　　C. 颊肌
　　D. 帽状腱膜　　　　E. 枕额肌
（2）可以在体表摸到的咀嚼肌是（　　　）。
　　A. 口轮匝肌　　　　B. 帽状腱膜　　　　C. 枕额肌
　　D. 咬肌　　　　　　E. 眼轮匝肌
（3）"面瘫"患者的口角歪斜是因为（　　　）。
　　A. 咬肌瘫痪　　　　B. 口轮匝肌瘫痪　　C. 颊肌瘫痪
　　D. 咀嚼肌瘫痪　　　E. 眼轮匝肌瘫痪
（4）当右侧胸锁乳突肌收缩时（对侧不收缩）（　　　）。
　　A. 头后仰　　　　　B. 头歪向右侧　　　C. 头歪向左侧
　　D. 面转向右侧　　　E. 头、面转向同侧

第四节　躯干骨及其连结、躯干肌

项目一　椎　骨

【学习目标】

（1）能说出躯干骨的数目及组成。
（2）能准确说出椎骨各部分结构的名称，并能说明椎孔、椎间孔的区别。

（3）能准确说出各椎骨的特点，并能根据各椎骨的特点进行辨认。

【理论学习】

躯干骨包括椎骨、胸骨和肋骨，它们借骨连结构成脊柱和胸廓。

成人椎骨有 26 块，包括颈椎 7 块、胸椎 12 块、腰椎 5 块、骶骨 1 块、尾骨 1 块。其中骶骨由 5 块骶椎融合而成，尾骨由 3～5 块尾椎融合而成。

（一）椎骨的一般形态

椎骨为不规则骨，由前方的椎体和后方的椎弓组成。椎体和椎弓共同围成椎孔，全部椎孔相连构成椎管，内有脊髓。椎体呈短圆柱状，表面的骨密质很薄，其内主要由骨松质构成。椎弓左右对称，前部缩窄的部分为椎弓根，其上、下缘为椎骨上、下切迹。后部较宽的部分为椎弓板。上、下两个相邻椎弓根的椎骨上、下切迹围成椎间孔，内有脊神经根通过。从椎弓板上发出 7 个突起：即椎弓正中向后伸出的一个棘突，向两侧突出的一对横突，两侧向上的一对上关节突和向下的一对下关节突（图 2-13）。

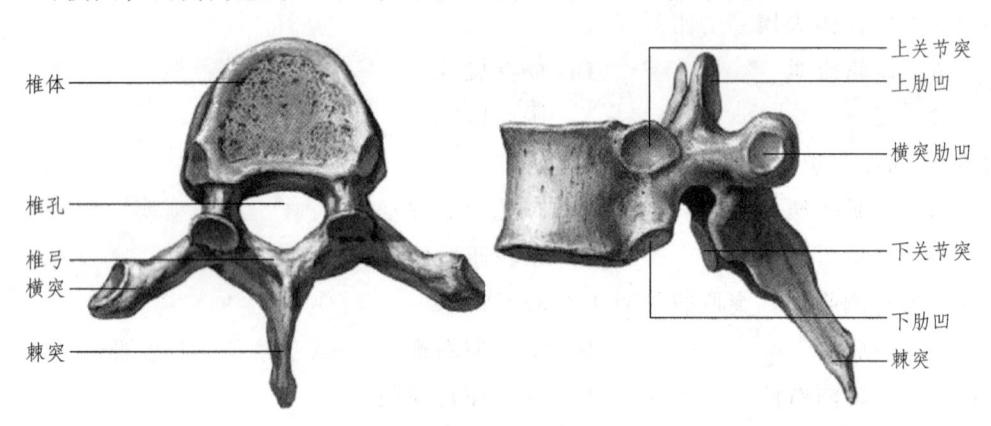

图 2-13 椎骨的一般形态（胸椎）

（二）各部椎骨的特点

1. 颈　椎

颈椎的椎体小，椎孔大，横突根部有横突孔。第 2～6 颈椎棘突较短，末端分叉。第 1 颈椎又名寰椎，呈环形，没有椎体、棘突和关节突，由前弓、后弓和两个侧块构成。前弓后面正中有齿突凹，侧块有上、下关节面。第 2 颈椎又名枢椎，由椎体向上伸出一齿突，与寰椎的齿突凹相关节。第 7 颈椎又名隆椎，棘突长、末端不分叉，易在体表摸到，临床上常作为计数椎骨序数的重要标志（图 2-14）。

（a）颈椎　　（b）隆椎

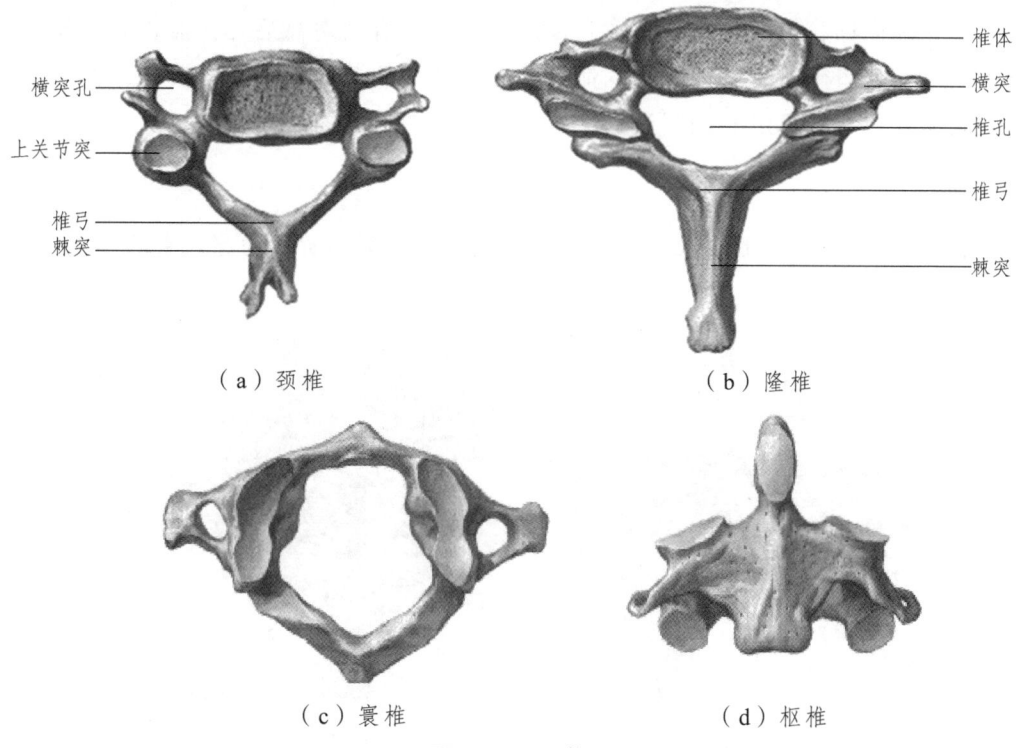

（c）寰椎　　（d）枢椎

图 2-14　颈椎

2. 胸　椎

胸椎的椎体呈心形，在椎体的两侧和横突均有与肋相连结的关节面，分别称上肋凹、下肋凹和横突肋凹，棘突细长向后下方倾斜。

3. 腰　椎

腰椎的椎体大，椎弓发达，棘突呈板状，水平伸向后（图 2-15）。

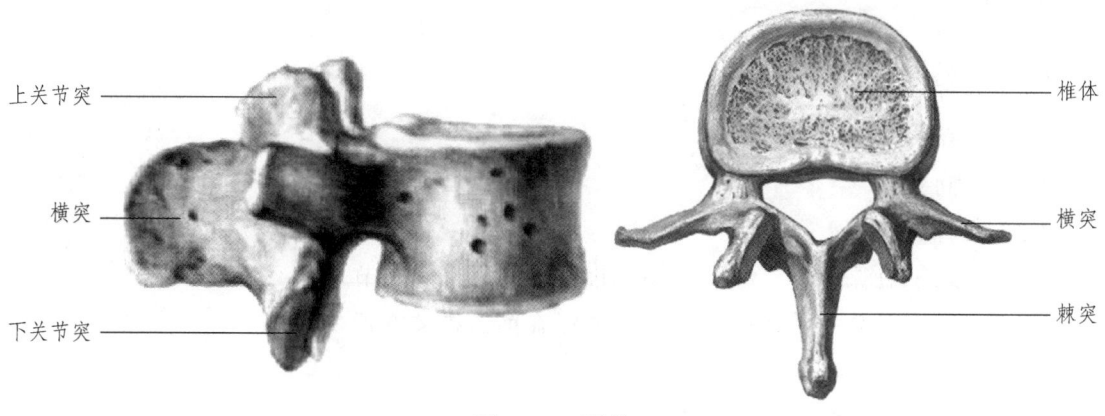

图 2-15　腰椎

4. 骶　骨

骶骨由 5 个骶椎融合而成，呈倒置的三角形。底向上，底的前缘突出，称骶骨岬。

骶骨前面光滑微凹，有4对骶前孔。背面隆凸粗糙，有4对骶后孔。骶骨的内部管道称骶管，其下端开口于骶骨背面下部的骶管裂孔，孔的两侧向下突起的骶角，可在体表摸到，是临床进行骶管麻醉时确定进针位置的标志（图2-16）。

5. 尾　骨

尾骨由3～5块退化的尾椎融合而成，上接骶骨，下端游离为尾骨尖。

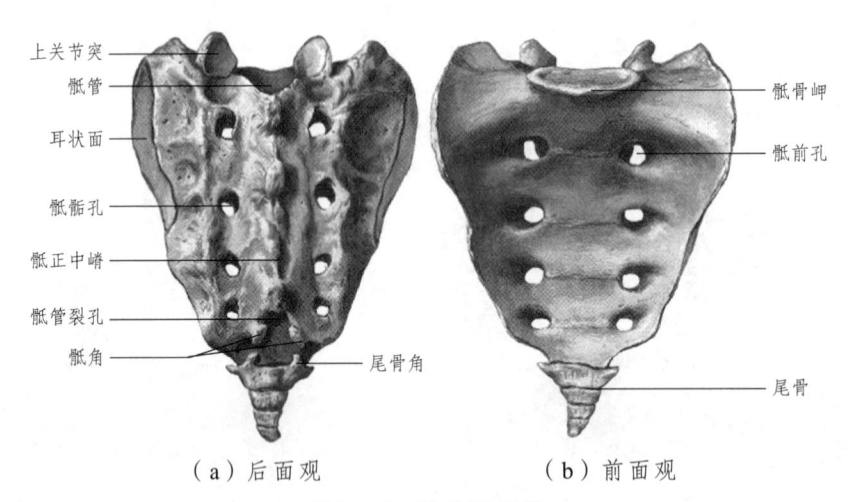

（a）后面观　　　　　（b）前面观

图2-16　骶骨和尾骨

【项目实训】

（1）结合标本观察椎骨的一般形态和各椎骨的特点。

（2）在身体上准确找出椎骨的骨性标志：

① 第七颈椎棘突。

② 骶角。

【项目测试】

（1）椎孔：

（2）椎间孔：

（3）椎骨（　　）。

　　A．属于短骨　　　　　　　B．椎体之间有椎间关节

　　C．椎体与椎弓围成椎孔　　D．椎弓在前，椎体在后

　　E．以上都不对

（4）一块典型的椎骨上不可能有（　　）。

　　A．椎体　　　　　B．椎弓　　　　　C．椎孔

　　D．椎间孔　　　　E．横突

（5）有横突孔的椎骨是（　　）。
  A．颈椎　　　　　　　B．胸椎　　　　　　　C．腰椎
  D．骶骨　　　　　　　E．尾骨
（6）胸椎最主要的特征是（　　）。
  A．椎体较小　　　　　B．椎体与横突上有肋凹
  C．有上下关节突　　　D．棘突较长　　　　　E．横突有孔

项目二　脊　柱

【学习目标】

（1）能描述椎间盘的结构。
（2）能说出连结椎骨的韧带名称及部位。
（3）能描述脊柱的整体外观特点。

【理论学习】

脊柱由24块椎骨、1块骶骨和1块尾骨构成。

（一）椎骨间的连结

1．椎体间的连结

椎体间通过椎间盘、前纵韧带和后纵韧带相连（图2-17）。

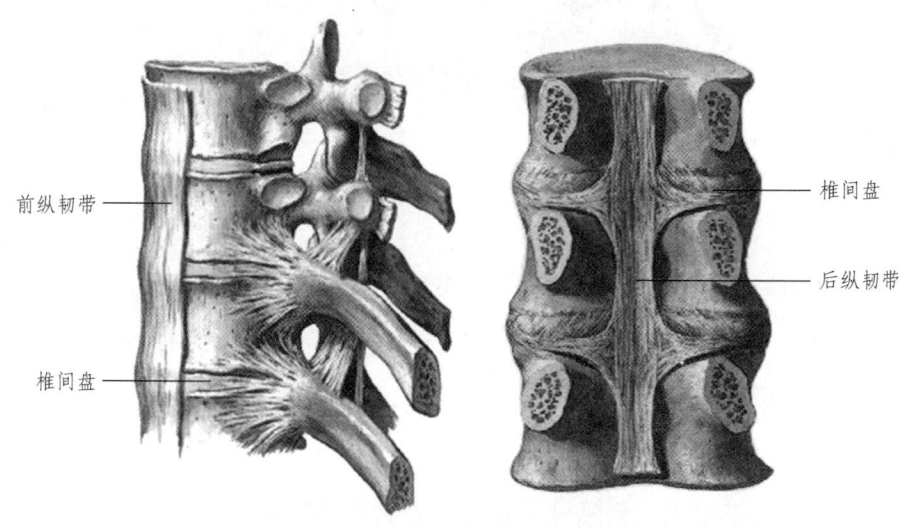

图2-17　椎体间的连结

（1）椎间盘：位于相邻两个椎体之间，由中央的髓核和周边的纤维环构成。髓核为富有弹性的凝胶状物；纤维环是位于髓核周围的数层纤维软骨环，坚韧而有弹性，能牢固连结相邻的椎体并保护和限制髓核向外突出。椎间盘可承受压力，减轻震荡及减缓冲击，保护脑组织。

（2）前纵韧带：位于各椎体及椎间盘的前面，有限制脊柱过度后伸的作用。

（3）后纵韧带：位于椎管前壁、各椎体及椎间盘的后面，有限制脊柱过度前屈的作用。

2. 椎弓间的连结

（1）黄韧带：为连结相邻椎弓板间的短韧带，参与围成椎管后壁，可限制脊柱过度前屈。

（2）棘间韧带：为连于相邻棘突间的短韧带，可限制脊柱过度前屈。

（3）棘上韧带：为附着于各棘突末端的纵形长韧带，可限制脊柱过度前屈。

（4）横突间韧带：连结于相邻横突之间，可限制脊柱过度侧屈。

（5）关节突关节：由相邻椎骨的上、下关节突的关节面构成，只能做轻微滑动（图2-18）。

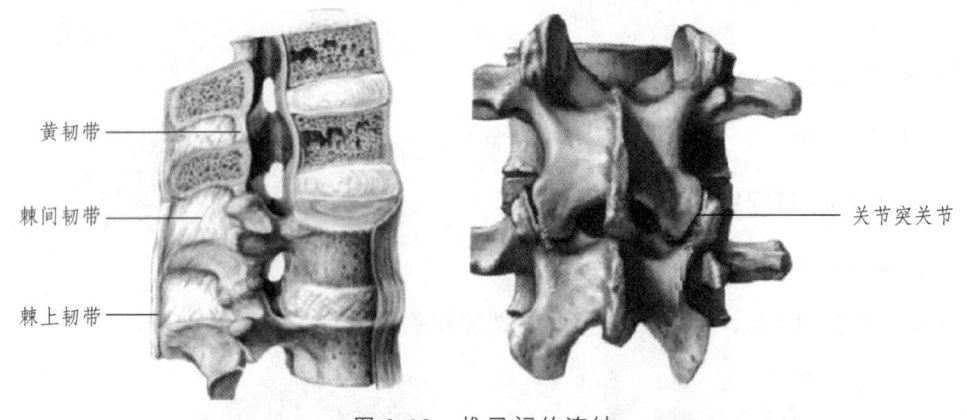

图 2-18 椎弓间的连结

3. 寰枕关节和寰枢关节

（1）寰枕关节：由寰椎侧块上的上关节窝与枕髁构成，属联合关节，可做屈、伸和侧屈运动。

（2）寰枢关节：包括寰枢外侧关节和寰枢正中关节，三个关节联合运动，可使头部旋转。

（二）脊柱的整体观

1. 脊柱前面观

椎体自上而下逐渐增大，到骶骨上端最宽，然后又逐渐变小。这一变化与脊柱的承重有关。

2. 脊柱后面观

棘突纵行排列于后正中线上。颈椎棘突较短，但第 7 颈椎棘突却长而突出；胸椎棘突斜向后下方，呈叠瓦状排列；腰椎棘突水平后伸，棘突间隙较宽，是腰椎穿刺的常选部位。

3. 脊柱侧面观

可见脊柱有 4 个生理性弯曲，由上而下依次为颈曲、胸曲、腰曲和骶曲，且颈曲、腰曲向前突，胸曲、骶曲向后凸。脊柱的生理性弯曲增强了脊柱的弹性，有利于维持身体平衡，缓冲重力和反弹力（图 2-19）。

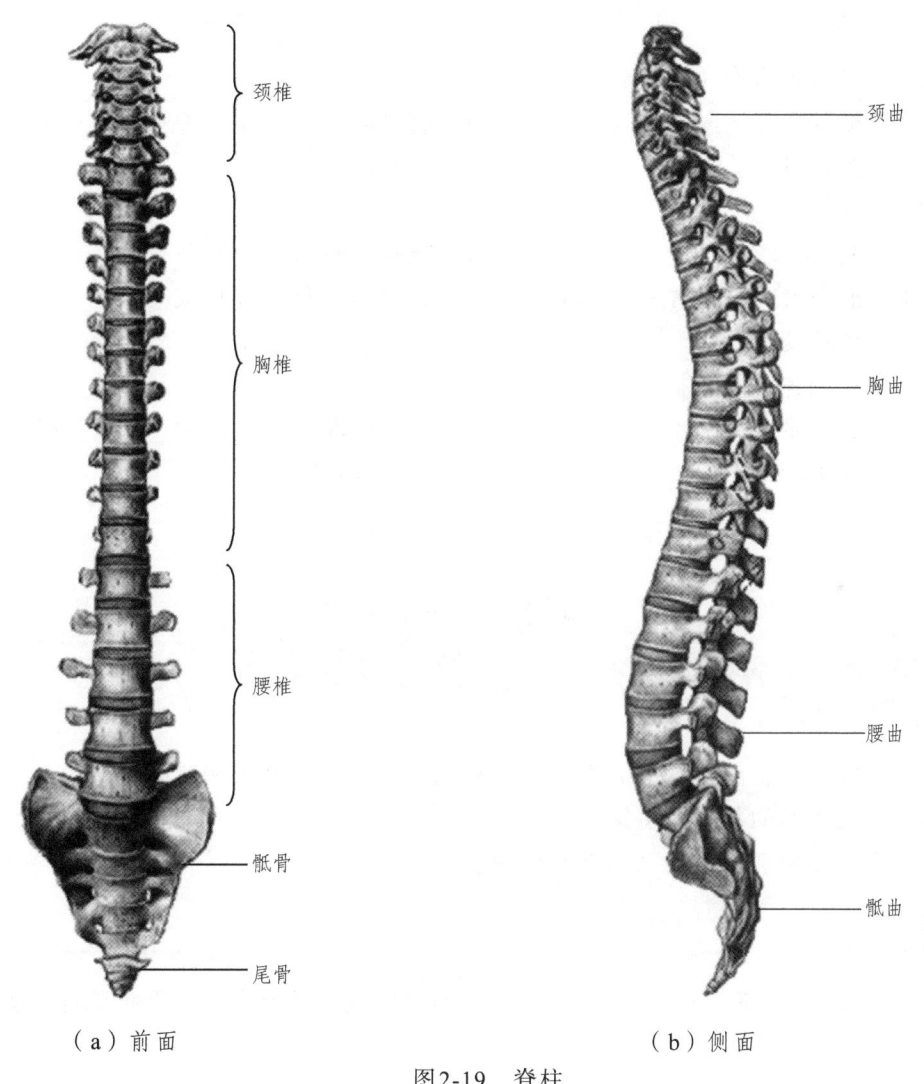

（a）前面　　　　　　　　　　（b）侧面

图2-19　脊柱

（三）脊柱的功能

脊柱是躯干的支柱，具有支持和传导重力的作用；脊柱参与胸廓和骨盆的组成，参与胸腔、腹腔和盆腔后壁的组成，具有支持和保护体腔内脏器官的作用；脊柱内有椎管，可容纳和保护脊髓及脊神经根。虽然相邻椎骨间的运动幅度很小，但由于脊柱运动时是许多关节突关节同时运动，运动幅度较大。脊柱可做前屈、后伸、侧屈、旋转和环转等运动。

【项目实训】

（1）在模型上辨认椎间盘的结构、椎骨间的韧带和关节。
（2）结合模型和自身观察脊柱的整体观，体验其功能。

【项目测试】

（1）椎体最前方有（　　）。
　　A．椎间盘　　　　　　B．前纵韧带　　　　C．后纵韧带
　　D．黄韧带　　　　　　E．棘上韧带
（2）椎间盘（　　）。
　　A．共有24个　　　　　B．髓核易向前外方突出
　　C．椎间盘突出症常见于胸部　　D．由髓核和纤维环构成
　　E．坚固没有弹性
（3）椎弓间连结不包括（　　）。
　　A．黄韧带　　　　　　B．棘上韧带　　　　C．棘间韧带
　　D．前纵韧带　　　　　E．横突间韧带

项目三　胸　廓

【学习目标】

（1）能描述胸骨的位置、分部，会解释胸骨角的概念并说明其意义。
（2）能说出肋的数目、特征。
（3）能描述胸廓的组成、形态及作用。

【理论学习】

胸廓由12块胸椎、12对肋和1块胸骨连结而成，具有支持和保护胸腔内脏器官、参与呼吸运动等功能。

1. 胸　骨

胸骨位于胸前壁正中，自上而下分为胸骨柄、胸骨体和剑突三部分。胸骨柄上缘中部的弧形凹陷称颈静脉切迹，其两侧的凹陷称锁切迹。胸骨柄和胸骨体连接处微向前凸

形成的骨性隆起称胸骨角,其两侧平对第 2 肋软骨,是计数肋的重要标志。胸骨柄外侧有第 1 肋切迹,胸骨体外侧有第 2～7 肋切迹。剑突薄而狭长,末端分叉或有孔(图 2-20)。

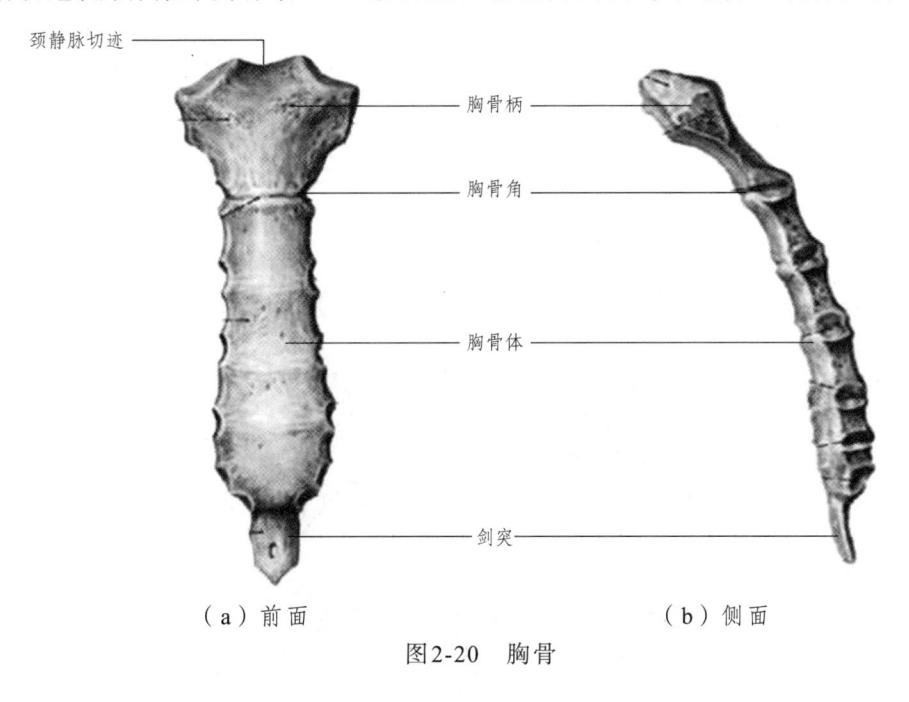

(a)前面　　　　　　　　　(b)侧面

图 2-20　胸骨

2. 肋

肋包括肋骨和肋软骨,共 12 对。每一肋的后端稍膨大称肋头,其外侧稍细的部分称肋颈。颈体交界处的后外侧有突出的肋结节,肋体内面靠近下缘处有一浅沟称肋沟,肋体后份的转角称肋角(图 2-21)。第 1～7 肋的前端与胸骨直接相连,称真肋;第 8～10 对肋称假肋,其前端各以肋软骨依次连于上位肋软骨下缘,形成一条连续的软骨缘,称肋弓;第 11、12 对肋前端游离,称浮肋。

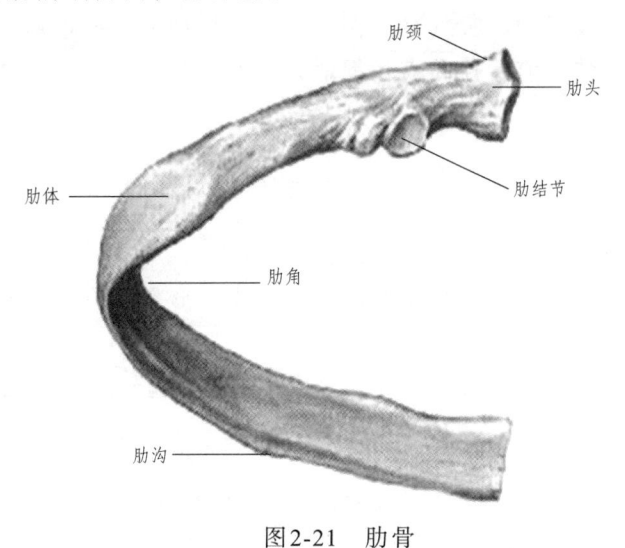

图 2-21　肋骨

3. 胸廓形态

成人胸廓呈前后略扁的圆锥形。胸廓上口较小，由胸骨柄上缘、第 1 肋和第 1 胸椎体围成，是胸腔和颈部的通道。胸廓下口较大，由第 12 胸椎、第 11、12 对肋前端、肋弓和剑突围成。两侧肋弓之间的夹角称胸骨下角，中间有剑突。相邻两肋之间的间隙称肋间隙，共 11 对。剑突和肋弓是重要的体表标志（图 2-22）。

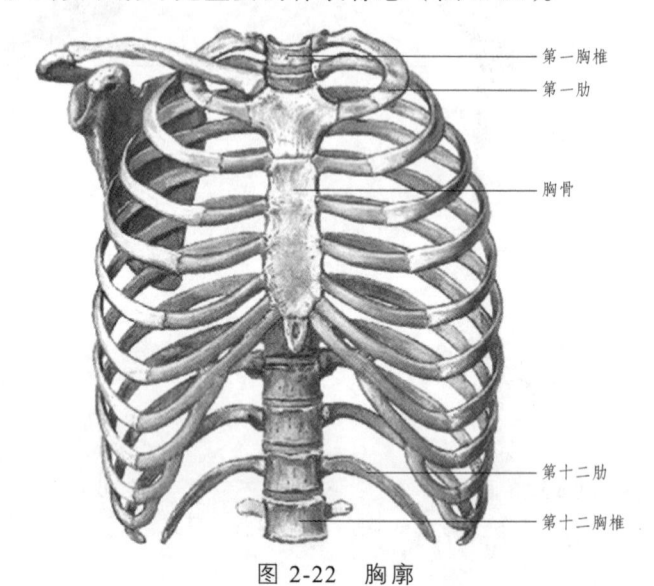

图 2-22　胸廓

胸廓的形态和大小与年龄、性别、体型、健康状况等多种因素有关。新生儿胸廓横径与前后径近似，可呈桶状；成年人胸廓呈扁圆锥形，前后径小于横径；老年人则因肋的弹性减退、运动减弱，胸廓变得更扁而长。

4. 胸廓的运动

胸廓主要参与呼吸运动。吸气时，在吸气肌的作用下，肋前端上提，胸骨抬高并前移，肋体向外扩展，胸廓前后径和横径都增大，使胸腔容积增大，肺被动扩张，气体吸入；呼气时正好相反。

【项目实训】

（1）结合自身与标本，观察胸骨的位置、分部。

（2）结合标本和自身，观察胸廓的位置、组成、形态及胸廓的运动。

（3）在身体上准确指出躯干骨的骨性标志：

① 第 7 颈椎棘突；② 骶角；③ 颈静脉切迹；④ 胸骨角；⑤ 剑突；⑥ 肋；⑦ 肋间隙；⑧ 肋弓。

【项目测试】

（1）胸骨角：

（2）胸骨角平对（　　）。
　　A．第1肋软骨　　　　B．第2肋软骨　　　　C．第3肋软骨
　　D．第4肋软骨　　　　E．第5肋软骨
（3）不参与构成胸廓上口的是（　　）。
　　A．第1胸椎　　　　　B．第1肋　　　　　　C．锁骨
　　D．胸骨颈静脉切迹　　E．胸锁关节
（4）构成肋弓的肋软骨是（　　）。
　　A．第7~10肋　　　　B．第8~10肋　　　　C．第5~10肋
　　D．第6~10肋　　　　E．第9~10肋

项目四　躯干肌

【学习目标】

（1）能说出躯干肌的分部及名称。
（2）能列表归纳各部躯干肌的位置、起止点、作用，并能准确指出各肌的位置，说出其作用。

【理论学习】

1. 背　肌

背肌各部分肌肉名称、位置、起点、止点和作用见表2-1。

表2-1　背肌各部分肌肉名称、位置、起点、止点和作用

名称	位置	起点	止点	作用
斜方肌	项部和背上部	上项线、枕外隆凸、项韧带、全部胸椎棘突	锁骨外1/3、肩峰、肩胛冈	使肩胛骨向脊柱靠拢，上提或下拉肩胛骨
背阔肌	背下部、腰部和胸廓后外侧壁	下6个胸椎棘突、全部腰椎棘突、髂嵴	肱骨小结节嵴	上臂后伸、内收、旋内
竖脊肌	脊柱两侧	骶骨后面及其附近、下位椎骨的棘突、横突、肋骨	上位椎骨的棘突、横突、肋骨、枕骨	伸脊柱、仰头

2. 胸　肌

胸肌各部分肌肉名称、位置、起点、止点和作用见表2-2。

表 2-2 胸肌各部分肌肉名称、位置、起点、止点和作用

名称	位置	起点	止点	作用
胸大肌	胸壁前上部	锁骨内侧半、胸骨第 1～6 肋软骨	肱骨大结节嵴	肩关节内收、旋内和屈
胸小肌	胸大肌深面	第 3～5 肋骨	肩胛骨喙突	使肩胛骨向前下、提肋
肋间外肌	肋间隙浅层	上位肋骨下缘	下位肋骨上缘	提肋助吸气
肋间内肌	肋间隙深层	下位肋骨上缘	上位肋骨下缘	降肋助呼气

3．膈

膈位于胸、腹腔之间，为向上膨隆的穹窿状扁肌。膈的周围部由肌束构成，中央为腱膜，称中心腱。膈以肌束起自胸廓下口及其附近的骨面，肌纤维向中央集中止于中心腱。

膈上有三个裂孔：在第 12 胸椎前方，有主动脉裂孔，有主动脉和胸导管通过；在主动脉裂孔的左前方，约在第 10 胸椎高度有食管裂孔，有食管和迷走神经通过；在食管裂孔的右前方，约在第 8 胸椎高度有腔静脉孔，内有下腔静脉通过。

膈是重要的吸气肌，其收缩时膈顶下降，使胸腔容积增大，产生吸气；舒张时膈顶上升，使胸腔容积缩小，产生呼气。

4．腹　肌

腹肌构成腹腔的前外侧壁和后壁，可分前外侧群和后群。

（1）前外侧群：包括腹外斜肌、腹内斜肌、腹横肌和腹直肌。各部分肌肉名称、位置、起点、止点和作用见表 2-3。

表 2-3 腹肌各部分肌肉名称、位置、起点、止点和作用

名称	位置	起点	止点	作用
腹直肌	腹前正中线两侧	耻骨嵴、耻骨联合	胸骨剑突 第 5～7 肋软骨	脊柱前屈 增加腹压
腹外斜肌	腹前外侧壁浅层	下 8 肋外面	白线、髂嵴、腹股沟韧带	增加腹压 脊柱前屈 侧屈、旋转
腹内斜肌	腹外斜肌深面	胸腰筋膜、髂嵴腹股沟韧带	白线	
腹横肌	腹内斜肌深面	下 6 肋内面、胸腰筋膜、腹股沟韧带	白线	

（2）后群：主要有腰大肌和腰方肌。

腰方肌位于腹后壁脊柱的两侧，起自髂嵴后部，向上止于第 12 肋和第 1～4 腰椎横突。收缩时能下降和固定第 12 肋，并能使脊柱侧屈。

5. 腹前外侧肌形成的特殊结构

（1）腹股沟韧带：腹外斜肌腱膜的下缘增厚卷曲，张于髂前上棘和耻骨结节之间。

（2）腹股沟管：位于腹股沟韧带内侧半的上方，为腹壁扁肌间的一条斜形裂隙，长4~5 cm，内有男性精索或女性子宫圆韧带通过。管的内口称腹股沟深（腹）环，位于腹股沟韧带中点上方约1.5 cm处，由腹横筋膜构成。管的外口称腹股沟浅（皮下）环，是腹外斜肌腱膜在耻骨结节外上方形成的一个三角形裂孔。腹股沟管是腹壁结构的薄弱区，是腹股沟斜疝的好发部位。

（3）腹直肌鞘：由腹前外侧群三块扁肌的腱膜包裹腹直肌而形成的腱膜鞘。其中腹外斜肌腱膜与腹内斜肌腱膜的前部结合构成鞘的前层，腹横肌腱膜与腹内斜肌腱膜的后部结合构成鞘的后层。在脐下4~5 cm处，腹直肌鞘后层缺少，其下缘游离，呈弧形，称弓状线。自弓状线以下，腹直肌的后面直接与腹横肌筋膜相贴。

（4）白线：位于腹壁前正中线上，由两侧的腹外斜肌、腹内斜肌和腹横肌的腱膜汇聚而成，连于剑突与耻骨联合之间。白线坚韧且缺乏血管，是临床腹部切口的常选部位。

（5）腹股沟三角：又称海氏三角，位于腹前壁下部，由腹直肌外侧缘、腹股沟韧带和腹壁下动脉围成的三角区。此三角是腹壁的薄弱区，是腹股沟直疝的好发部位。

【项目实训】

在模型上辨认斜方肌、背阔肌、胸大肌、胸小肌、膈、腹直肌、腹外斜肌、腹内斜肌、腹横肌，在身体上体验这些肌肉的作用。

【项目测试】

（1）位于项背部浅层的肌是（　　）。
　　A. 背阔肌　　　　　　B. 斜方肌　　　　　　C. 前锯肌
　　D. 竖脊肌　　　　　　E. 三角肌
（2）位于腰背部棘突两侧较强大的肌是（　　）。
　　A. 腰大肌　　　　　　B. 腰方肌　　　　　　C. 竖脊肌
　　D. 背阔肌　　　　　　E. 髂腰肌
（3）有关膈的说法哪项错误？（　　）
　　A. 位于胸腹腔之间　　B. 中心部为腱性部分　　C. 有3个裂孔
　　D. 收缩时，膈穹窿上升，助呼气　　E. 是很重要的呼吸肌
（4）腹股沟韧带是以下述哪块肌的腱膜为主形成？（　　）
　　A. 腹直肌　　　　　　B. 腹外斜肌　　　　　C. 腹内斜肌
　　D. 腹横肌　　　　　　E. 腰方肌

第五节　上肢骨及其连结、上肢肌

项目一　上肢骨

【学习目标】

（1）能说出上肢骨的数量、名称，并能在身体上指出每一块骨的位置。
（2）能说出锁骨、肩胛骨、肱骨、尺骨、桡骨和手骨的重要结构名称。
（3）熟记上肢骨重要骨性标志的名称，并能在身体上准确定位。

【理论学习】

上肢骨包括上肢带骨（锁骨、肩胛骨）和自由上肢骨（肱骨、桡骨、尺骨和手骨），每侧32块，两侧共64块。

1. 锁骨

锁骨位于胸廓前上部两侧，呈"～"形，全长均可摸到。锁骨有一体两端，体的上面光滑，下面粗糙，内侧2/3凸向前，外侧1/3凸向后；内侧端粗大为胸骨端，有关节面与胸骨柄两侧构成胸锁关节；外侧端扁平为肩峰端，与肩胛骨的肩峰相关节。锁骨具有固定上肢、支持肩胛骨、便于上肢灵活运动等功能。锁骨外、中1/3交界处较细，骨折易发生于此（图2-23）。

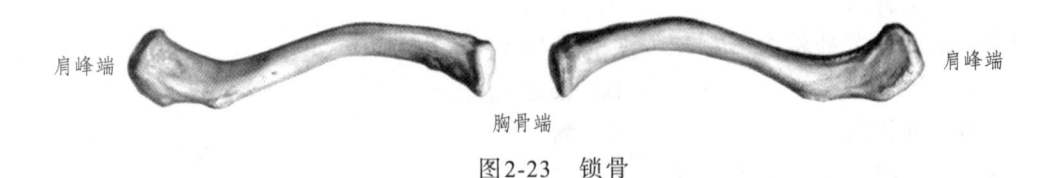

图2-23　锁骨

2. 肩胛骨

肩胛骨位于胸廓后外方，呈三角形，有两面、三缘及三角。前面凹陷称肩胛下窝，后面有一斜行的骨嵴称肩胛冈，肩胛冈上、下的凹窝分别称冈上窝和冈下窝，肩胛冈的外侧端称肩峰。上缘近外侧有一小凹陷称肩胛切迹，自切迹外侧向前伸出一指状突起，称喙突；内侧缘又称脊柱缘，外侧缘又称腋缘。上角在内上方，平对第2肋；下角平对第 7 肋；外侧角膨大，有一微凹朝外的关节面称关节盂，关节盂的上、下分别有盂上结节和盂下结节（图 2-24）。

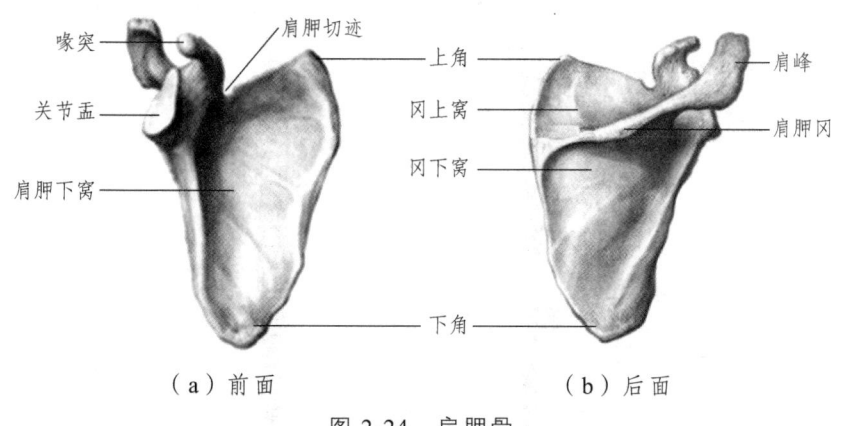

图 2-24　肩胛骨

3. 肱　骨

肱骨位于上臂，为典型的长骨。上端膨大，有半球形的肱骨头，头周围的环形浅沟称解剖颈。上端外侧突起称大结节，易在体表触及，大结节内下方较小的突起称小结节，两结节向下延伸的骨嵴分别为大结节嵴和小结节嵴。上端与肱骨体交界处稍细，称外科颈，是较易发生骨折的部位。

肱骨体中部外侧面粗糙的隆起称三角肌粗隆，体的后面中部有自上内斜向下外的桡神经沟。下端略向前弯，有两个关节面：外侧的形如小球，称肱骨小头，外侧的形如滑车，称肱骨滑车；小头与滑车的前上方各有一窝，称桡窝和冠突窝；滑车的后上方有一深窝称鹰嘴窝。下端的两侧各有一突起分别为内上髁和外上髁，二者在体表均可摸到（图 2-25）。

4. 尺　骨

尺骨位于前臂内侧，上端粗大、下端细小，体呈三棱柱状。上端朝前的突起称鹰嘴，鹰嘴下方的突起称冠突，两者间的半月形关节面称滑车切迹。滑车切迹的下外侧有一小关节面称桡切迹，在冠突下方有一粗糙的隆起称尺骨粗隆。尺骨体的外侧缘锐利，称骨间缘。下端有球形的尺骨头，其后内侧有向下的突起，称尺骨茎突。

5. 桡　骨

桡骨位于前臂外侧，上端细小、下端粗大，体为三棱柱状。上端有圆柱形的桡骨头，头上方的关节面为桡骨头凹，头周围的关节面称环状关节面。头下方缩细为桡骨颈，颈前下方内侧的突起称桡骨粗隆。下端内侧面有尺切迹，下端外侧向下突出称桡骨茎突，下端的下面有腕关节面（图 2-26）。

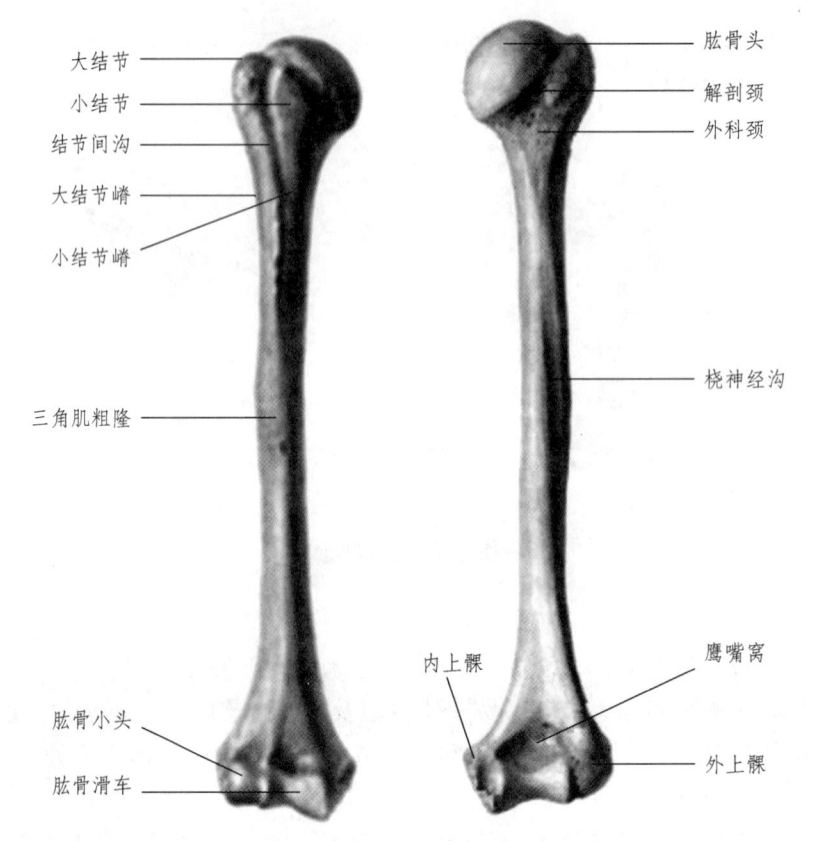

图 2-25 肱骨

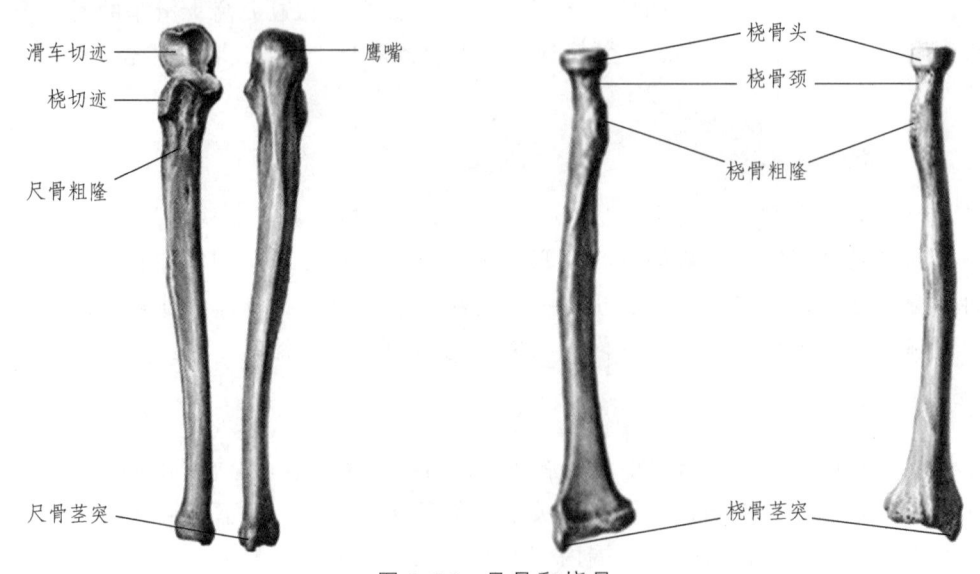

图 2-26 尺骨和桡骨

6. 手 骨

手骨包括 8 块腕骨、5 块掌骨和 14 块指骨。

上肢骨的重要骨性标志：

（1）肩峰在肩部的最高点，是测量上肢长度的定点。

（2）肩胛下角对应第7肋或第7肋间隙，是确定肋骨序数的标志。

（3）肱骨下端的内上髁、外上髁与尺骨上端的鹰嘴，三者在伸肘时同在一直线上，而屈肘时三者连线成等腰三角形。

（4）尺、桡骨茎突在腕部内、外侧。桡骨茎突较尺骨茎突低1~1.5 cm。

【项目实训】

（1）在标本上辨认肩胛骨、肱骨、尺骨、桡骨的结构。

（2）在身体上准确找出上肢骨的骨性标志：

① 锁骨；② 肩胛冈、肩峰；③ 喙突；④ 肩胛上角、肩胛下角；⑤ 肱骨大结节、肱骨小结节；⑥ 肱骨内上髁、肱骨外上髁；⑦ 桡骨茎突、尺骨茎突；⑧ 尺骨鹰嘴。

【项目测试】

（1）肩胛骨下角平对（　　）。
  A．第6肋　　　　　　　B．第7肋　　　　　　　C．第8肋
  D．第9肋　　　　　　　E．第2肋

（2）成人肱骨最易骨折的部位是（　　）。
  A．肱骨头　　　　　　　B．外科颈　　　　　　　C．解剖颈
  D．鹰嘴　　　　　　　　E．桡神经沟

（3）肩部最高点的骨性标志是（　　）。
  A．肩胛冈　　　　　　　B．肩峰　　　　　　　　C．锁骨外侧端
  D．肩胛上角　　　　　　E．肩胛骨外侧角

（4）肱骨的结构中，能在体表摸到的是（　　）。
  A．外科颈　　　　　　　B．三角肌粗隆　　　　　C．肱骨滑车
  D．桡神经沟　　　　　　E．肱骨内上髁

项目二　上肢骨的连结

【学习目标】

（1）能描述肩关节的组成、特点、运动方式。

（2）能描述肘关节的组成、特点、运动方式。

（3）能描述腕关节的组成、特点、运动方式。

【理论学习】

（一）胸锁关节

胸锁关节是上肢骨与躯干骨连结的唯一关节，由锁骨的胸骨端和胸骨的锁切迹构成。关节囊坚韧，有韧带加强，囊内有关节盘。胸锁关节可使锁骨外侧端小幅度地向上、下、前、后运动及做微小的旋转、环转运动。

（二）肩关节

肩关节由肱骨头与肩胛骨的关节盂构成，是典型的球窝关节。其特点是肱骨头大，关节盂小，关节盂周缘有纤维软骨构成的盂唇加深关节窝；关节囊薄而松弛，囊内有肱二头肌长头腱穿过，囊的前、后、上方均有肌腱和韧带加强，下壁薄弱，肩关节脱位时，肱骨头常从此脱出。肩关节的运动十分灵活，能做屈、伸、收、展、旋内、旋外和环转运动（图 2-27）。

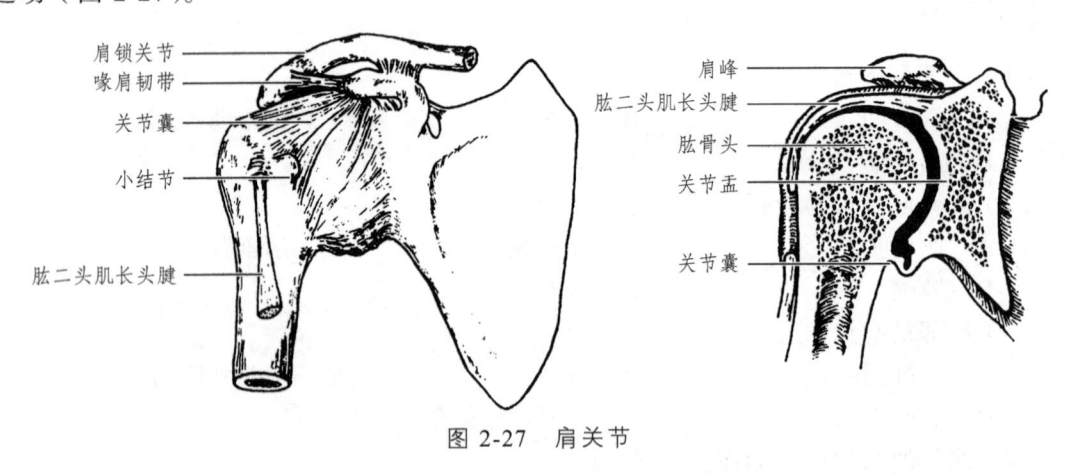

图 2-27 肩关节

（三）肘关节

肘关节是由肱骨下端与桡、尺骨上端构成的复合关节，它包括肱尺关节、肱桡关节和桡尺近侧关节。肘关节可做屈、伸及旋转运动（图 2-28）。

1. 肱尺关节

肱尺关节由肱骨滑车与尺骨的滑车切迹构成，可做屈伸运动。

2. 肱桡关节

肱桡关节由肱骨小头与桡骨头凹构成，可做旋转运动。

3. 桡尺近侧关节

桡尺近侧关节由桡骨环状关节面与尺骨桡切迹构成，可做旋转运动。

上述三个关节包在同一个关节囊内，囊的前、后壁薄弱，两侧有桡侧副韧带和尺侧副韧带加强。在桡骨环状关节面周围有桡骨环状韧带，其两端附于尺骨桡切迹的前、后缘，与尺骨桡切迹共同构成一个上口大、下口小的骨纤维环容纳桡骨头，防止桡骨头脱出。

肘关节伸直时，肱骨内上髁、外上髁与尺骨鹰嘴三点位于一条直线上；屈肘时，三点连线构成一尖朝下的等腰三角形，称肘后三角。临床上可通过三点的位置关系判断肘关节是否脱位。

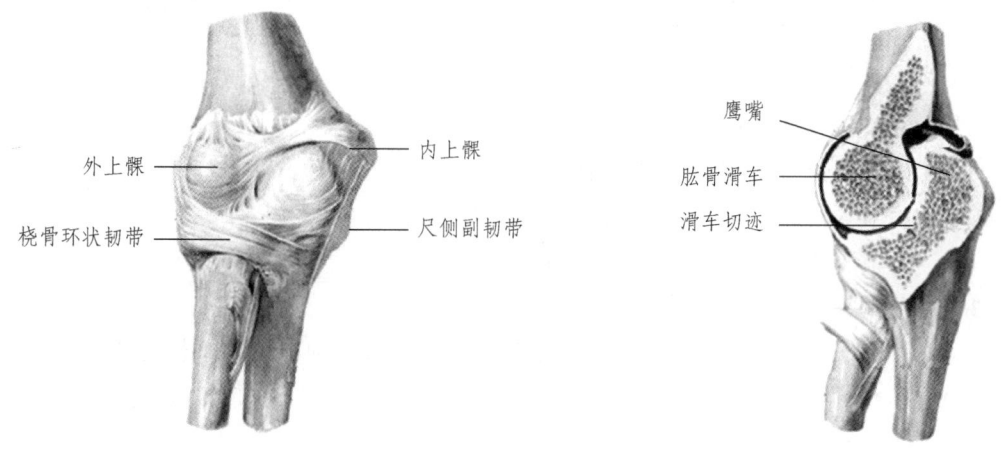

图 2-28 肘关节

（四）桡腕关节

桡腕关节简称腕关节，由桡骨腕关节面和尺骨头下方的关节盘构成关节窝，与手舟骨、月骨、三角骨的近侧面组成的关节头构成。关节囊松弛，周围均由韧带加强。该关节可做屈、伸、收、展和环转运动（图 2-29）。

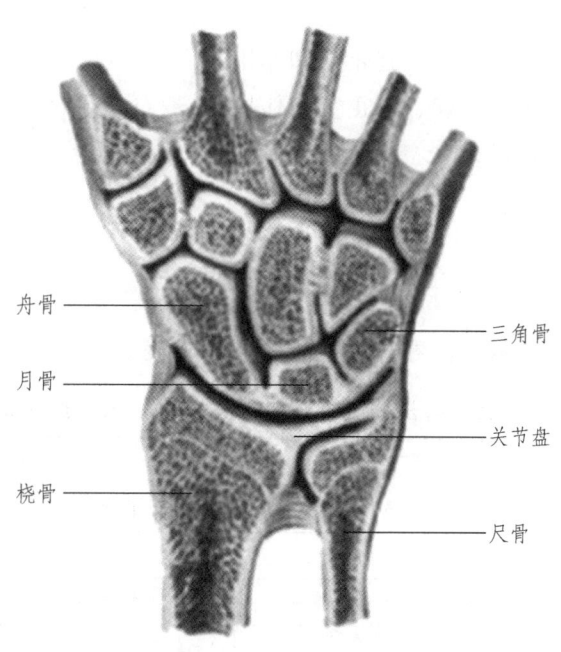

图 2-29 腕关节

【项目实训】

结合自身，观察肩关节、肘关节、腕关节的运动。

【项目测试】

（1）肩关节是由_____和_____组成，关节囊的_____较薄弱，是脱位的常见部位。

（2）有关肩关节的描述错误的是（　　　）。

　　A. 肱骨头大，关节盂浅而小

　　B. 关节囊厚而紧张

　　C. 关节囊内有肱二头肌长头腱通过

　　D. 关节囊的前、后、上壁均有肌肉和韧带加强

　　E. 能做屈伸、收展、旋转、环转运动

（3）小儿易发生桡骨头半脱位是因为（　　　）。

　　A. 肘关节囊紧张　　　　B. 关节囊周围无韧带加强　　C. 桡骨头太大

　　D. 环状韧带过紧　　　　E. 桡骨头发育不全，环状韧带松弛

项目三　上肢肌

【学习目标】

（1）说出肩肌的名称、位置、起止点和作用。

（2）说出臂肌的名称、位置、起止点和作用

（3）说出前臂肌的名称。

【理论学习】

1. 肩　肌

肩肌各部分肌肉的名称、位置、起止点和作用见表2-4。

表2-4　肩肌各部分肌肉的名称、位置、起止点和作用

肌肉名称	位置	起点	止点	作用
三角肌	肩部	锁骨外1/3、肩峰、肩胛冈	肱骨三角肌粗隆	肩关节外展、前屈、后伸
冈上肌	冈上窝	肩胛骨冈上窝	肱骨大结节上部	肩关节外展
冈下肌	冈下窝	肩胛骨冈下窝	肱骨大结节中部	肩关节旋外
肩胛下肌	肩胛下窝	肩胛下窝	肱骨小结节	肩关节旋内

2. 臂肌

臂肌各部分肌肉的名称、位置、起止点和作用见表2-5。

表 2-5　臂肌各部分肌肉的名称、位置、起止点和作用

肌肉名称	位置	起点	止点	作用
肱二头肌	臂前部浅层	长头：盂上结节 短头：喙突	桡骨粗隆	屈肘关节 前臂旋后
喙肱肌	臂部上 2/3，肱二头肌短头后内侧	喙突	肱骨中部内侧缘	肩关节前屈和内收
肱肌	肱二头肌下半部的深面	肱骨体下半前面	尺骨粗隆	屈肘关节
肱三头肌	肱骨后方	长头：盂下结节 内侧头：肱骨背面 外侧头：肱骨背面	尺骨鹰嘴	伸肘关节

3. 前臂肌

前臂肌有 19 块，分前、后两群。

（1）前群：位于前臂的前面和内侧，共 9 块，分浅、深两层。浅层有 6 块，自桡侧向尺侧依次为肱桡肌、旋前圆肌、桡侧腕屈肌、尺侧腕屈肌、指浅屈肌。深层有 3 块，有拇长屈肌、指深屈肌和旋前方肌。

（2）后群：位于前臂后面，共 10 块，分浅、深两层。浅层有 5 块，自桡侧向尺侧依次为桡侧腕长伸肌、桡侧腕短伸肌、指伸肌、小指伸肌、尺侧腕伸肌。深层有 5 块，依次为旋后肌、拇长展肌、拇短伸肌、拇长伸肌、示指伸肌。

【项目实训】

结合标本和模型在身体上辨认三角肌、冈上肌、冈下肌、肱二头肌、肱三头肌的位置、起止点。

【项目测试】

（1）三角肌覆盖于＿＿＿＿＿＿＿，可使肩关节＿＿＿＿＿＿＿。

（2）肱二头肌（　　）。

  A. 位于臂前部深面　　　　B. 长头起于肩胛骨，短头起于肱骨

  C. 是肘关节的主要屈肌　　D. 有使前臂旋后的作用　　E. 止于尺骨粗隆

第六节　下肢骨及其连结、下肢肌

项目一　下肢骨

【学习目标】

（1）能说出下肢骨的数量、名称，并能在身体上指出每一块骨的位置。
（2）能说出髋骨、股骨、胫骨、腓骨、足骨的重要结构名称。
（3）熟记下肢骨重要骨性标志的名称，并能在身体上准确定位。

【理论学习】

下肢骨包括下肢带骨（髋骨）和自由下肢骨（股骨、髌骨、胫骨、腓骨和足骨）。

1. 髋骨

髋骨为不规则骨，由髂骨、坐骨和耻骨三骨融合而成。三骨结合处有一深窝，称髋臼，下部有一大孔，称闭孔（图2-30）。

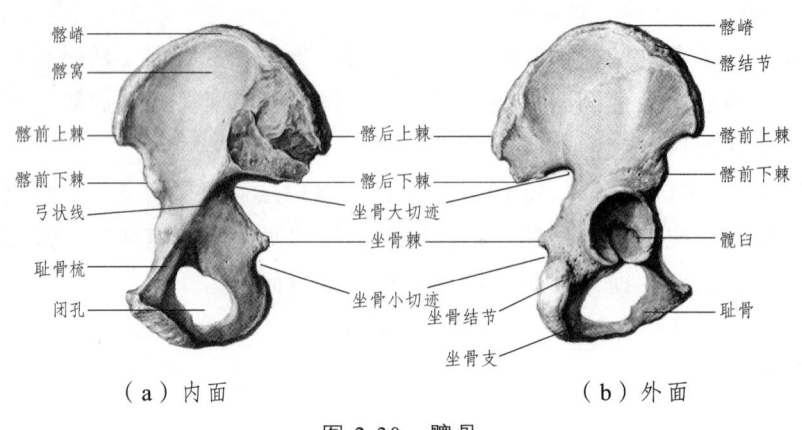

（a）内面　　　（b）外面

图 2-30　髋骨

（1）髂骨：位于髋骨的上部，分髂骨体和髂骨翼两部分。髂骨体构成髋臼的上部，肥厚而坚固。髂骨翼内侧面称髂窝，窝的后下方有一斜行隆起线，称弓状线；其后上方有耳状面，与骶骨的耳状面相关节。髂骨翼上缘称髂嵴，其前端为髂前上棘，其后端为髂后上棘，它们下方的突起分别称髂前下棘和髂后下棘。髂前上棘向后5～7 cm处向后外的突起，称髂结节。

（2）坐骨：位于髋骨后下部，分坐骨体和坐骨支两部分。坐骨体较厚，构成髋臼的后下部，自体向后下延续为坐骨支，其后下为粗大的坐骨结节。髂后下棘与坐骨结节之间有一个三角形突起，称坐骨棘，其上、下方各有一个弧形的凹陷，分别为坐骨大切迹和坐骨小切迹。

（3）耻骨：位于髋骨前下部，分耻骨体、耻骨上支和耻骨下支三部分。自耻骨体向前内侧移行为耻骨上支，再转向后下为耻骨下支，耻骨下支与坐骨支组成耻骨弓。耻骨的前内侧有一椭圆形的粗糙面称耻骨联合面，与耻骨联合相连。耻骨上支的前端有一突起，称耻骨结节，其与弓状线之间的骨嵴称耻骨梳。

2. 股　骨

股骨位于大腿内，是人体最粗大的长骨，分为一体两端。上端弯向内上方，其末端的半球形膨大为股骨头，其上中央部有股骨头凹，头外下方较细的部分为股骨颈。颈、体交界处有两个隆起，外侧的隆起为大转子，内侧的隆起为小转子。两转子之间前面的连线称转子间线，后面的连线称转子间嵴。

股骨体呈圆柱形，略向前凸，体的后方有纵行的骨嵴称粗线，此线向上延续为粗糙的隆起称臀肌粗隆。下端左、右膨大并向后突出，形成内侧髁和外侧髁，两髁间有髁间窝，两髁侧面上方的突起称内、外上髁（图2-31）。

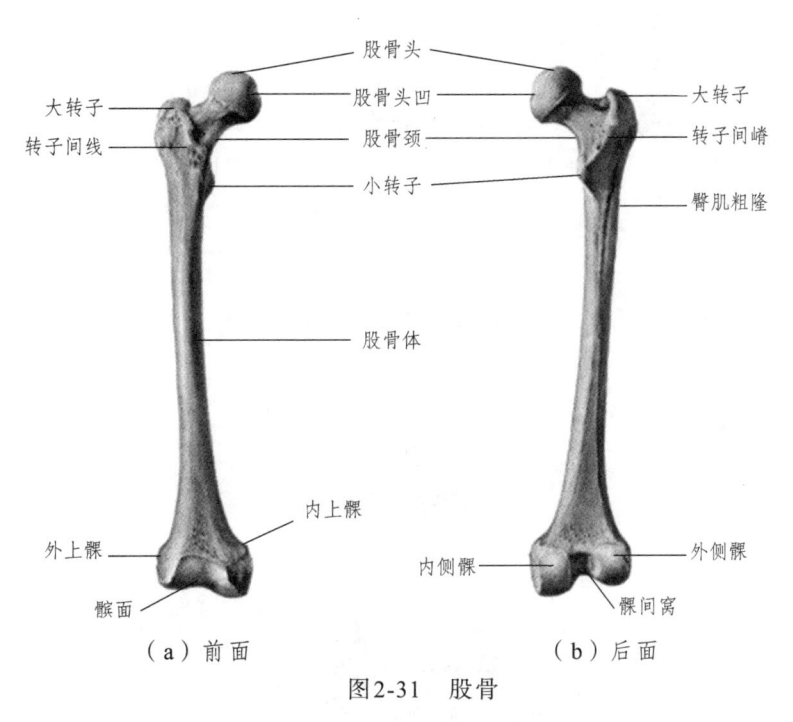

图2-31　股骨

3. 髌　骨

髌骨略呈三角形，位于膝关节前方，是人体最大的一块籽骨（图2-32）。

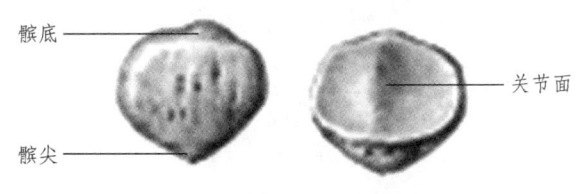

图2-32　髌骨

4. 胫 骨

胫骨是三棱柱状的长骨,位于小腿内侧。上端粗大,形成内侧髁和外侧髁,两髁之间有向上髁间隆起。上端与体移行处的前面有胫骨粗隆。胫骨体前面细长的骨嵴称胫骨前嵴。下端内侧有一向下的突起为内踝,外侧有弧形的腓切迹,下面为凹陷的下关节面。

5. 腓 骨

腓骨位于小腿的后外侧,细长,上端膨大称腓骨头,头的下方较细部分为腓骨颈,下端膨大稍扁称外踝(图 2-33)。

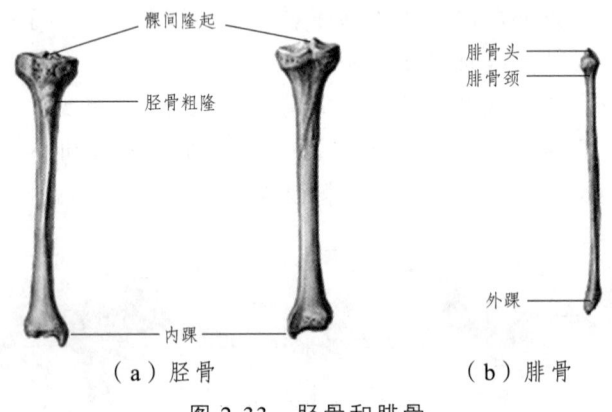

（a）胫骨　　（b）腓骨

图 2-33　胫骨和腓骨

6. 足 骨

足骨包括 7 块跗骨、5 块跖骨和 14 块趾骨(图 2-34)。

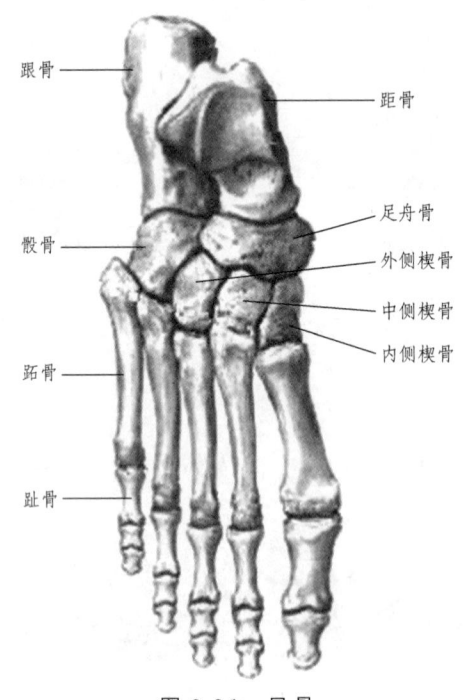

图 2-34　足骨

下肢骨的重要骨性标志：
（1）髂嵴是髋骨的游离缘，其前、后端有髂前上棘和髂后上棘，是骨盆测量的标志。
（2）坐骨结节和股骨大转子两者作测量骨盆之用，两者连线中点为坐骨神经经过的位置。
（3）腓骨头在小腿上端的外侧，稍下方有腓总神经通过。

【项目实训】

（1）在标本上辨认髋骨、股骨、胫骨、腓骨的结构。
（2）在身体上准确找出下肢骨的骨性标志：
① 髂嵴；② 髂前上棘；③ 髂后上棘；④ 耻骨结节；⑤ 坐骨结节；⑥ 股骨大转子；⑦ 股骨内上髁和外上髁；⑧ 髌骨；⑨ 胫骨粗隆；⑩ 内踝、外踝；⑪ 跟结节。

【项目测试】

（1）髂嵴最高点平对下属哪一椎骨棘突？（　　　）
　　A．第2腰椎　　　　　　B．第4腰椎　　　　　　C．第3腰椎
　　D．第5腰椎　　　　　　E．第6腰椎
（2）在体表不能触及的结构是（　　　）。
　　A．髂嵴　　　　　　　　B．髂前上棘　　　　　　C．坐骨结节
　　D．髂窝　　　　　　　　E．髂结节
（3）胫骨（　　　）。
　　A．上端内、外侧髁间有髁间窝　　　　B．上端前方有胫骨粗隆
　　C．胫骨体呈圆柱形　　　D．下端外侧有外踝　　　E．下端内侧有腓切迹
（4）股骨（　　　）。
　　A．最大长骨　　　　　　B．股骨颈与体间有颈体角
　　C．股骨头向内侧　　　　D．股骨大转子可在体表摸到　　　E．以上都对

项目二　下肢骨的连结

【学习目标】

（1）会描述骨盆的组成，并说明男、女性骨盆的差异。
（2）会描述髋关节的组成、特点、运动方式。
（3）会描述膝关节的组成、特点、运动方式。
（4）会描述踝关节的组成、特点、运动方式。

【理论学习】

（一）骨盆

骨盆由骶骨、尾骨和左、右髋骨连结而成。骨盆以界线为界分为上方的大骨盆和下方的小骨盆。界线由骶骨岬、弓状线、耻骨梳、耻骨结节和耻骨联合上缘所围成的环形线。小骨盆上口为界线，下口由尾骨尖、骶结节韧带、坐骨结节、坐骨支、耻骨下支和耻骨联合下缘围成。两侧坐骨支与耻骨下支连成耻骨弓，它们之间的夹角称耻骨下角。小骨盆上、下口之间的腔称骨盆腔。骨盆具有承受、传递重力和保护盆腔脏器的作用。女性骨盆还是胎儿娩出的产道。女性骨盆外形宽短，骨盆上口近似圆形，较宽大，骨盆下口和耻骨下角较大。女性由于妊娠和分娩，骨盆形态与男性有所不同（图 2-35）。男性和女性的骨盆的区别见表 2-6。

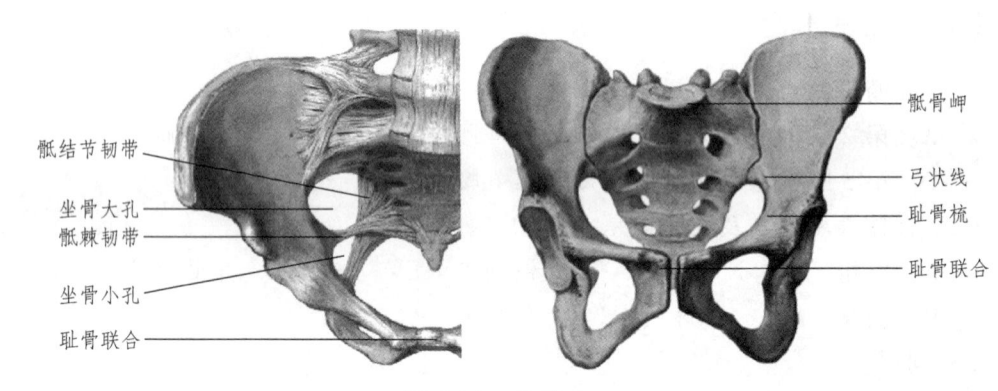

图 2-35　骨盆

表 2-6　男、女性骨盆的区别

项目	男性	女性
骨盆形状	窄而长	宽而短
骨盆上口	心形	椭圆形
骨盆下口	狭小	宽大
骨盆腔	漏斗形	桶状形
骶骨岬	突出明显	突出不明显
耻骨下角	70°～75°	90°～100°

（二）髋关节

髋关节由髋臼和股骨头构成。髋臼较深，并有髋臼唇附着在周围，股骨头全部纳入髋臼内，关节囊厚而坚韧，关节囊周围均有韧带加强，其中以前方的髂股韧带最为强厚。关节囊内有连于股骨头与髋臼的股骨头韧带，内有营养股骨头的血管通过。髋关节可做屈、伸、内收、外展、旋内、旋外和环转运动，但其运动幅度远不及肩关节，具有较大的稳固性（图 2-36）。

（a）冠状切面　　　　　　（b）前面

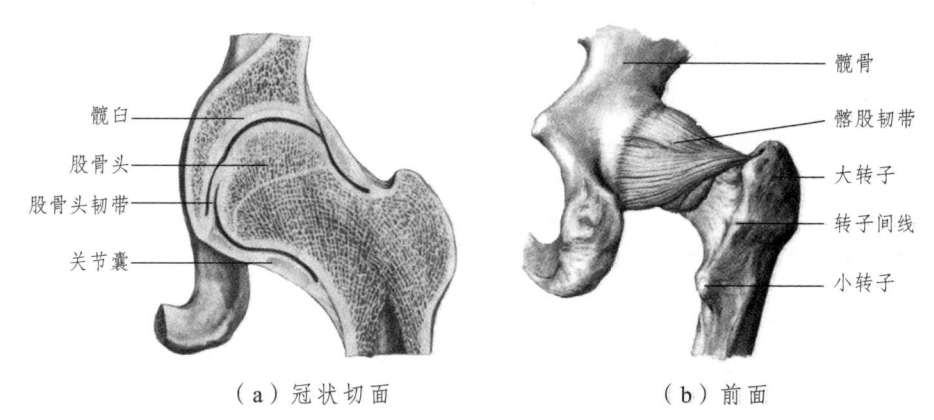

图 2-36　髋关节

（三）膝关节

膝关节由股骨下端、胫骨上端和髌骨构成，是人体最大最复杂的关节。关节囊松弛，前面有髌韧带加强，两侧有胫侧附韧带和腓侧附韧带加强，囊内有前交叉韧带和后交叉韧带，前、后交叉韧带可防止胫骨前后移位。

在股骨与胫骨的关节面之间垫有两块纤维软骨，分别称内侧半月板和外侧半月板。内侧半月板较大，呈"C"形；外侧半月板较小，略呈"O"形。内、外侧半月板可加深关节窝，增强关节的稳定性。膝关节主要做屈、伸运动，在半屈位时可做小幅度的旋内和旋外运动（图 2-37）。

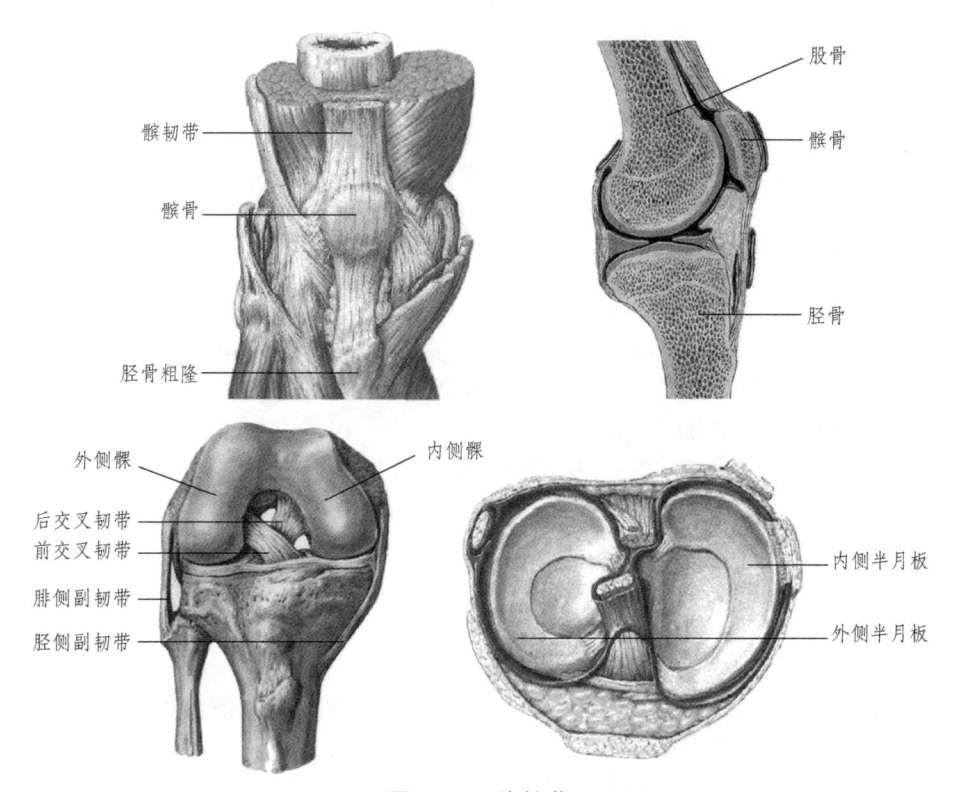

图 2-37　膝关节

（四）距小腿关节

距小腿关节又称踝关节，由胫骨下端、腓骨下端与距骨构成。关节囊的前、后相对松弛，两侧有韧带加强。内侧韧带较强大，外侧韧带较薄弱，在足过度内翻时易引起外侧韧带扭伤。踝关节可做背屈和跖屈运动。

（五）足　弓

跗骨和跖骨连成的凸向上的弓形称为足弓，分为前后方向上的内、外侧纵弓和内外方向上的横弓。横弓由骰骨、三块楔骨和跖骨构成。足弓能增加足的弹性，有利于行走和跳跃，并缓冲震荡（图 2-38）。

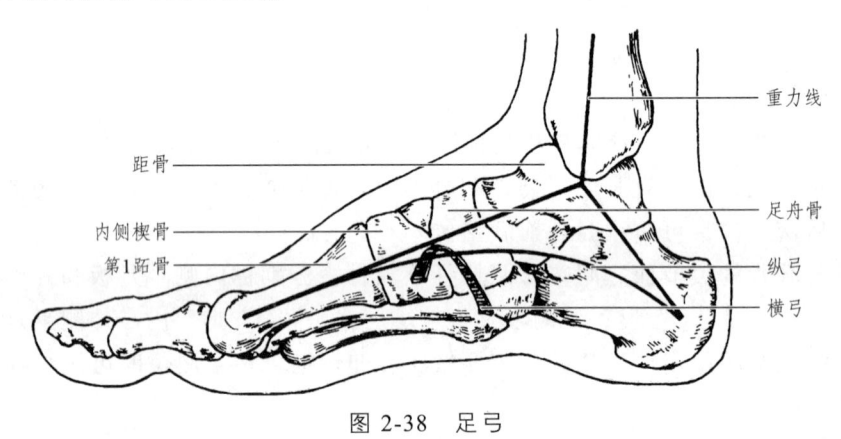

图 2-38　足弓

【项目实训】

（1）结合自身，观察髋关节、膝关节、踝关节的运动。
（2）观察骨盆标本，说出重要结构的名称，并能进行男女性骨盆的区分。

【项目测试】

（1）有关髋关节的描述错误的是（　　）。
　　A. 由股骨头和髋臼构成　　B. 关节囊坚韧　　C. 囊周围有韧带加强
　　D. 囊内有股骨头韧带　　E. 运动幅度与灵活度和肩关节相同
（2）不参与骨盆界线组成的是（　　）。
　　A. 骶骨岬　　B. 弓状线　　C. 髂嵴
　　D. 耻骨梳　　E. 耻骨联合上缘
（3）不属于女性骨盆特点的是（　　）。
　　A. 整个骨盆宽而短　　B. 骨盆上口近似圆形　　C. 骨盆下口较小
　　D. 耻骨下角 90°～100°　　E. 其形态特点与妊娠和分娩有关
（4）有关膝关节描述错误的是（　　）。
　　A. 膝关节主要可做屈、伸运动　　B. 关节囊前方有髌韧带加强
　　C. 关节囊内有前后交叉韧带　　D. 关节囊内有内、外侧半月板
　　E. 由股骨下端、胫、腓骨上端和髌骨组成

项目三　下肢肌

【学习目标】

（1）能说出髋肌的名称、位置、起止点和作用。
（2）能说出大腿肌的名称、位置、起止点和作用。
（3）能说出小腿肌的名称。

【理论学习】

1. 髋　肌

髋肌各部分肌肉的名称、位置、起止点和作用见表2-7。

表2-7　髋肌各部分肌肉的名称、位置、起止点和作用

肌肉名称	位置	起点	止点	作用
髂腰肌	脊柱两侧髂窝	腰椎体两侧、髂窝	股骨小转子	屈髋作用
臀大肌	臀部	髂骨、骶骨背面	臀肌粗隆	髋关节伸、外旋
臀中肌	臀部外上方	髂骨外面	股骨大转子	外展髋关节
梨状肌	臀中肌内下方	骶骨盆面	股骨大转子	外展、外旋髋关节

2. 大腿肌

大腿肌各部分肌肉的名称、位置、起止点和作用见表2-8。

表2-8　大腿肌各部分肌肉的名称、位置、起止点和作用

肌肉名称	位置	起点	止点	作用
缝匠肌	大腿前面	髂前上棘	胫骨上端内侧面	屈髋、屈膝
股四头肌	大腿前面	股直肌：髂前下棘 股内侧肌、股外侧肌：股骨粗线 股中间肌：股骨前面	胫骨粗隆	伸膝、屈髋
长收肌	大腿内侧	耻骨支、坐骨支	胫骨上端内侧	内收外旋髋关节
股二头肌	大腿后外侧	长头：坐骨结节 短头：股骨粗线	腓骨头	屈膝

3. 小腿肌

小腿肌各部分肌肉的名称、位置、起止点和作用见表2-9。

表 2-9 小腿肌各部分肌肉的名称、位置、起止点和作用

肌肉名称	位置	起点	止点	作用
腓肠肌	小腿后方	外侧头：股骨外上髁 内侧头：股骨内上髁	跟骨结节	屈膝，足跖屈
比目鱼肌	小腿后方	胫、腓骨上端	跟骨结节	屈膝、小腿旋内

【项目实训】

（1）在身体上辨认臀大肌、股四头肌、小腿三头肌的位置，运动这些肌肉，观察它们的作用。

（2）结合标本和模型，观察下肢其他肌肉的位置。

第三章 消化系统

第一节 概 述

项目一 胸部标志线和腹部分区

【学习目标】

(1) 能说出胸部标志线的名称和位置。
(2) 能描述腹部分区的步骤，并说出各分区的名称。

【理论学习】

一、胸部的标志线（图3-1）

1. 前正中线

前正中线为沿人体前面正中所做的垂直线。

2. 胸骨线

胸骨线为沿胸骨外侧缘所做的垂直线。

3. 锁骨中线

锁骨中线为通过锁骨中点所做的垂直线。

4. 腋前线

腋前线为通过腋前壁所做的垂直线。

5. 腋后线

腋后线为通过腋后壁所做的垂直线。

6. 腋中线

腋中线为通过腋前、后线之间的中点所做的垂直线。

7. 肩胛线

肩胛线为通过肩胛下角所做的垂直线。

8. 后正中线

后正中线为沿人体后面正中所做的垂直线。

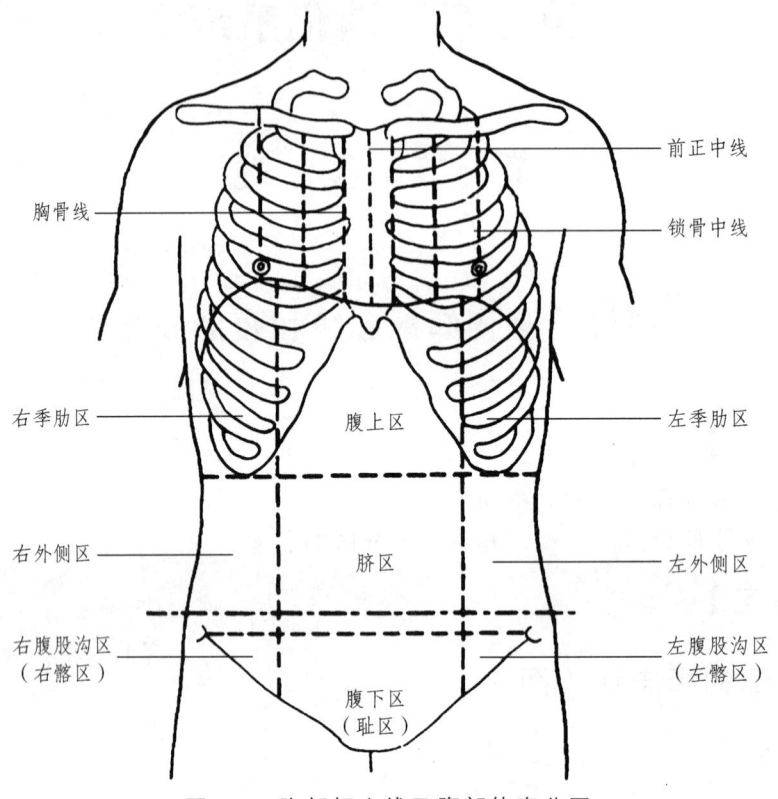

图 3-1 胸部标志线及腹部体表分区

二、腹部分区

1. 九分法

通过两条水平线（左、右肋弓最低点）和两条垂直线（左、右腹股沟韧带中点）将腹部划分成九个区：腹上区和左、右季肋区；脐区和左、右外侧区；腹下区和左、右髂区。

2. 四分法

通过脐做一条横线和垂直线，将腹部分为右上腹、左上腹、右下腹、左下腹四个区。

【项目实训】

（1）在身体或模型上指出胸腹部的标志线。
（2）在身体或模型上指出各腹部分区的位置。

【项目测试】

肩胛线是通过_____的垂线。

项目二　消化系统概述

【学习目标】

（1）能说出消化系统的组成、各消化管的结构。
（2）能说出口腔、咽、食管、胃、肠的顺序关系。

【理论学习】

一、消化系统的组成

消化系统由消化管和消化腺两部分组成。

消化管由口、咽、食管、胃、小肠（十二指肠、空肠、回肠）和大肠（盲肠、阑尾、结肠、直肠、肛管）组成（图3-2），在临床上通常把十二指肠以上的消化管称为上消化道；将空肠以下的部分称为下消化道。消化腺包括口腔腺、肝、胰以及散在于整个消化管管壁上的小腺体，它们均开口于消化管腔。

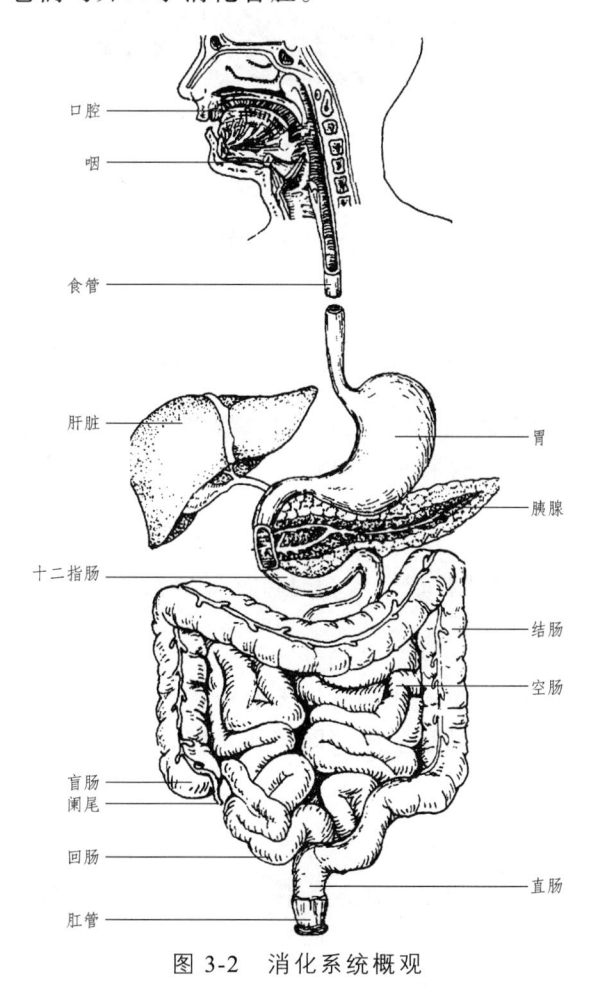

图 3-2　消化系统概观

二、消化管壁的结构

除口腔与咽外，消化管壁由内向外一般可分为四层，即黏膜、黏膜下层、肌层和外膜（图 3-3）。

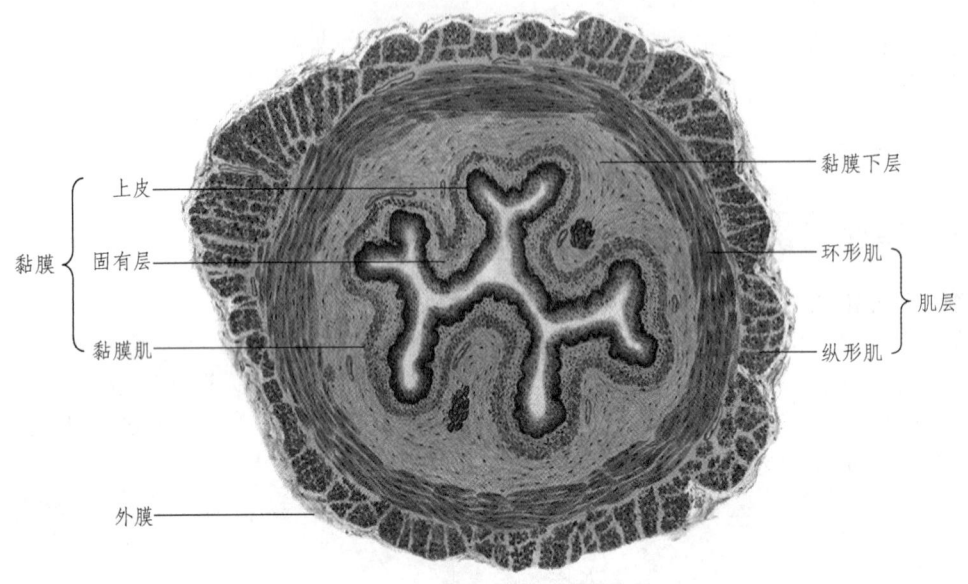

图 3-3　消化管的一般结构

（一）黏　膜

黏膜位于消化管壁的最内层，自内向外又可分为上皮、固有层和黏膜肌层。

1. 上　皮

口腔、咽、食管和肛管下部为复层扁平上皮，其他部分为单层柱状上皮。

2. 固有层

固有层由结缔组织构成，含有小消化腺、血管、淋巴管和淋巴组织等。

3. 黏膜肌层

黏膜肌层由 1~2 层平滑肌构成，收缩时可使黏膜活动。

（二）黏膜下层

黏膜下层由疏松结缔组织组成，含有较大的血管、淋巴管和黏膜下神经丛等。在消化管的部分部位，黏膜和部分黏膜下层共同突向管腔，形成纵行或环行的皱襞，以扩大表面积。

（三）肌　层

口腔、咽、食管上段、肛门处的肌层为骨骼肌，其余为平滑肌。肌层一般分为内层的环形肌和外层的纵形肌。某些部位肌层的环形肌增厚，形成括约肌。

（四）外　膜

外膜位于消化管壁的最外层，咽、食管、直肠下部的外膜为纤维膜，其余为浆膜。浆膜表面光滑，有利于胃肠的运动，由薄层结缔组织及表面的间皮构成。

【项目实训】

（1）在模型上观察消化管各部分的位置，并能说出其连接关系。
（2）在显微镜下观察消化管壁的一般结构。

【项目测试】

（1）上消化道包括_____、_____、_____和_____。
（2）大肠不包括（　　）。
　　A. 盲肠　　　B. 阑尾　　　C. 直肠　　　D. 结肠　　　E. 空肠

第二节　消化管

项目一　口　腔

【学习目标】

（1）能准确描述牙的形态和构造，并能说出恒牙和乳牙的名称及排列方式。
（2）能准确解释咽峡的概念，并能在口腔内找到咽峡的位置。
（3）能说出口腔内主要腺体的名称及其开口部位。
（4）认识舌的各部。

【理论学习】

口腔是消化管的起始部位，向前经口裂通向外界，向后经咽峡通咽。口腔上壁为腭，下壁为口腔底，前壁为上、下唇。两侧壁为颊。

口腔以上、下牙弓为界分为前外侧方的口腔前庭和后内侧方的固有口腔。口腔前庭位于牙弓的前外侧部，经口裂与外界相通。固有口腔位于牙弓的后内侧部，向后借咽峡与咽交通。

一、口唇和颊

口唇分为上唇和下唇，两唇之间为口裂，上、下唇两侧结合处称口角。上唇外面正中有一条垂直的浅沟称人中，上唇两侧以弧形的鼻唇沟与颊分界。

颊位于口腔两侧壁，在正对上颌第二磨牙处的颊处的颊黏膜上有腮腺导管的开口。

二、腭

腭构成口腔的顶，分隔鼻腔和口腔。腭的前 2/3 以骨腭为基础被覆黏膜，称硬腭；后 1/3 由肌和腱为基础外被黏膜构成，称软腭。

软腭的后缘游离，中央有一向下突起称腭垂。腭垂两侧各形成一对弓形皱襞，前方一对为腭舌弓，后方一对为腭咽弓。腭垂、左右腭舌弓和舌根共同围成咽峡，是口腔和咽的分界处（图 3-4）。

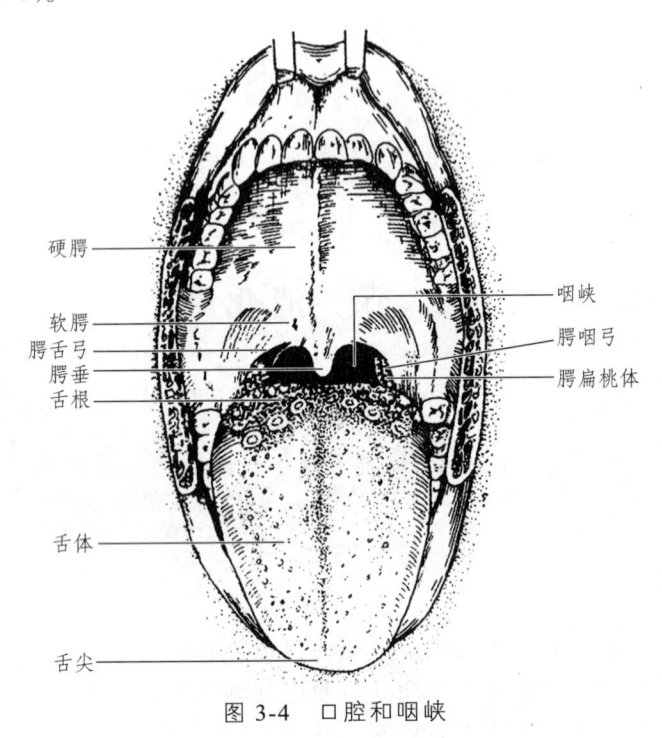

图 3-4　口腔和咽峡

三、牙

牙镶嵌在上、下颌骨的牙槽内，是人体最坚硬的器官，有切割、磨碎食物和辅助发音等功能。

（一）牙的形态和构造

1. 牙的形态

牙分为牙冠、牙根和牙颈三部分。暴露于口腔内的称牙冠，嵌于牙槽内的称牙根，介于二者之间被牙龈覆盖的称牙颈。

2. 牙的构造

牙主要由牙质、釉质、牙骨质和牙髓构成。牙质是牙的主体结构。在牙冠，牙质表面覆盖有坚硬、呈乳白色的釉质；在牙颈、牙根，牙质表面包有牙骨质。牙内部的空腔称牙髓腔，容纳牙髓，牙髓由神经、血管、淋巴管和结缔组织共同构成。

（二）牙的分类和排列

人的一生有两套牙，按萌出先后，分为乳牙和恒牙。

1. 乳　牙

乳牙共20个，分为乳切牙、乳尖牙和乳磨牙。其名称从前到后依次为乳中切牙、乳侧切牙、乳尖牙、第一乳磨牙、第二乳磨牙，分别用罗马数字Ⅰ、Ⅱ、Ⅲ、Ⅳ、Ⅴ记录。

2. 恒　牙

恒牙共32个，分为切牙、尖牙、前磨牙和磨牙。其名称从前到后依次为中切牙、侧切牙、尖牙、第一前磨牙、第二前磨牙、第一磨牙、第二磨牙、第三磨牙，分别用阿拉伯数字1~8记录。

临床上为了记录牙的位置，以被检查者的方位为准，以"+"记号划分四区，表示上、下颌左、右侧的牙位。

（三）牙周组织

牙周组织包括牙槽骨、牙周膜和牙龈三部分，具有保护、支持和固定牙齿的作用。

四、舌

舌位于口腔底，由骨骼肌外覆黏膜而成，具有协助咀嚼、感受味觉、搅拌食物和辅助发音的功能。

1. 舌的形态

舌分上、下两面。舌的上面称舌背，舌前2/3为舌体，舌体的前端称舌尖，舌后1/3为舌根。舌的下面在正中线上有一舌系带，向下连于口腔底。舌系带根部两侧的黏膜隆起称舌下阜，其外侧的斜行黏膜皱襞称舌下襞。

2. 舌的结构

舌由舌黏膜和舌肌构成。

舌黏膜呈淡红色，覆于舌的表面。在舌背和舌两侧的黏膜有许多小突起，称舌乳头，具有味觉和触觉的功能。

舌肌为骨骼肌，主要的是一对颏舌肌。颏舌肌起自下颌体内面中部，肌纤维向后上呈扇形分散，止于舌中线两侧。双侧颏舌肌同时收缩，舌尖伸向前方；一侧颏舌肌收缩，舌尖伸向对侧。

五、口腔腺

口腔腺又称唾液腺，分泌唾液，具有湿润口腔黏膜及帮助消化的作用。其中，唇腺、颊腺为小唾液腺，腮腺、下颌下腺、舌下腺为大唾液腺。

1. 腮腺

腮腺位于外耳道前下方，咬肌后缘及下颌后窝内，开口于平对上颌第二磨牙的颊黏膜（口腔前庭）。

2. 下颌下腺

下颌下腺位于下颌骨体内面，开口于舌下阜。

3. 舌下腺

舌下腺位于口底黏膜深面，开口于舌下襞及舌下阜。

【项目实训】

（1）在模型上观察口腔的结构，在身体上指出口腔内各结构。
（2）观察牙的模型，能说出各乳牙和恒牙的名称，并能在模型上一一指出。

【项目测试】

（1）左侧上颌第一前磨牙应记为（　　）。
　　A. $\underline{\text{Ⅳ}}|$　　　　B. $|\underline{\text{Ⅳ}}$　　　　C. $\overline{4}|$
　　D. $\overline{|4}$　　　　E. $|\overline{4}$
（2）口腔与咽的分界标志是（　　）。
　　A. 腭咽弓　　　　B. 腭垂　　　　C. 软腭后缘
　　D. 咽峡　　　　E. 腭舌弓
（3）导管开口于平对上颌第2磨牙处的颊黏膜上的是（　　）。
　　A. 唾液腺　　　　B. 下颌下腺　　　　C. 舌下腺
　　D. 腮腺　　　　E. 口腔腺
（4）覆盖于牙冠表面的是（　　）。
　　A. 牙质　　　　B. 釉质　　　　C. 牙髓
　　D. 牙周膜　　　　E. 牙骨质

项目二　咽

【学习目标】

（1）能描述咽的分部及其位置。
（2）能说明咽各部分的交通及其特殊结构。

【理论学习】

咽为前后略扁的漏斗形肌性管道，是消化和呼吸的共同通道，位于颈椎的前方，上端起于颅底，下端至第 6 颈椎下缘移行于食管。咽的前壁不完整，分别与鼻腔、口腔、喉腔相通，分为鼻咽、口咽、喉咽三部分（图 3-5）。

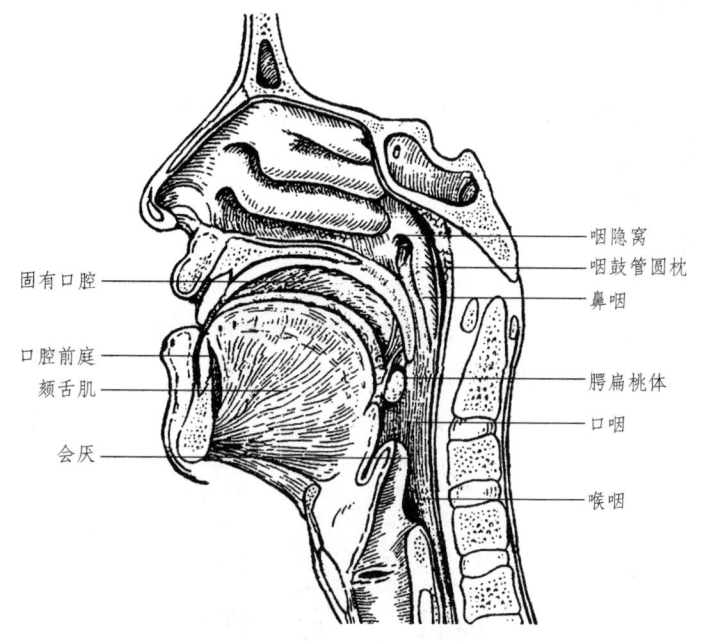

图 3-5　咽的正中矢状面

一、鼻　咽

鼻咽位于颅底与软腭之间，向前经鼻后孔与鼻腔相同。在咽的两侧壁上有咽鼓管的开口，咽经此与中耳鼓室相通。咽鼓管咽口周缘有一弧形隆起，称咽鼓管圆枕，在圆枕的后方有一纵行凹陷，称咽隐窝，为鼻咽癌的好发部位。咽后上壁的黏膜内有丰富的淋巴组织，称咽扁桃体。

二、口　咽

口咽位于软腭与会厌上缘之间，向前经咽峡与口腔相通。外侧壁上腭舌弓与腭咽弓之间有腭扁桃体。

咽扁桃体、腭扁桃体和舌扁桃体共同形成咽淋巴环，具有重要的防御功能。

三、喉　咽

喉咽位于会厌上缘平面以下，至第 6 颈椎体下缘与食管相续，向前经喉口与喉相通。在喉口两侧各有一深窝，称梨状隐窝，是异物易于滞留的部位。

【项目实训】

（1）观察模型上咽的位置，并能说出咽各部的位置。
（2）在模型上观察咽各部的交通。

【项目测试】

（1）咽（　　）。
  A．为各壁完整的器官　　B．分为鼻咽和喉咽两部分
  C．上端附于颅底　　　　D．下端在第6颈椎平面接气管
  E．上起悬雍垂
（2）异物易滞留在（　　）。
  A．喉口　　　　　　B．梨状隐窝　　　　C．咽峡
  D．咽鼓管咽口　　　E．腭舌弓与腭咽弓之间
（3）食物和空气共同经过的部位是（　　）。
  A．鼻后孔　　　　　B．鼻咽部　　　　　C．口咽部
  D．咽峡　　　　　　E．咽鼓管咽口

项目三　食　管

【学习目标】

（1）能描述食管的位置和分部。
（2）能说出食管各狭窄部分的位置。

【理论学习】

一、食管的形态、位置和分部

  食管为一前后略扁的肌性管道，长约25 cm。上端在第6颈椎下缘续于咽，沿脊柱前面下降进入胸腔，下端经膈的食管裂孔，在第11胸椎体左侧与胃的贲门相续。
  食管按其行程分为颈段、胸段和腹段三部分（图3-6）。

二、食管的狭窄

  食管有三处生理狭窄：第一狭窄位于食管起始处，距切牙约15 cm，第二狭窄位于食

管与左主支气管交叉处，距切牙约 25 cm，第三狭窄位于食管穿膈的食管裂孔处，距切牙约 40 cm。这些狭窄是食管肿瘤的好发部位，也是容易引起食管损伤及异物滞留的部位。

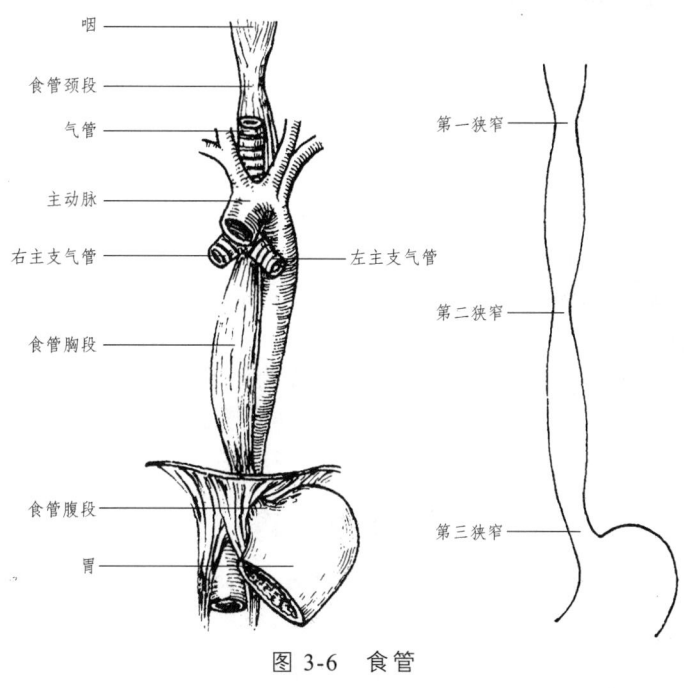

图 3-6 食管

三、食管的组织结构特点

食管壁由黏膜、黏膜下层、肌层和外膜构成。食管内表面有 7～10 条纵行的黏膜皱襞，黏膜表面为复层扁平上皮。黏膜下层含有食管腺和许多较大的血管。食管上段的肌层为骨骼肌，中段逐渐由骨骼肌过渡为平滑肌，下段为平滑肌。外膜是纤维膜，较薄（图 3-7）。

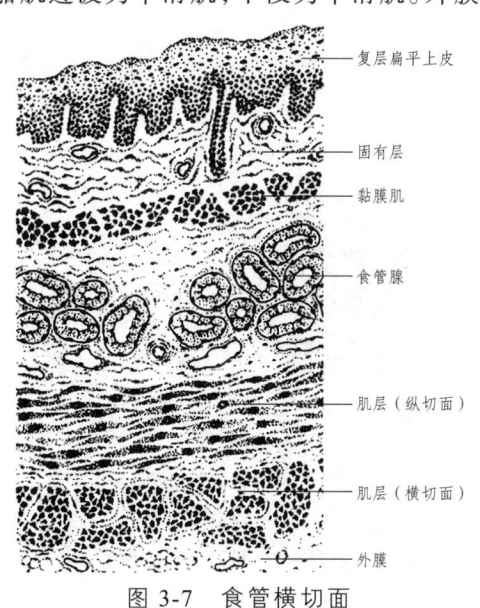

图 3-7 食管横切面

【项目实训】

（1）在模型上观察食管的位置和形态。
（2）在模型上指出食管的三处狭窄，并说明其位置。

【项目测试】

（1）食管的第二处狭窄（　　　）。
　　A. 距中切牙 15 cm　　　　B. 在食管与左主支气管交叉处
　　C. 距中切牙 40 cm　　　　D. 在食管穿膈处　　　　E. 距中切牙 20 cm
（2）下列关于食管结构特点的描述，错误的是（　　　）。
　　A. 食管腔面有多条纵行黏膜皱襞　　　　B. 黏膜上皮为复层扁平上皮
　　C. 食管上段为骨骼肌　　D. 食管下段为平滑肌　　E. 外膜为浆膜

项目四　胃

【学习目标】

（1）能说出胃的形态和分部，并能在图片相应位置进行标注。
（2）能描述胃的微细结构，并能说出胃壁主要细胞的名称及功能。
（3）能在体表指出胃的位置，并能说出胃周围的器官名称。

【理论学习】

胃是消化管中最为膨大的部分，具有容纳食物、分泌胃液和初步消化食物的功能。

一、胃的位置

胃在中等充盈情况下，大部分位于左季肋区，小部分位于腹上区（图 3-8）。胃前壁中部直接与腹前壁相贴，是胃的触诊部位。

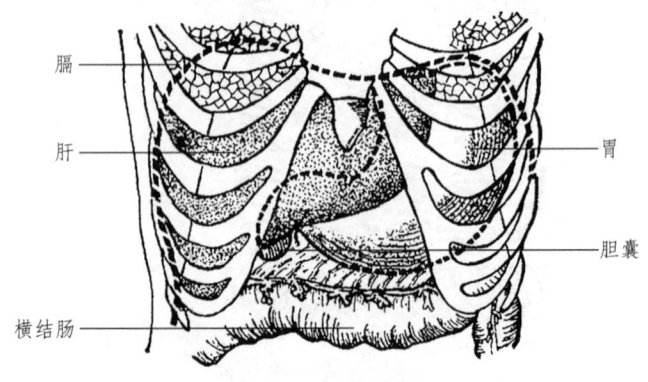

图 3-8　胃的位置

二、胃的形态和分部

胃有两壁、两缘、两口。两壁即前壁和后壁。上缘凹向右上，称胃小弯，其最低处称角切迹。下缘凸向左下方，称胃大弯。胃的入口称贲门，与食管相连。出口称幽门，与十二指肠相连（图 3-9）。

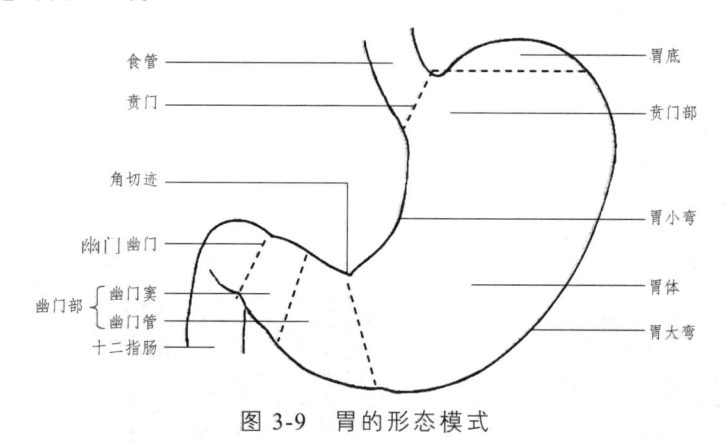

图 3-9　胃的形态模式

胃可分为贲门部、胃底、胃体和幽门部四部分。靠近贲门的部分称贲门部；贲门平面以上的部分称胃底；胃底与角切迹之间的部分称胃体；角切迹与幽门之间的部分称幽门部。幽门部包括幽门窦和幽门管两部分，临床称胃窦。胃溃疡和胃癌多发生于幽门窦近胃小弯处。

三、胃的组织结构特点

胃壁由黏膜层、黏膜下层、肌层和外膜构成。

（一）黏膜层

胃空虚或半充盈时，黏膜形成许多皱襞。黏膜表面有许多针孔样小窝称胃小凹，是胃腺的开口（图 3-10）。

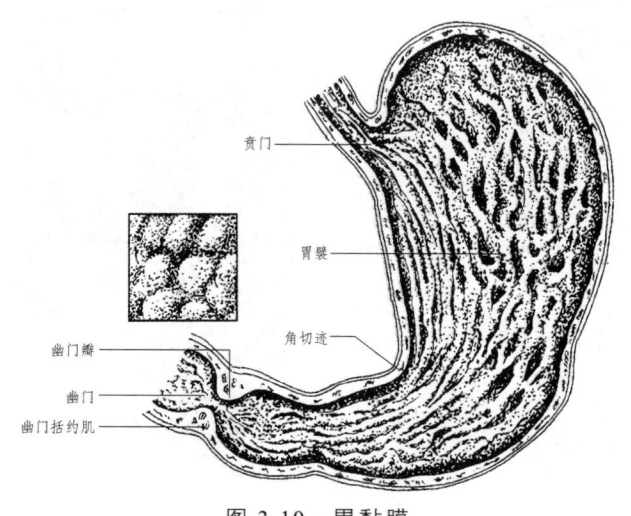

图 3-10　胃黏膜

1. 上　皮

上皮为单层柱状上皮，能分泌黏液，保护胃黏膜。

2. 固有层

固有层由结缔组织构成，内含大量胃腺，位于胃底和胃体部的腺体称胃底腺，位于贲门部和幽门部的腺体分别称为贲门腺和幽门腺（3-11）。

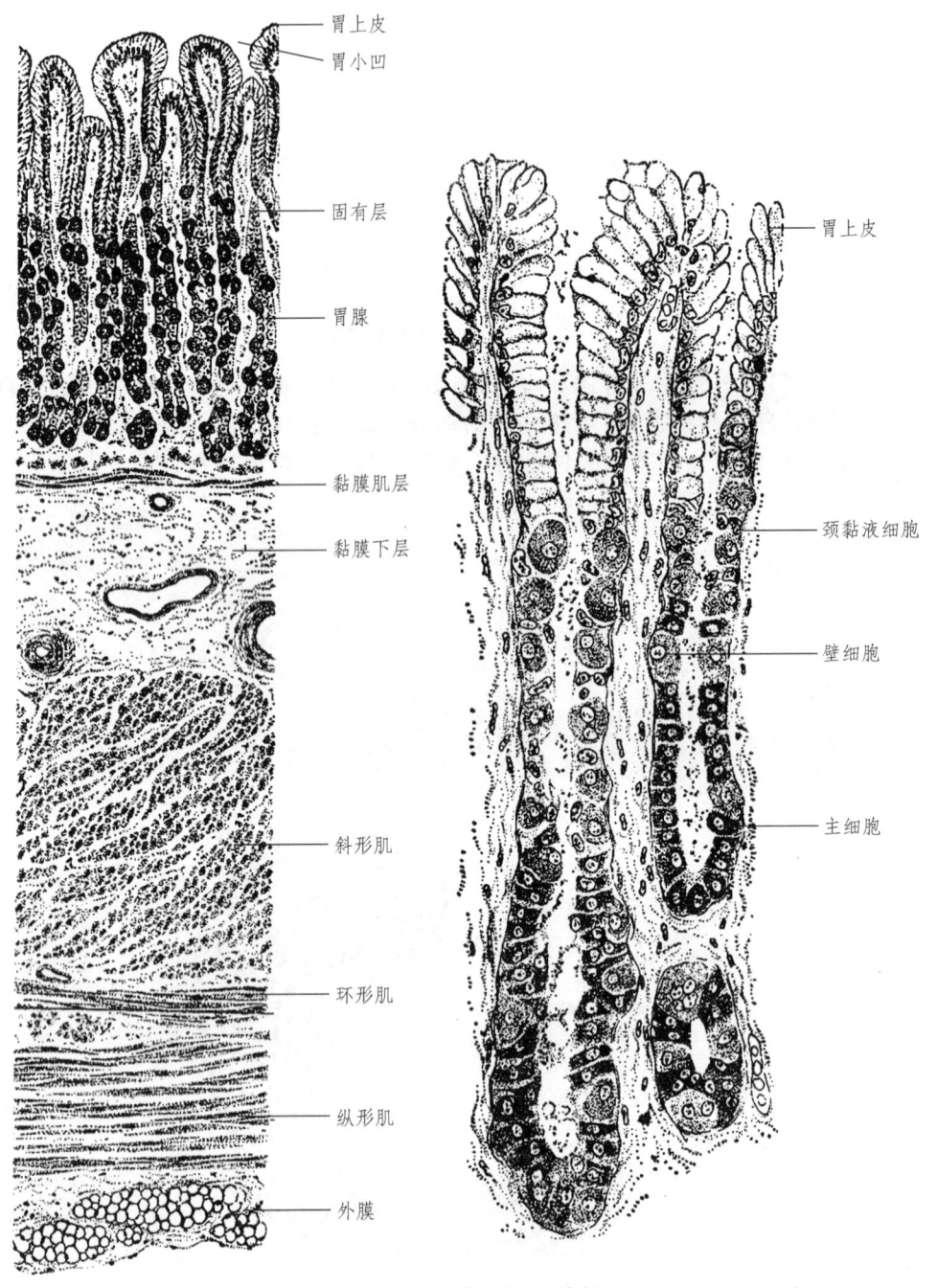

图 3-11　胃壁的组织结构

胃底腺是分泌胃液的主要腺体，主要由三种细胞组成。

（1）主细胞（胃酶细胞）：多分布于腺的体部和底部，呈柱状，细胞核圆形，细胞质基底部呈强嗜碱性，能分泌胃蛋白酶原。

（2）壁细胞（盐酸细胞）：较大，呈圆形或锥体形，细胞核圆形，位于细胞中央，细胞质呈强嗜酸性，多分布于腺体的颈部和体部，能合成和分泌盐酸。

（3）颈黏液细胞：位于腺体的颈部，常夹杂在壁细胞之间，呈柱状，不易着色，能分泌黏液，具有保护胃黏膜的作用。

（二）肌　层

肌层较厚，由内斜、中环、外纵三层平滑肌组成。在幽门处，环形肌增厚形成幽门括约肌。

【项目实训】

（1）观察标本和模型，辨认胃的位置、分布和形态结构。
（2）在显微镜下观察胃壁的结构。

【项目测试】

（1）胃的入口称_____，与_____相连；出口称_____，与_____相连。
（2）胃底腺的主细胞分泌（　　　）。
　　A. 胃液　　　　　　B. 黏液　　　　　　C. 内因子
　　D. 盐酸　　　　　　E. 胃蛋白酶
（3）胃中等充盈时，大部分位于（　　　）。
　　A. 右季肋区　　　　B. 左季肋区　　　　C. 腹上区
　　D. 脐区　　　　　　E. 左腹外侧区

项目五　小　肠

【学习目标】

（1）能说出小肠的构成。
（2）能描述十二指肠的位置、分部及各部分的特征。
（3）能说出小肠壁上能扩大小肠吸收面积的特殊结构。

【理论学习】

小肠是消化食物和吸收营养物质的主要部位，长 5～7 m，是消化管中最长的一段。它位于腹腔的中、下部，上接幽门，下连盲肠，包括十二指肠、空肠和回肠三部分。

一、十二指肠

十二指肠是小肠的起始段，长约 25 cm，贴于腹后壁，呈 C 字形包绕胰头，可分为上部、降部、水平部和升部四部分（图 3-12）。

1. 上　部

上部位于胃的幽门右侧。其近起始部，肠壁薄，黏膜较光滑，称十二指肠球，是十二指肠溃疡的好发部位。

2. 降　部

降部位于第 1～3 腰椎右侧。其后内侧壁有十二指肠大乳头，是胆总管和胰管的共同开口部位，距中切牙约 75 cm，可作为十二指肠引流插管长度的参考。

3. 水平部

水平部横行向左跨过第 3 腰椎的前方，移行为升部。

4. 升　部

升部斜向左上，再向前下弯曲与空肠相连。此弯曲称十二指肠空肠曲，此曲被十二指肠悬肌固定于腹后壁。十二指肠悬肌和包绕其表面的腹膜皱襞共同形成十二指肠悬韧带，临床又称 Treitz 韧带，是手术时确认空肠起始的标志。

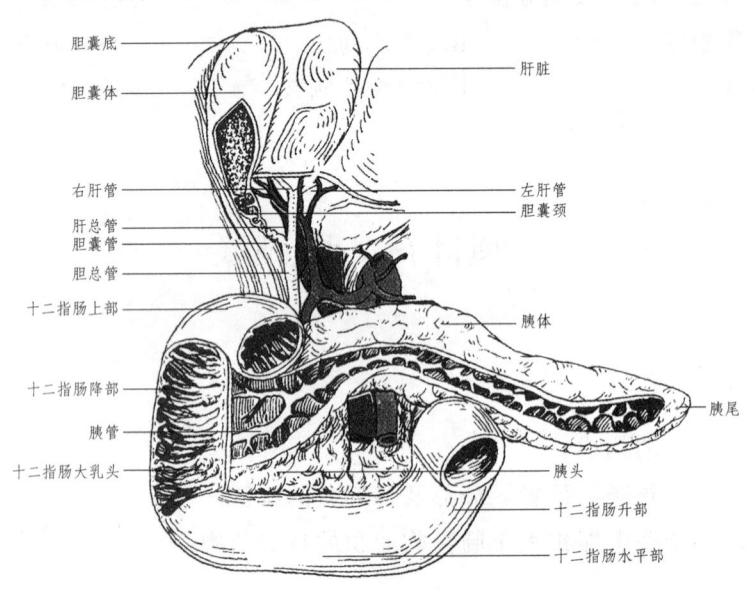

图 3-12　十二指肠与胰

二、空肠与回肠

空肠上端接十二指肠，回肠下端连盲肠。空肠与回肠的表面没有明显的分界线，均由系膜连于腹后壁，有较大的活动度。空肠与回肠的比较见表3-1。

表 3-1　空、回肠比较

项　目	空　肠	回　肠
长　度	约占 2/5	约占 3/5
管　径	较大	较小
管　壁	较厚	较薄
血　管	丰富	较少
环形皱襞	密而高	疏而低
黏　膜	有散在的孤立淋巴滤泡	有孤立淋巴滤泡和集合淋巴滤泡

三、小肠的组织结构特点

小肠黏膜表面有许多环形的皱襞和小肠绒毛，大大扩大了小肠内表面的表面积，是消化和吸收的主要部位。

1. 小肠内表面的突起

小肠内表面有三级突起，从大到小依次是环行皱襞、绒毛、微绒毛。黏膜和黏膜下层共同向肠腔内形成的突起称环行皱襞，肉眼可见；黏膜层内的上皮和固有层向肠腔内形成的突起称绒毛；上皮的细胞膜和细胞质向肠腔内形成的突起称微绒毛。微绒毛排列在一起构成显微镜下的刷状缘。

环行皱襞、绒毛和微绒毛使小肠内表面积扩大约600倍，约200 m²（图3-13），为小肠的吸收创造了有利的条件。

2. 绒毛中轴

绒毛中轴由结缔组织构成，中央有1~2条中央乳糜管，管周围有丰富的毛细血管和散在的平滑肌，三者与营养物质的吸收和运输密切相关。

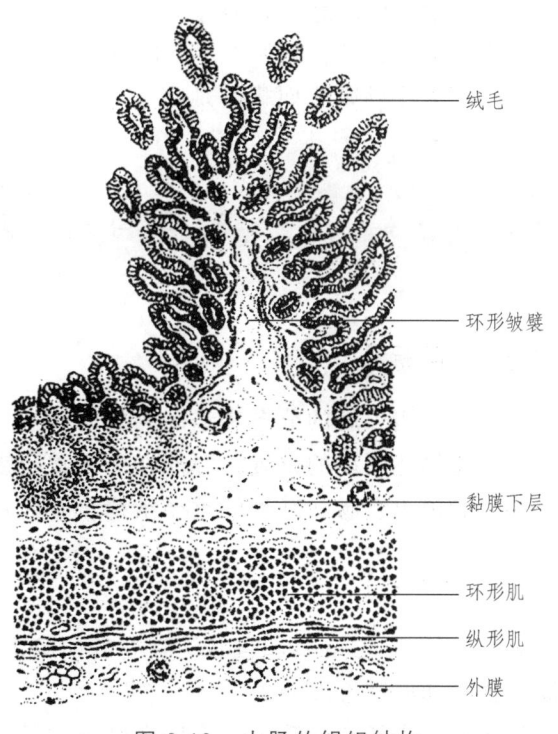

图 3-13　小肠的组织结构

3. 小肠腺

小肠腺位于固有层内,能分泌小肠液,内含多种消化酶。

【项目实训】

(1)在模型上观察十二指肠、空肠、回肠的位置。
(2)在标本上观察十二指肠的形态、分部及各部的特征。

【项目测试】

(1)十二指肠大乳头位于( )。
  A. 上部   B. 降部   C. 水平部
  D. 升部   E. 十二指肠球部
(2)临床上判断空肠起始部的主要依据是( )。
  A. 十二指肠悬韧带   B. 小肠系膜   C. 肝十二指肠韧带
  D. 空肠粗、管壁厚   E. 空肠血管较多、颜色较红
(3)十二指肠溃疡好发于( )。
  A. 十二指肠升部   B. 十二指肠降部   C. 十二指肠水平部
  D. 十二指肠空肠区   E. 十二指肠球部
(4)下列关于小肠的描述,正确的是( )。
  A. 小肠分为空肠和回肠   B. 回肠位于腹腔左上部
  C. 空、回肠之间有明显的界限   D. 空肠末端连盲肠
  E. 小肠黏膜和黏膜下层凸向肠腔,形成环形皱襞
(5)扩大小肠吸收面积的是_____、_____和_____。

项目六 大 肠

【学习目标】

(1)能说出大肠的分布和结肠的结构特点。
(2)能描述阑尾的位置,并能在体表找到麦氏点。
(3)能说出直肠和肛管的重要结构,并能在标本和模型上准确辨认。

【理论学习】

大肠全长约1.5 m,起自右髂窝处的回肠末端,终于肛门。大肠可分为盲肠、阑尾、结肠、直肠和肛管五部分。

除阑尾、直肠和肛管外,盲肠和结肠在外形上有三种特征性的结构,即结肠带、结

肠袋和肠脂垂（图 3-14）。结肠带由肠壁纵行平滑肌增厚形成，有三条，沿肠管表面纵行排列并汇聚到阑尾的根部。结肠袋是肠壁向外呈囊袋状膨出部分。肠脂垂为沿结肠带两侧分布的许多脂肪突起。以上特征是盲肠和结肠区别于小肠的重要标志。

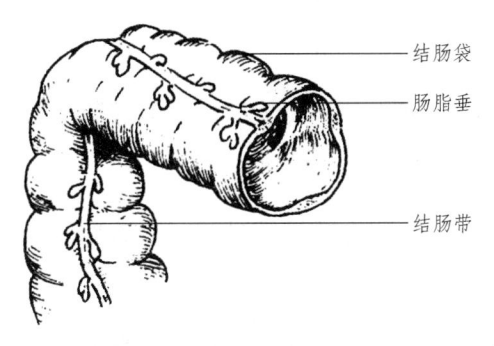

图 3-14　结肠的特征

一、盲　肠

盲肠是大肠的起始部，长 6～8 cm，位于右髂窝内。回肠末端开口于盲肠，开口处有上、下两片唇状皱襞，称回盲瓣，可阻止大肠内容物逆流到回肠。在回盲瓣下方约 2 cm 处，有阑尾的开口（图 3-15）。

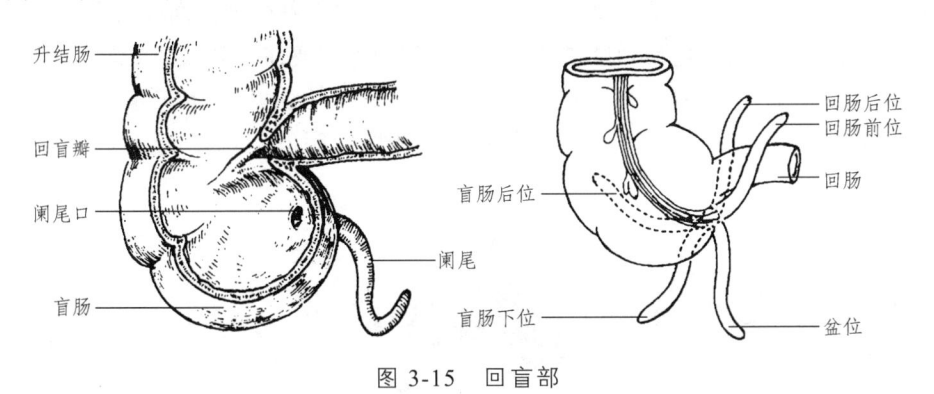

图 3-15　回盲部

二、阑　尾

阑尾为一蚯蚓状盲管，一般长 6～8 cm。其远端游离，位置变化大，根部连通于盲肠后内侧壁。阑尾根部位置恒定，是三条结肠带汇集处，手术时据此寻找阑尾。

阑尾根部的体表投影在脐与右髂前上棘连线的中、外 1/3 交点处，称麦氏点。急性阑尾炎时，此点常会出现明显的压痛和反跳痛。

三、结　肠

结肠围绕在空、回肠周围，分为升结肠、横结肠、降结肠和乙状结肠四部分。

1. 升结肠

升结肠是盲肠的直接延续，在右外侧区上行，至肝的下方转向左，移行为横结肠。转折处称结肠右曲，又名肝曲。

2. 横结肠

横结肠左行至脾下方转折向下，移行为降结肠。转折处称结肠左曲，又名脾曲。

3. 降结肠

降结肠在左外侧区下行，到达左侧髂嵴处移行为乙状结肠。

4. 乙状结肠

乙状结肠在左髂窝内呈"乙"字形弯曲，向下至第3骶椎前方移行为直肠，其活动度较大。

四、直 肠

直肠长10~14 cm，位于盆腔的后部，骶骨的前方，向下穿盆膈移行为肛管（图3-16，图3-17）。

直肠在矢状面上有两个弯曲，即骶曲和会阴曲。骶曲沿着骶骨前面凸向后方，其最凸处距肛门7~9 cm；会阴曲是直肠绕过尾骨尖形成凸向前方的弯曲，其最凸处距肛门3~5 cm。

直肠下部显著扩大，称直肠壶腹。直肠内面通常有上、中、下三条半月形皱襞，称直肠横襞。其中第2条最为恒定，位于直肠前右侧壁，距肛门约7 cm，是直肠镜检的定位标志。

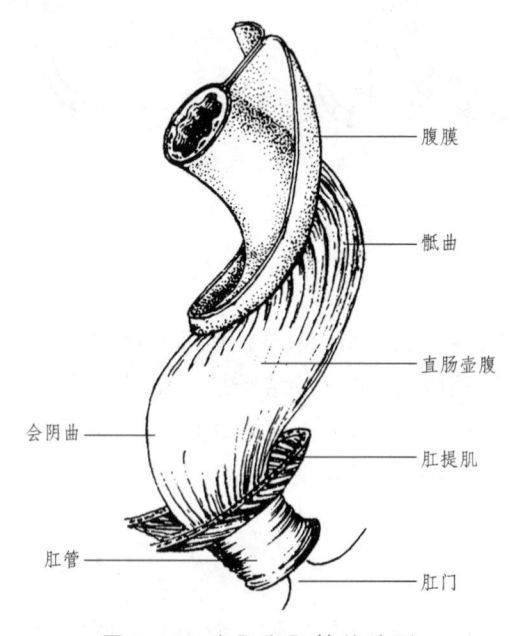

图3-16 直肠和肛管的外形

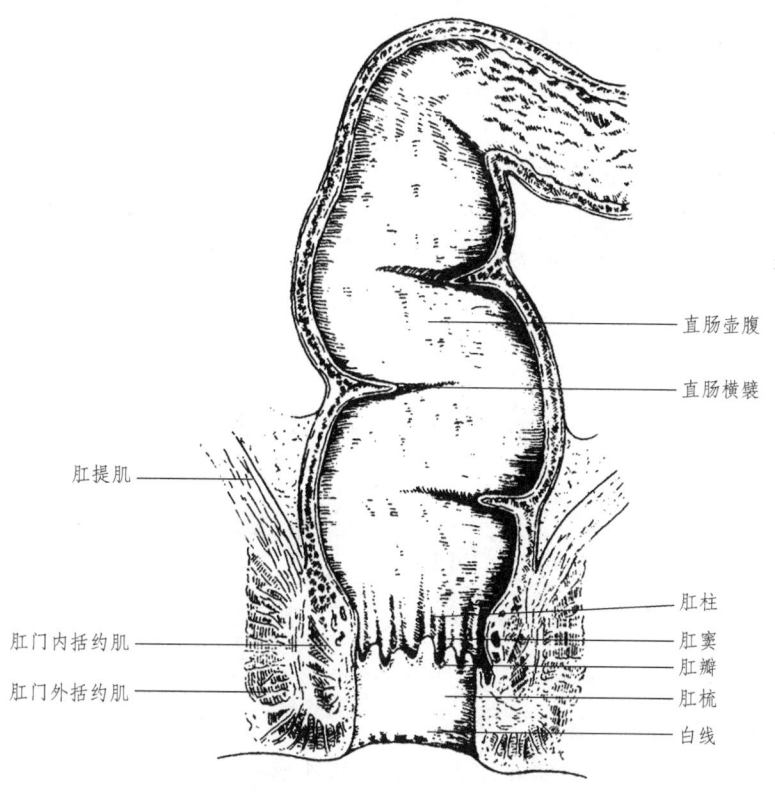

图 3-17 直肠和肛管内面观

五、肛 管

肛管长约 4 cm。内面有 6~10 条纵行黏膜皱襞，称肛柱。相邻肛柱下端之间的半月形黏膜皱襞称肛瓣。肛瓣与肛柱下端围成的小窝称肛窦。肛柱下端与肛瓣连成锯齿状的环形线称齿状线，是黏膜与皮肤的分界线。齿状线以下的环形光滑部位称肛梳（图 3-16，图 3-17）。

肛梳下端有一不明显的环形浅沟，称白线，是肛门内、外括约肌的分界处。肛门内括约肌由环行平滑肌增厚形成，能协助排便；肛门外括约肌由骨骼肌构成，具有括约肛门和控制排便的作用。

【项目实训】

（1）在模型上观察大肠的分部。
（2）在模型和标本上观察直肠和肛管内的特殊结构。

【项目测试】

（1）盲肠和结肠在外形上有三种特征，即_____、_____和_____，是盲肠和结肠区别于小肠的重要标志。

（2）肛管内面的结构不包括（　　）。
　　A．肛瓣　　　　　　　B．肛窦　　　　　　　C．肛柱
　　D．直肠壶腹　　　　　E．齿状线
（3）关于直肠的描述正确的是（　　）。
　　A．在骨盆腔内垂直下行　　　　B．穿过尿生殖膈止于肛门
　　C．直肠下端膨大称直肠壶腹　　D．直肠内有纵行皱襞
　　E．直肠内有内、外括约肌

第三节　消化腺

项目一　肝

【学习目标】
（1）能准确描述肝的形态。
（2）能说出肝的位置，并能在体表绘出肝的外形。
（3）能说出肝内主要结构的名称及肝内的血液循环途径。

【理论学习】

肝是人体最大的腺体，能分泌胆汁，参与食物的消化，同时还具有代谢、解毒、防御等功能。

一、肝的位置、形态和分叶

（一）肝的位置

肝大部分位于右季肋区和腹上区，小部分位于左季肋区，可随呼吸而上下移动，在深吸气时容易在肋弓下方进行触诊。

肝上界与膈穹窿一致，其最高点在右侧相当于右锁骨中线与第5肋的交点，在左侧相当于左锁骨中线与第5肋间隙的交点处。肝的下界，右侧与右肋弓一致，在腹上区可达剑突下3~5 cm。7岁以下的小儿，肝下界可超出右肋弓下缘，一般不超过2 cm。

（二）肝的形态和分叶

肝呈红褐色，质软而脆，似楔形，有前、后两缘，上、下两面。前缘锐利，后缘钝圆。上面隆凸，与膈相贴，又称膈面，上有矢状位的镰状韧带和冠状位的冠状韧带与膈相连。冠状韧带后方有一三角形无腹膜包被的区域，称肝裸区。下面凹陷，与腹腔器官相邻，又称脏面。脏面有两条纵沟和一条横沟，呈"H"形。横沟部位即肝门，是肝管、

肝固有动脉、肝门静脉、神经和淋巴管进出肝的部位。右纵沟的前部凹陷称胆囊窝，容纳胆囊。左侧纵沟前方有肝圆韧带与脐相连。肝的膈面被镰状韧带分为肝左叶和肝右叶；脏面被"H"形沟分为左叶、右叶、方叶和尾状叶（图 3-18）。

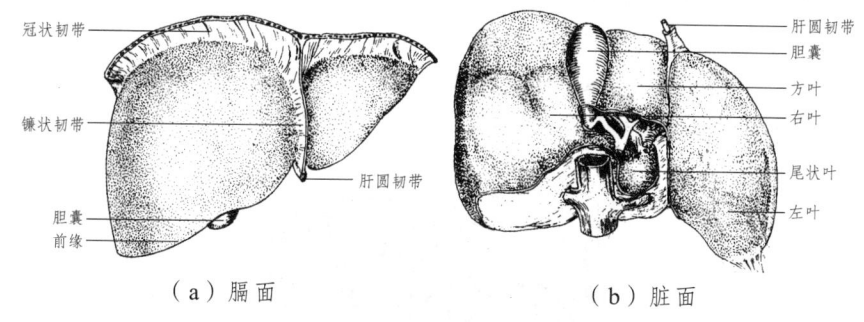

（a）膈面　　　（b）脏面

图 3-18　肝脏

二、肝的组织结构

肝表面大部分被浆膜覆盖，在浆膜下深面有一薄层结缔组织。在肝门处，结缔组织随肝管、肝固有动脉和肝门静脉的分支、神经伸入肝内，将肝实质分隔成 50 万～100 万个肝小叶。相邻肝小叶间的区域为肝门管区。

（一）肝小叶

肝小叶是肝的结构和功能的基本单位，呈多面棱柱状（图 3-19）。在肝小叶的中央有一条静脉称中央静脉。肝细胞以中央静脉为中心呈放射状排列，形成肝板。肝板在肝小叶的横切面上呈条索状，称肝索。肝索之间的间隙称肝血窦，窦壁由一层内皮细胞构成，窦内含有吞噬能力很强的肝巨噬细胞（Kupffer 细胞）。相邻肝细胞之间形成的管道称胆小管，其管壁即两侧肝细胞的细胞膜。

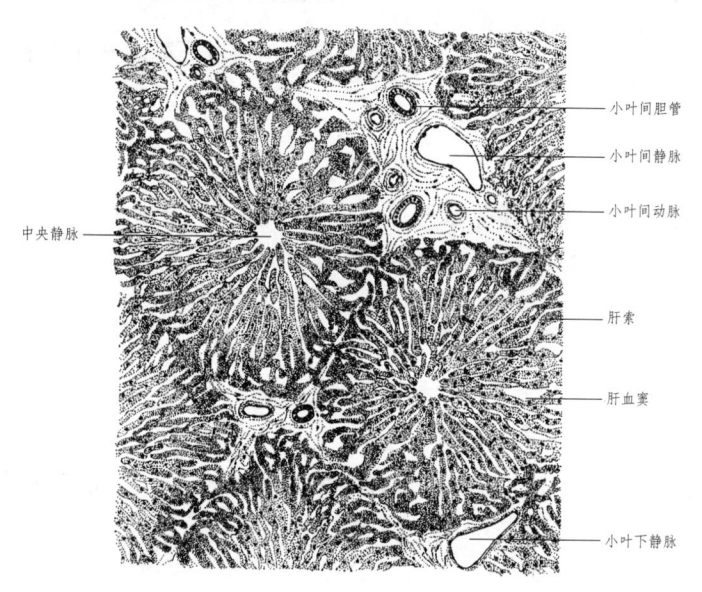

图 3-19　肝的组织结构

（二）门管区

门管区是相邻几个肝小叶之间的区域，有较多的结缔组织，内有小叶间动脉、小叶间静脉和小叶间胆管通过（图3-20）。

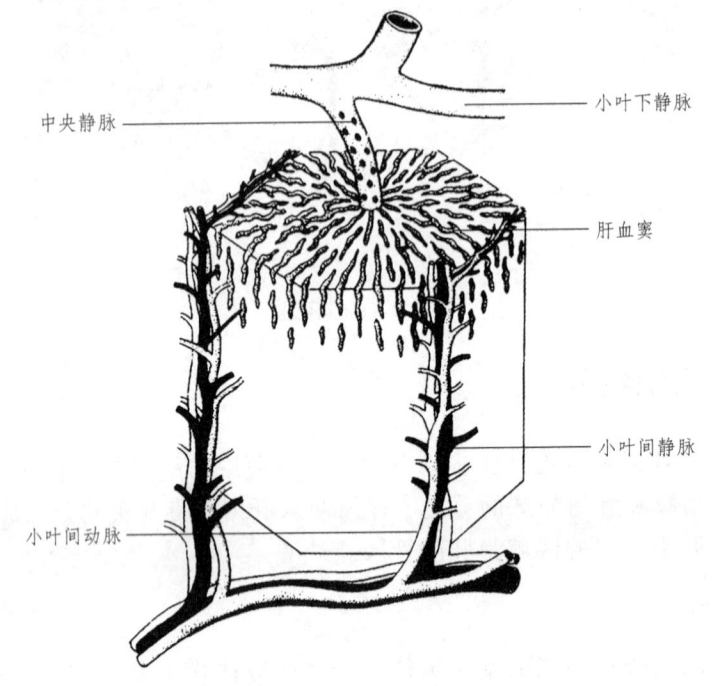

图 3-20　肝小叶模式图

（三）肝的血液循环

肝的血液供应有两个来源，即肝固有动脉和肝门静脉。肝的血液循环途径如下：

肝固有动脉→小叶间动脉↘
　　　　　　　　　　　　肝血窦→中央静脉→小叶下静脉→肝静脉→下腔静脉
肝门静脉→小叶间静脉↗

【项目实训】

（1）在标本和模型上观察肝的形态、结构。
（2）在身体上指出肝的位置，并能在体表绘出肝的外形。

【项目测试】

（1）肝门：
（2）肝上面的结构是（　　　）。
　　A. 肝圆韧带　　　　　　B. 镰状韧带　　　　　　C. 静脉韧带
　　D. 肝蒂　　　　　　　　E. 肝索
（3）肝的上界，在右锁骨中线平（　　　）。

  A. 第 3 肋   B. 第 4 肋   C. 第 5 肋
  D. 第 6 肋   E. 第 7 肋
（4）肝的基本结构单位是（　　）。
  A. 肝细胞   B. 肝小叶   C. 肝板
  D. 肝血窦   E. 肝门管区

项目二　胆　囊

【学习目标】

（1）能说出胆囊的位置和分部。
（2）能描述胆汁产生及排出途径。

【理论学习】

一、胆　囊

  胆囊位于肝下面的胆囊窝内，具有贮存和浓缩胆汁的功能。
  胆囊呈梨形，分为胆囊底、胆囊体、胆囊颈和胆囊管四部分（图 3-21）。胆囊底的体表投影在右锁骨中线与右肋弓交点的稍下方。当胆囊出现病变时此处常有明显的压痛，临床称为墨菲征（Murphy 征）阳性。

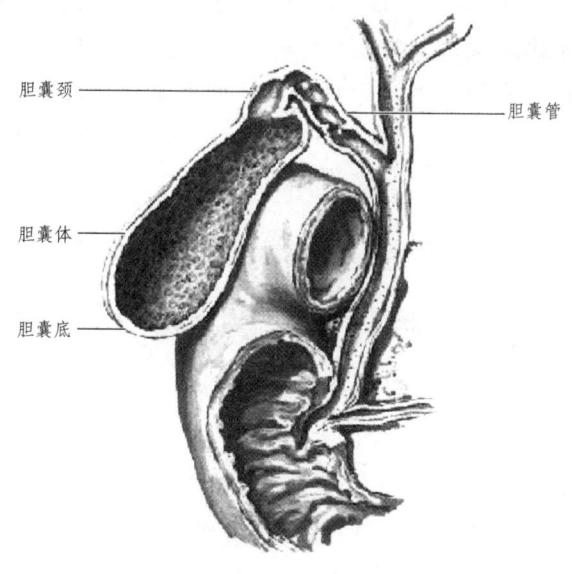

图 3-21　胆囊

二、输胆管道

输胆管道是指将胆汁输送至十二指肠的管道，包括肝内胆管和肝外胆管两部分。

肝内胆管包括胆小管和小叶间胆管。胆小管位于肝小叶内部，小叶间胆管位于肝小叶与肝小叶之间。

肝外胆管包括肝左管、肝右管、肝总管、胆囊、胆总管。

胆总管末端与胰管汇合处膨大称肝胰壶腹，开口于十二指肠大乳头，其周围有肝胰壶腹括约肌，能控制胆汁和胰液的排出。

胆汁排出途径如下：

　　肝细胞分泌胆汁→左、右肝管→肝总管　→　胆总管→十二指肠大乳头→十二指肠
　　　　　　　　　　　　　　　　　↘　↗
　　　　　　　　　　　　　　　　　　胆囊

【项目实训】

（1）在标本和模型上观察胆囊的位置和形态。

（2）结合标本、模型和图片观察胆汁的产生及排出途径。

【项目测试】

（1）胆囊的分部不包括（　　）。
　　A．胆囊体　　　　　　B．胆总管　　　　　　C．胆囊底
　　D．胆囊颈　　　　　　E．胆囊管

（2）胆囊（　　）。
　　A．产生胆汁　　　　　B．有浓缩胆汁作用　　C．胆囊颈续以胆总管
　　D．体表投影是由胆囊体确定　　　　　　　　E．位于左季肋区

（3）某病人胆道结石阻塞，但未出现黄疸，阻塞部位可能在（　　）。
　　A．胆总管　　　　　　B．胆囊管　　　　　　C．肝总管
　　D．肝管　　　　　　　E．肝胰壶腹

项目三　胰　腺

【学习目标】

（1）能说出胰腺的位置。

（2）能描述胰腺的主要结构。

【理论学习】

胰是人体第二大消化腺，具有调节糖代谢，并在消化过程中起重要作用。

一、胰的形态、位置和分部

胰呈长条形，质地柔软，灰红色，全长 14～20 cm。胰的位置较深，位于胃的后方，相当于第 1、2 腰椎水平，紧贴于腹后壁，属于腹膜外位器官。

胰可分为胰头、胰体、胰尾三部分。胰的右端膨大，称胰头，被十二指肠包绕；中部呈三棱柱状，为胰体；左端较细，伸向脾门，称胰尾。

在胰实质内，有一条从胰尾至胰头的输出管，称胰管，沿途收集各级小管，输送胰液，与胆总管汇合成肝胰壶腹，开口于十二指肠大乳头（图 3-22）。

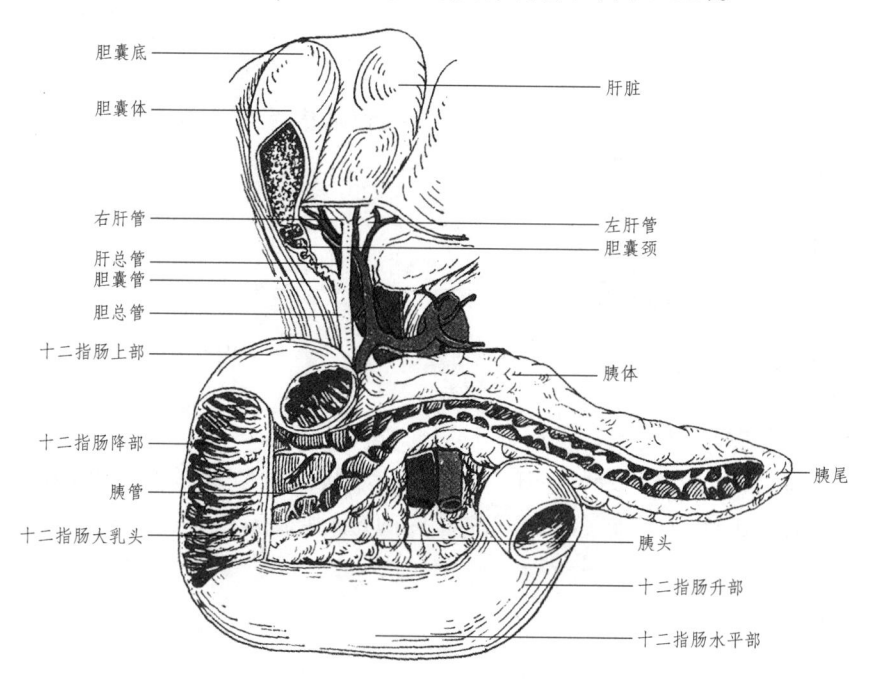

图 3-22 胰的形态和毗邻

二、胰的组织结构

胰的实质由外分泌部和内分泌部组成（图 3-23）。外分泌部占胰的主要部分，由腺泡和导管构成，分泌胰液，在食物消化过程中起重要作用，有分解消化蛋白质、脂肪和糖类等广泛作用。内分泌部称胰岛，是散在于腺泡之间的大小不等的内分泌细胞群，主要有 α 细胞、β 细胞、δ 细胞等。β 细胞最多，分泌胰岛素，能降低血糖。α 细胞分泌胰高血糖素。δ 细胞数量较少，分泌生长激素，调节 α、β 细胞的分泌活动。

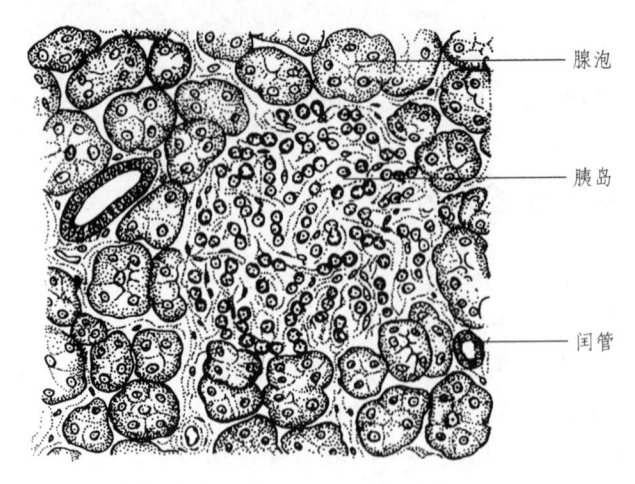

图 3-23 胰的组织结构

【项目实训】

（1）在标本和模型上观察胰腺的位置、形态和结构。
（2）在身体上指出胰腺的位置。

【项目测试】

（1）被十二指肠包绕的是（　　）。
　　A. 胰体　　　　　　B. 胰尾　　　　　　C. 胰
　　D. 胰岛　　　　　　E. 胰头
（2）下列关于胰岛的描述，错误的是（　　）。
　　A. 胰岛是胰的内分泌部　B. α细胞分泌胰高血糖素　C. β细胞分泌胰岛素
　　D. 胰岛分泌胰液　　　　E. 胰岛内的β细胞最多。

第四章　呼吸系统

呼吸系统由呼吸道和肺组成。呼吸道是传送气体的通道，肺是完成气体交换的器官（图4-1）。

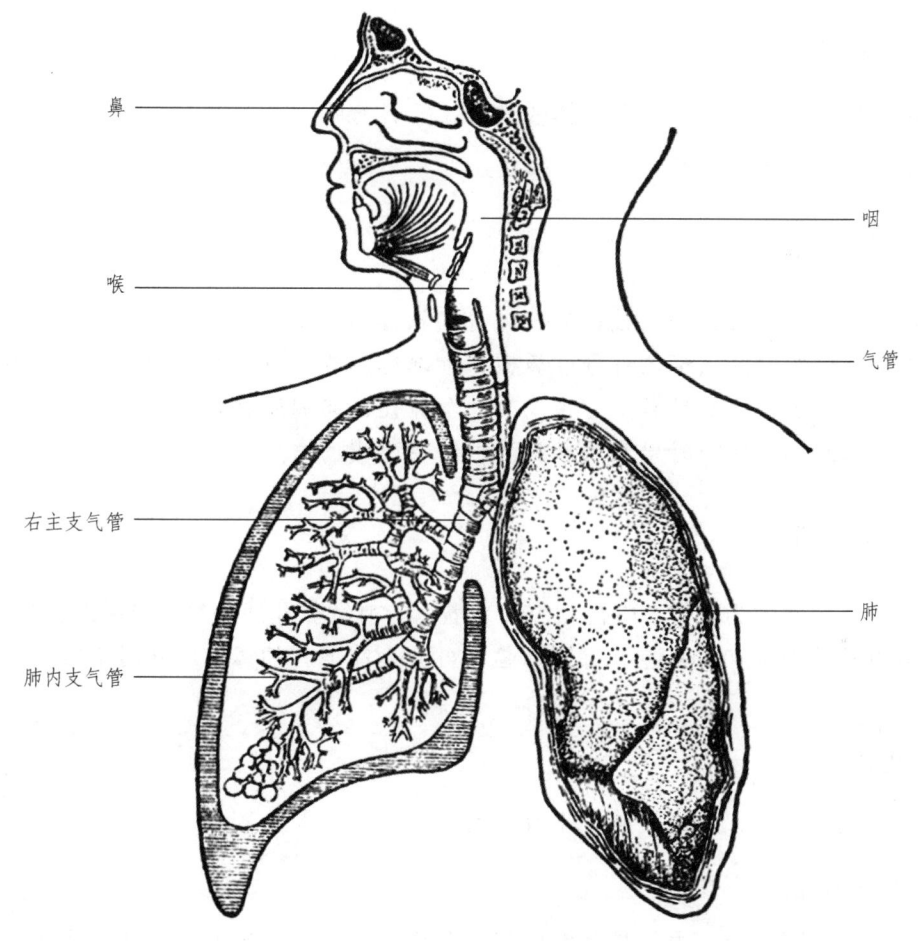

图 4-1　呼吸系统概观

第一节　呼吸道

呼吸道包括鼻、咽、喉、气管、主支气管。临床上将鼻、咽、喉合称为上呼吸道，将气管、主支气管及以下的分支称为下呼吸道。

项目一　鼻

【学习目标】

（1）能说出外鼻各部的名称，并在人体上一一指出。

（2）能描述鼻腔内各结构的名称及特点，并能在模型上一一指出。

（3）能准确说出鼻旁窦的名称及开口部位。

【理论学习】

鼻位于呼吸道的起始部，是气体的通道，并具有嗅觉及辅助发音的功能。鼻可分为外鼻、鼻腔和鼻旁窦三部分。

一、外　鼻

外鼻位于面部中央，呈三棱锥形，以骨和软骨为支架，外被皮肤而成，位于体表。外鼻上端位于两眼之间狭窄的部分称鼻根，中部称鼻背，下端称鼻尖，鼻背两侧呈弧状扩大的部分称鼻翼，左右鼻翼下方各围成一个鼻孔，向内通鼻腔。从鼻翼向外下方到口角的浅沟称鼻唇沟，面瘫时患侧的鼻唇沟可以变浅或消失。

二、鼻　腔

鼻腔以骨和软骨为支架，内衬黏膜和皮肤。向前经鼻孔通外界，向后经鼻后孔通咽。鼻腔被鼻中隔分为左、右两腔，每侧鼻腔又可分为前下方的鼻前庭和后上方的固有鼻腔两部分。

1. 鼻前庭

鼻翼遮盖的部分，内衬皮肤，生有鼻毛。

2. 固有鼻腔

为鼻腔的主要部分，由骨性鼻腔内衬黏膜构成。其外侧壁有上、中、下鼻甲，各鼻甲的下方分别为上、中、下鼻道。固有鼻腔的黏膜，按其生理功能分为两部分：位于上鼻甲的内侧面和与其相对的鼻中隔上部称嗅区，在活体时呈淡黄色，内含嗅细胞，具有感受嗅觉的功能；嗅区以外的部分称呼吸区，活体时呈淡红色，富含血管和腺体。

三、鼻旁窦

鼻旁窦又称副鼻窦，由骨性鼻旁窦内衬黏膜构成，共有四对，即上颌窦、额窦、蝶窦和筛窦，分别位于同名的颅骨内。各鼻旁窦均开口于鼻腔的外侧壁，其中上颌窦、额窦和筛窦的前、中群开口于中鼻道，筛窦后群开口于上鼻道，蝶窦开口于蝶筛隐窝。

【项目实训】

（1）在模型和身体上观察鼻的结构。
（2）在标本和模型上观察鼻旁窦的位置及其开口部位。

【项目测试】

（1）鼻腔黏膜按结构和功能分为两区：_____区活体呈淡黄色，_____区呈粉红色，鼻出血的常见部位位于_____。

（2）在中鼻道和上鼻道均由开口的鼻旁窦是（　　）。
　　A. 蝶窦　　　　　　　　B. 上颌窦　　　　　　　　C. 筛窦
　　D. 额窦　　　　　　　　E. 额窦和上颌窦

（3）站立时窦腔内分泌物最不易流出的鼻旁窦是（　　）。
　　A. 额窦　　　　　　　　B. 筛窦　　　　　　　　　C. 蝶窦
　　D. 上颌窦　　　　　　　E. 以上均不是

项目二　喉

【学习目标】

（1）能说明喉的位置，并能在躯体上指出。
（2）能描述喉的结构，并能说出喉各部的特点。

【理论学习】

喉是呼吸的通道，也是发音器官。

一、喉的位置

喉位于颈前正中，相当于第 3~6 颈椎高度，上连舌骨，下续气管，前有肌肉覆盖，后方为咽，可随吞咽和发音而上下移动。成年人喉的上界正对第 4、5 颈椎之间，下界平对第 6 颈椎体的下缘，女性略高于男性，小儿比成人高。

二、喉的组成

喉以软骨为支架，借关节、韧带、纤维膜相连接，周围附有喉肌，内面衬以黏膜。

（一）喉软骨

喉软骨包括单块的甲状软骨、环状软骨、会厌软骨和成对的杓状软骨（图 4-2）。

1. 甲状软骨

甲状软骨是喉软骨中最大的一块，位于舌骨下方，构成喉的前外侧壁。甲状软骨由两块方形软骨板的前缘融合而成，其融合处称前角，前角上端向前突出称喉结，在成年男性尤为明显。软骨板的后缘游离并向上、下发出突起，分别称为上角和下角。上角与舌骨相连，下角与环状软骨构成环甲关节。

2. 环状软骨

环状软骨位于甲状软骨下方，是喉软骨中唯一完整的软骨环。前部低窄称环状软骨弓，后部高宽称环状软骨板。环状软骨弓平对第六颈椎，是颈部的重要标志之一。

3. 会厌软骨

会厌软骨形似树叶，上宽下窄，上端游离，下端借韧带连于甲状软骨前角的内面。会厌软骨外覆黏膜构成会厌。当吞咽时，喉上提，会厌盖住喉口，可防止食物误入喉腔。

4. 杓状软骨

杓状软骨左、右各一，位于环状软骨板上缘，呈三棱锥体形，尖向上，底朝下。杓状软骨底部有两个突起：向前伸出的突起称声带突，有声带附着；向外侧伸出的突起称肌突，有喉肌附着。

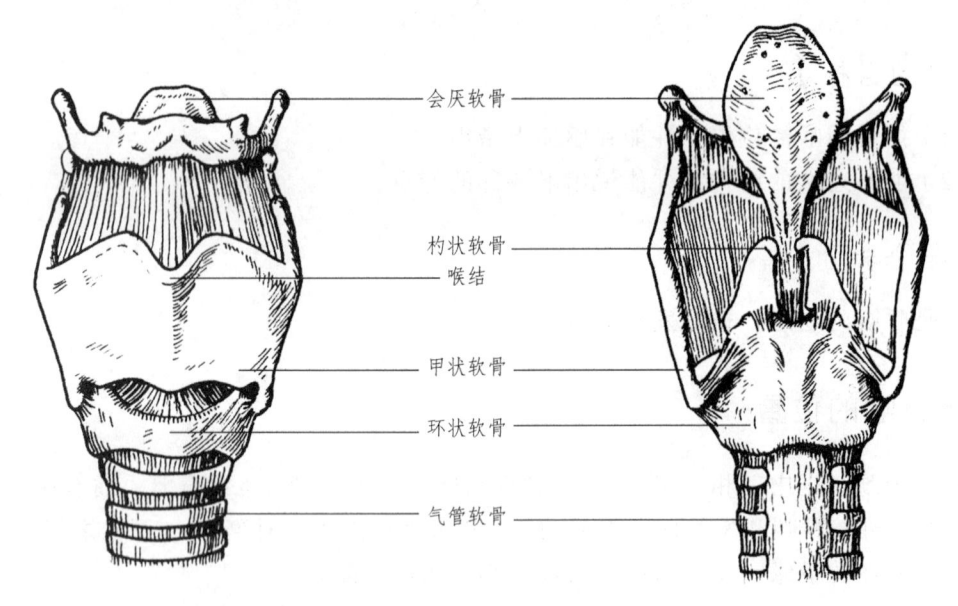

图 4-2 喉软骨

（二）喉的连结

喉的连结包括喉软骨之间以及喉与舌骨和气管之间的连结。

1. 环甲关节

环甲关节有甲状软骨下角与环状软骨的外侧构成。甲状软骨可在冠状轴上做前倾和复位运动，紧张或松弛声带。

2. 环杓关节

环杓关节由杓状软骨底与杓状软骨板的上缘构成。杓状软骨可在垂直轴上做旋转运动，使声带突向、内外侧转动，开大或缩小声门裂。

3. 环甲正中韧带

环甲正中韧带连于甲状软骨下缘与环状软骨弓之间。当急性喉阻塞时，可穿刺环甲正中韧带，建立临时性通气道，以挽救患者生命。

4. 声韧带

声韧带由弹性纤维构成，张于甲状软骨后面与杓状软骨声带突之间。

（三）喉　腔

喉的内腔称喉腔，向上经喉口通喉咽部，向下与气管相续。喉腔两侧壁的中部有上、下两对呈矢状位的黏膜皱襞，上方的称前庭襞，其间的裂隙称前庭裂；下方的称声襞，与深部的声韧带共同构成声带（图4-3）。两侧声襞之间的裂隙称声门裂，是喉腔最狭窄的部位。

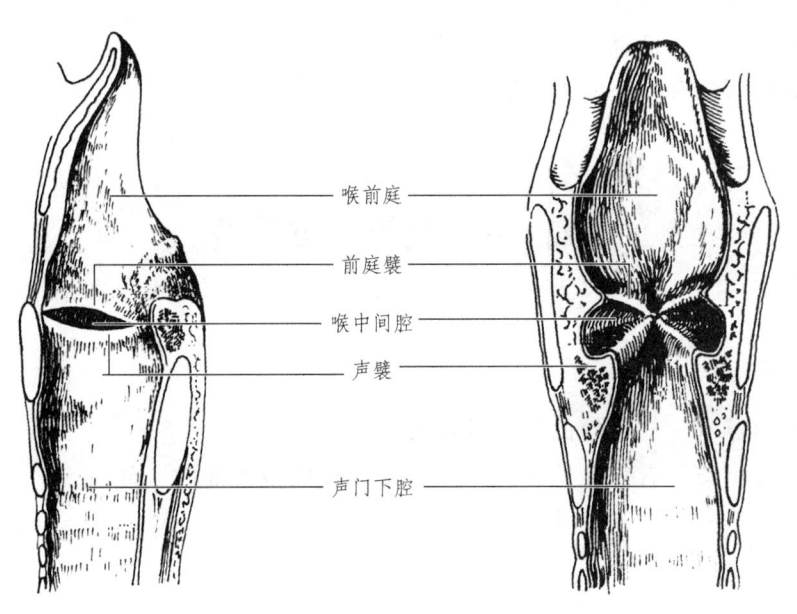

图 4-3　喉腔

声襞的内侧缘覆盖声韧带和声带肌形成声带。当气流通过声门裂时，可冲击声带使其振动，产生声音。

喉腔被前庭襞和声襞分为喉前庭、喉中间腔和声门下腔三部分：喉口到前庭裂之间的部分称喉前庭；前庭裂与声门裂之间的部分称喉中间腔，其两侧的隐窝称喉室；声门裂以下的部分称声门下腔，其黏膜下组织较疏松，炎症时易发生水肿，导致呼吸困难。

【项目实训】

（1）在标本和模型上观察喉的组成。
（2）在标本和模型上观察喉及喉腔的结构。

【项目测试】

（1）喉软骨包括单块的_____、_____、_____和成对的_____。
（2）喉腔最狭窄的部位在（　　）。
　　A. 喉口　　　　　　　B. 喉中间腔　　　　C. 声门裂
　　D. 声门下腔　　　　　E. 前庭裂
（3）呈完整环形的软骨是（　　）。
　　A. 甲状软骨　　　　　B. 会厌软骨　　　　C. 杓状软骨
　　D. 环状软骨　　　　　E. 以上均不是
（4）关于喉的描述，正确的是（　　）。
　　A. 成人喉的位置相当于第 4~5 颈椎高度
　　B. 小儿时期喉的位置相对较低
　　C. 喉向下与支气管相连
　　D. 喉可随吞咽活动而上、下移动
　　E. 喉的前方有颈部的大血管通过

项目三　气管、支气管

【学习目标】

（1）能说出器官、支气管的位置及构成。
（2）能描述出左、右主支气管的特点，并能在模型上准确区分。

【理论学习】

一、气　管

气管位于食管的前方，上端连于环状软骨下缘，经颈部正中下行经胸廓上口入胸腔，至胸骨角平面分为左、右主支气管，分叉处称气管杈（图4-4）。

气管由 14~17 个 "C" 字形气管软骨环以及各环之间的平滑肌和结缔组织构成。气管环呈 "C" 形，其缺口朝向后方，由平滑肌和结缔组织膜封闭。

气管以胸骨的颈静脉切迹为界，分为颈段和胸段。颈段位于颈前部正中，位置表浅，可触及，气管切开术常在第 3~4 或第 4~5 气管软骨环处进行。胸段较长，位于胸腔内。

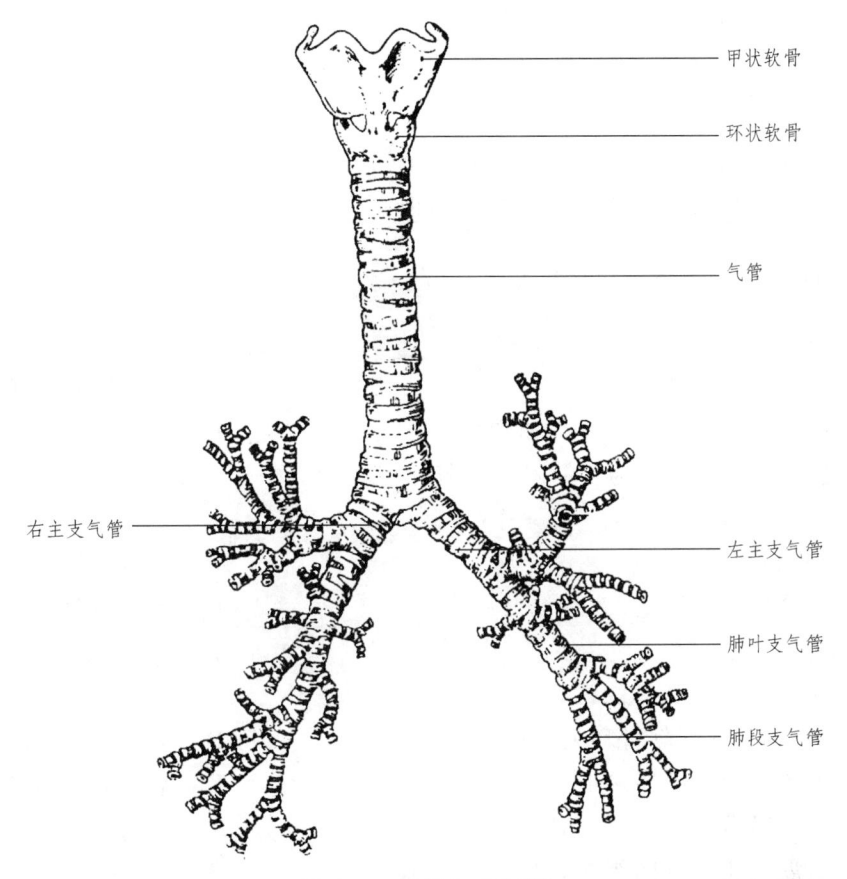

图 4-4　气管与支气管

二、主支气管

主支气管左、右各一，自气管发出后，行向外下方，经左、右肺门入肺。左主支气管细长，走行较水平；右主支气管粗短，走行较垂直。故气管异物多坠入右侧主支气管。

三、气管和主支气管的组织结构特点

气管和主支气管的管壁由内向外依次为黏膜、黏膜下层和外膜。

1. 黏　膜

黏膜由上皮和固有层构成。上皮为假复层纤毛柱状上皮，并含大量的杯状细胞。固有层由结缔组织构成，内含小血管、弹性纤维和散在的淋巴组织。

2. 黏膜下层

黏膜下层由疏松结缔组织组成，含有较多的腺体、血管和淋巴管。

3. 外　　膜

外膜由疏松结缔组织和透明软骨环构成，能支撑呼吸道并保持呼吸道的通畅。

【项目实训】

（1）在标本和模型上观察气管的位置和结构。

（2）在标本和模型上观察主支气管的结构，并能说出左右主支气管的不同。

【项目测试】

（1）气管（　　）。

　　A．上端接会厌软骨下缘　　　　　　　　B．沿食管后面降入胸腔

　　C．以胸骨角为界分为颈部和胸部　　　　D．颈部较长，胸部较短

　　E．在胸骨角平面分为左、右主支气管

（2）右主支气管（　　）。

　　A．细而长　　　　　　　　　　　　　　B．粗而短

　　C．气管异物不易坠入　　　　　　　　　D．入肺后分为上、下两支

　　E．走行较倾斜

（3）临床上气管切开部位常选（　　）。

　　A．第2～3气管软骨环处　　　　　　　　B．第3～5气管软骨环处

　　C．第5气管软骨环以下　　　　　　　　 D．平颈静脉切迹水平

　　E．以上都不是

（4）气管及主支气管的组织结构（　　）。

　　A．由黏膜、黏膜下层、肌层和外膜四层组成

　　B．黏膜上皮为复层扁平上皮

　　C．黏膜下层含有丰富的腺体

　　D．外膜内含有较多的平滑肌，固有收缩性

　　E．软骨位于黏膜与黏膜下层之间

第二节　肺

【学习目标】

（1）能描述肺的位置和形态。

（2）能说出肺各结构的名称，并能将其按顺序连结起来。

【理论学习】

一、肺的位置和形态

肺左、右各一，位于胸腔内，膈的上方，纵隔的两侧（图 4-5）。

肺质软而轻，呈海绵状富有弹性，表面有胸膜覆盖，光滑湿润。婴幼儿的肺呈淡红色，随着年龄的增长，肺的颜色逐渐转变为暗红色或深灰色。成人肺的质量约等于体重的 1/50。

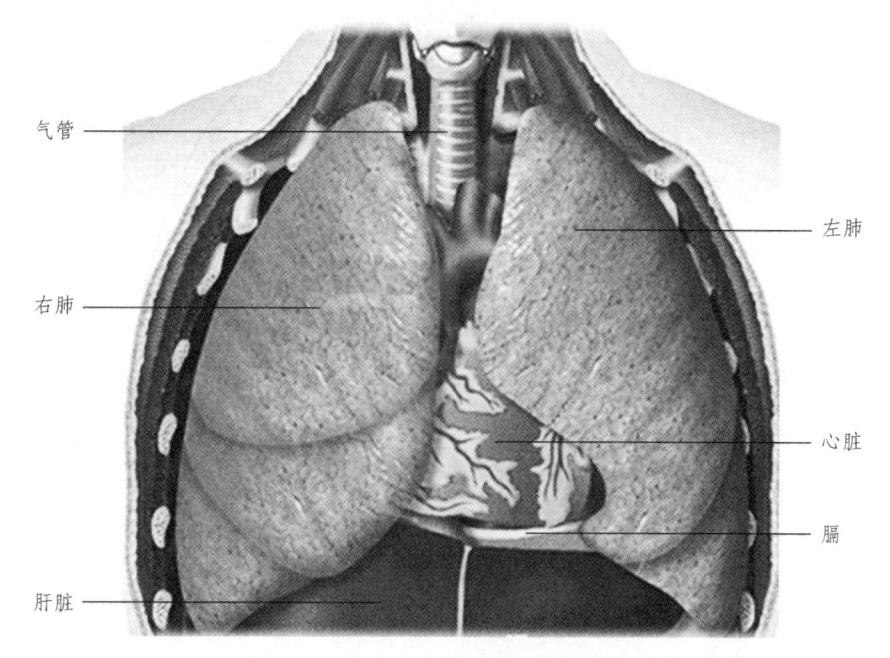

图 4-5 肺的位置

每侧肺近似半圆锥形，有一尖、一底、两面和三缘（图 4-6）。

肺尖与肺底：肺尖即肺的上端，经胸廓上口突入颈根部，高出锁骨内侧 2~3 cm。肺底与膈相邻。

两面：即肋面和纵隔面。纵隔面中部凹陷称肺门，是支气管、肺的血管、淋巴管和神经出入肺的部位。出入肺门的所有结构被结缔组织包绕，称肺根。

三缘：包括前缘、下缘和后缘。前缘和下缘锐薄，后缘钝圆。左肺前缘下部有心切迹。

左肺狭长，右肺宽短。左肺由从后上斜向前下的斜裂分为上、下两叶。右肺除斜裂外，还有一条近似于水平方向的水平裂，两裂将右肺分为上、中、下三叶。

二、肺内支气管和支气管肺段

左、右主支气管进入肺门后的分支为叶支气管。叶支气管在各肺叶内再分为段支气管，并在肺内反复分支，呈树枝状，称支气管树。每一段支气管及其所属的肺组织，称支气管肺段，简称肺段。各肺段呈圆锥形，其尖端均朝向肺门，底朝向肺表面。左肺可分为8~10个肺段，右肺分为10个肺段。根据肺段结构和功能的相对独立性，临床上可以肺段为单位进行肺段切除术。

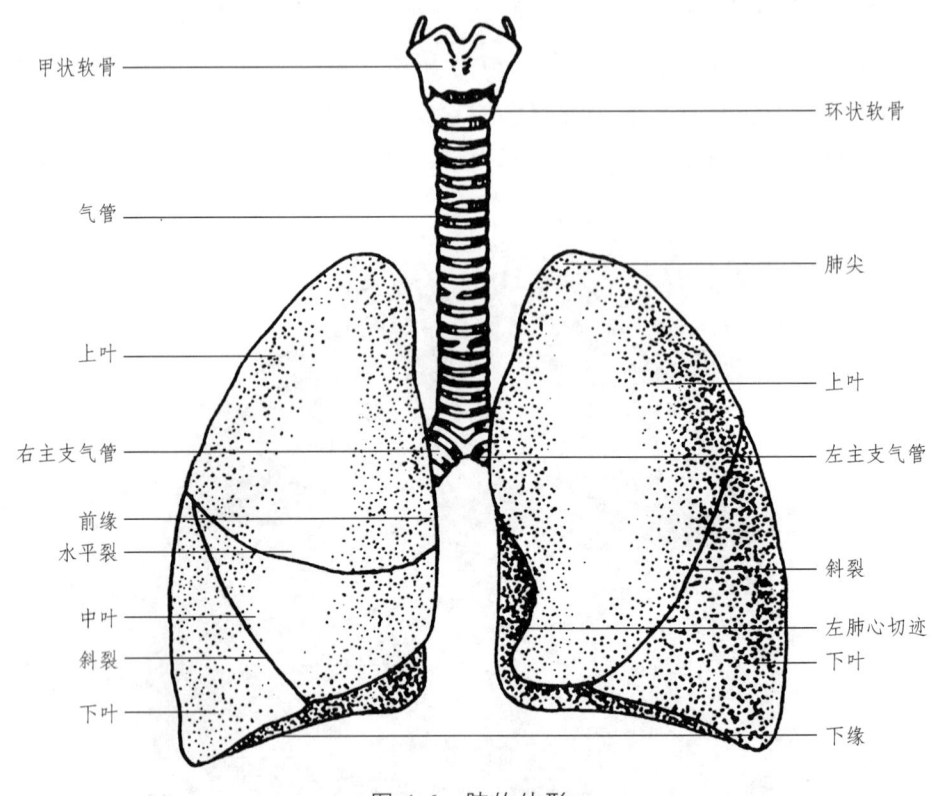

图 4-6 肺的外形

三、肺的组织结构

肺组织分肺实质和肺间质两部分，实质即肺内各级支气管和肺泡，间质为结缔组织及血管、淋巴管和神经等。

肺实质可分导气部和呼吸部（图 4-7）。

1. 导气部

（1）组成：包括叶支气管、段支气管、小支气管、细支气管和终末细支气管等。

（2）结构：肺导气部随分支而管径渐小，管壁渐薄，其结构的主要变化常有：① 上皮由假复层纤毛柱状上皮逐渐变成单层柱状上皮；② 腺体逐渐减少至消失；③ 软骨逐渐减少至消失；④ 平滑肌逐渐增多。平滑肌可改变支气管口径的大小，调节进入肺泡的气流量。

直径小于1 mm的细支气管及其各级分支和所属的肺组织，称肺小叶。

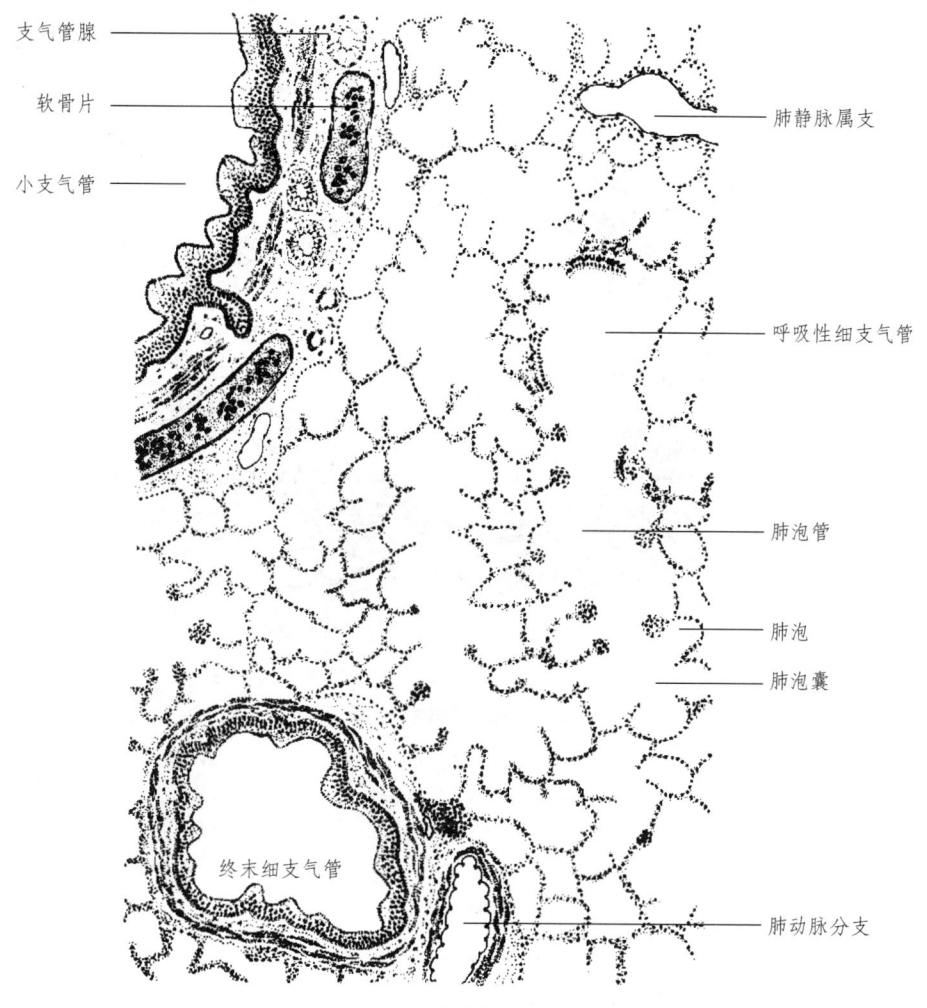

图 4-7　肺的组织结构

2. 呼吸部

（1）组成：包括呼吸性细支气管、肺泡管、肺泡囊、肺泡等。

（2）功能：具有气体交换功能。

（3）肺泡：由Ⅰ型肺泡细胞和Ⅱ型肺泡细胞组成。Ⅰ型肺泡细胞薄而光滑，参与气体交换。Ⅱ型肺泡细胞能分泌表面活性物质。该物质可降低肺泡表面张力，防止肺泡塌陷。

（4）肺泡隔：相邻肺泡之间薄层的结缔组织，内含毛细血管、弹性纤维、巨噬细胞等。

（5）气血屏障：又称呼吸膜或呼吸屏障，是肺泡与血液之间进行气体交换需要经过的结构，主要包括肺泡上皮、肺泡上皮基膜、毛细血管内皮基膜与毛细血管内皮四层结构（图 4-8）。

【项目实训】

（1）观察肺的标本和模型，辨认肺各部的结构。

（2）在显微镜下观察肺的组织结构。

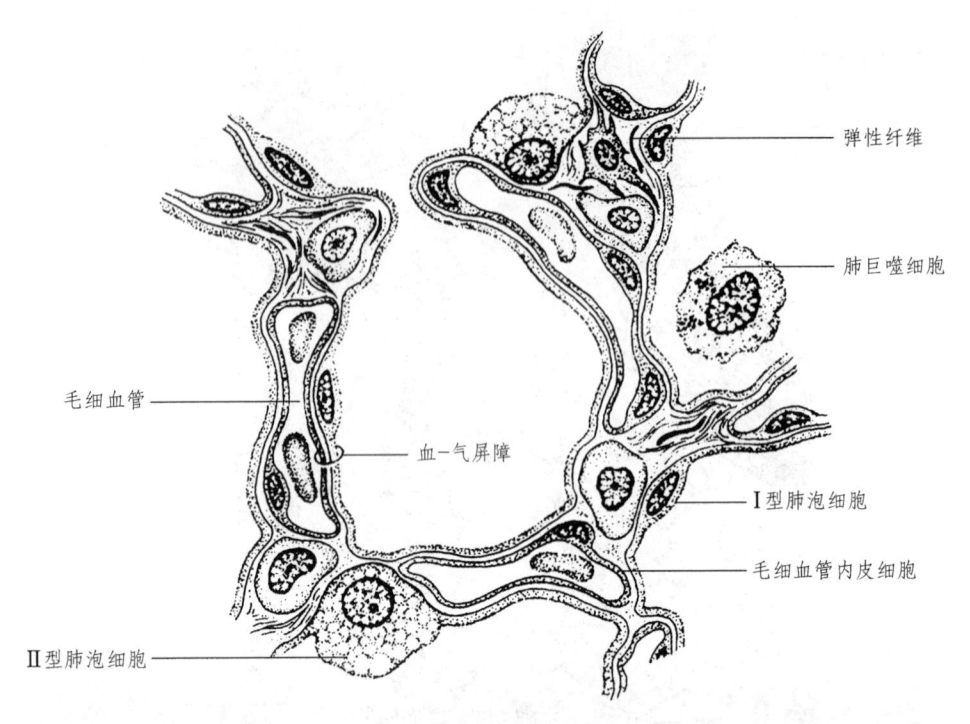

图 4-8　血-气屏障示意图

【项目测试】

（1）左肺（　　）。
　　A. 分上、下两叶　　　　B. 粗而短
　　C. 只有水平裂　　　　　D. 前缘无心切迹
　　E. 分上、中、下三叶

（2）肺尖的位置（　　）。
　　A. 高出锁骨内侧 1/3 以上 2~3 cm
　　B. 高出锁骨外侧 1/3 以上 2~3 cm
　　C. 低于锁骨内侧 1/3 以上 2~3 cm
　　D. 低于锁骨外侧 1/3 以上 2~3 cm
　　E. 高出胸锁关节上方 2~3 cm

（3）肺导气部的终末部分是（　　）。
　　A. 细支气管　　　　B. 肺泡管　　　　C. 终末细支气管
　　D. 呼吸性细支气管　　E. 小支气管

（4）能进行气体交换的结构是（　　）。
　　A. 终末细支气管　　B. 肺段支气管　　C. 小支气管
　　D. 细支气管　　　　E. 呼吸性支气管

第三节 胸膜和纵膈

项目一 胸 膜

【学习目标】

（1）能描述胸膜的构成和分部。
（2）能区分胸腔和胸膜腔的不同。
（3）能在模型和身体上找出胸膜下界和肺下界的位置。

【理论学习】

一、胸膜的概念及分部

胸膜是衬覆于胸壁内面、膈上面和肺表面的浆膜，分壁层和脏层（图4-9，图4-10）。
壁胸膜按部位分肋胸膜、膈胸膜、纵隔胸膜与胸膜顶四部分。肋胸膜贴附于肋以及肋间隙内面；膈胸膜覆盖于膈的上面，与膈紧密相贴；纵隔胸膜贴于纵隔的两侧；胸膜顶覆盖于肺尖的上方，突出胸廓上口，伸向颈根部，高出锁骨内侧1/3上方2~3 cm。脏胸膜覆于肺表面。

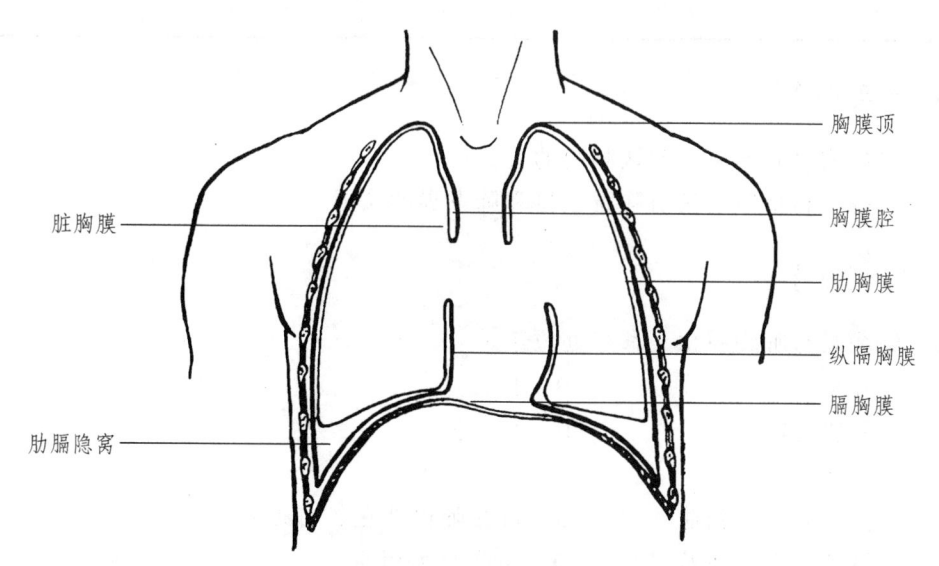

图4-9 胸膜冠状切面

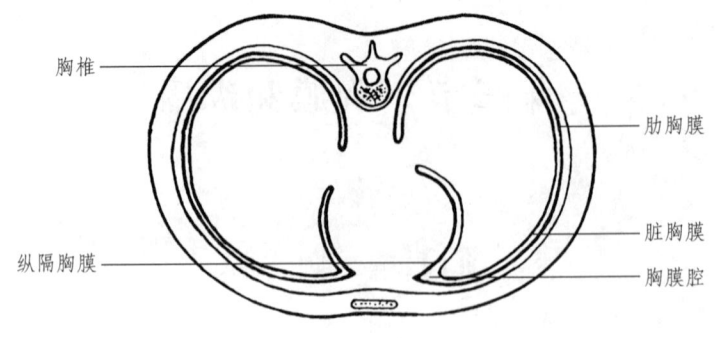

图 4-10　胸膜水平切面

二、胸膜腔及肋膈隐窝

胸膜腔：是脏胸膜和壁胸膜之间形成密闭的、呈负压的潜在性腔隙。

肋膈隐窝：由肋胸膜与膈胸膜返折处形成的半环形间隙称肋膈隐窝，是站立及坐位时胸膜腔的最低点。胸膜腔积液首先积存于此处，是临床抽取胸腔积液的部位。

三、肺和胸膜的体表投影

肺和胸膜的上部基本上与胸腔内表面紧密相贴，位置变化不大。肺和胸膜的下部由于呼吸的关系可以上下移动，其体表投影如表 4-1 所示。

表 4-1　肺和胸膜下界的体表投影

	锁骨中线	腋中线	肩胛线	后正中线
肺下界	第 6 肋	第 8 肋	第 10 肋	第 10 胸椎棘突
胸膜下界	第 8 肋	第 10 肋	第 11 肋	第 12 胸椎棘突

【项目实训】

（1）观察胸膜的模型，辨认胸膜的分部。
（2）在模型和身体上找出胸膜下界和肺下界的位置。

【项目测试】

（1）壁胸膜与脏胸膜相互移行处位于（　　）。
　　A. 肺根　　　　　　　B. 肺尖　　　　　　　C. 斜裂
　　D. 肋膈隐窝　　　　　E. 水平裂
（2）胸膜腔（　　）。
　　A. 左、右互不相通　　B. 可在肺根处左、右相通
　　C. 借呼吸道与外界相通　D. 与胸膜腔相通
　　E. 腔内压力高于大气压

（3）肋膈隐窝位于（　　　）。
　　　A．脏、壁胸膜移行处　　　B．肋胸膜与纵隔胸膜移行处
　　　C．胸膜顶处　　　　　　　D．膈胸膜与纵隔胸膜移行处
　　　E．肋胸膜与膈胸膜移行处。

项目二　纵　隔

【学习目标】

（1）能解释纵隔的概念。
（2）能说出纵隔的境界和分部。

【理论学习】

纵隔是两侧纵隔胸膜间全部器官、组织的总称。纵隔的境界：前界为胸骨；后界为脊柱；两侧界为纵隔胸膜；上界是胸廓上口；下界是膈（图4-11）。

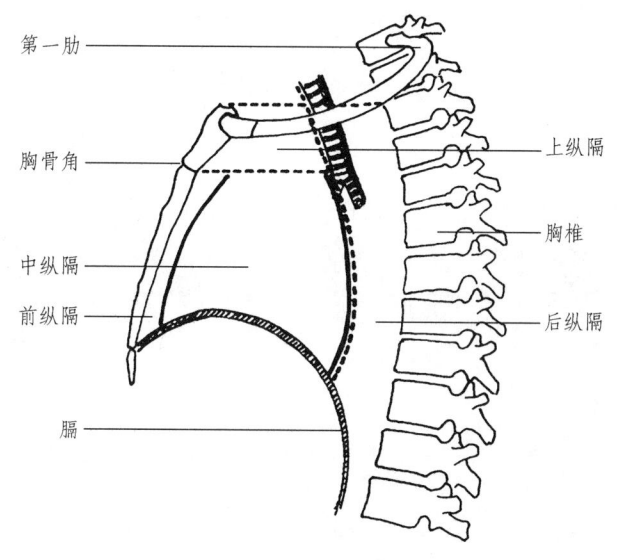

图4-11　纵隔

纵隔以胸骨角平面（平对第4胸椎体下缘）为界分为上纵隔和下纵隔。下纵隔以心包为界分为前纵隔、中纵隔和后纵隔。

上纵隔内主要有胸腺、头臂静脉、上腔静脉、膈神经、迷走神经、喉返神经、主动脉及其三大分支、气管、食管、胸导管和淋巴管等。

前纵隔位于胸骨与心包之间，内有胸腺下部、部分纵隔前淋巴结及疏松结缔组织等。

中纵隔位于心包前、后界之间，内有心包、心和大血管、膈神经、奇静脉末端、心包膈血管及淋巴结等。

后纵隔位于心包与脊柱之间，内有食管、主支气管、胸主动脉、胸导管、奇静脉、半奇静脉、迷走神经、胸交感干和淋巴结等。

【项目实训】

观察纵隔模型，辨认纵隔的境界和分部。

【项目测试】

（1）上、下纵隔的划分以_____平面为界，下纵隔又以_____为界分为_____、_____、_____三部分，心所在的部位属于_____。

（2）关于纵隔的描述，正确的是（　　）。

  A. 属于胸膜腔的一部分　　　　　　　B. 前界是心包
  C. 上界在胸骨角平面　　　　　　　　D. 位于两侧纵隔胸膜之间
  E. 纵隔内无任何器官

第五章 泌尿系统

　　泌尿系统由肾、输尿管、膀胱和尿道组成。其主要功能是排出人体代谢过程中产生的废物、多余的水分等，从而参与维持人体内环境的相对稳定。肾生成尿液，输尿管输送尿液至膀胱暂时贮存，当膀胱中尿液贮存到一定程度时，经尿道排出体外（图 5-1）。

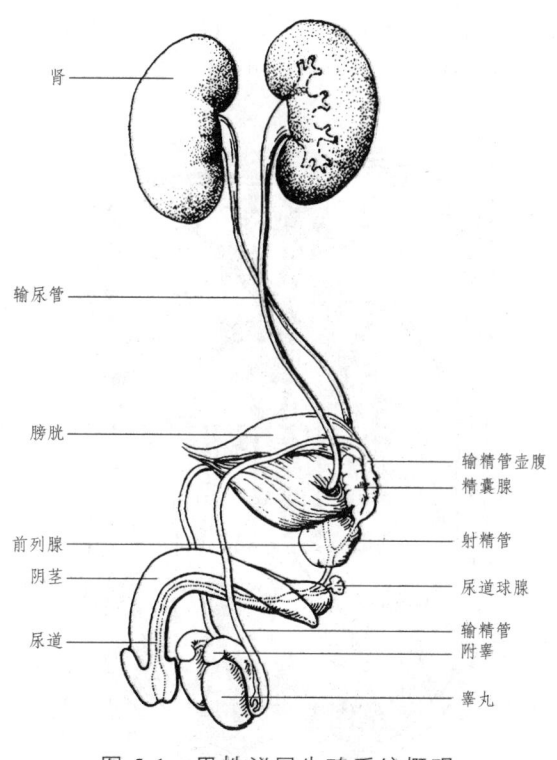

图 5-1　男性泌尿生殖系统概观

第一节　肾

项目一　肾的位置、形态和被膜

【学习目标】

（1）能够正确描述肾的形态、位置。
（2）能说出肾的被膜。

【理论学习】

一、肾的形态和位置

肾是实质性器官，左右各一，形似蚕豆，长约 10 cm、宽约 6 cm、厚约 4 cm。成人的肾表面光滑，新鲜肾呈红褐色，质柔软。肾的大小因人而异，男性的肾略大于女性。肾分上、下两端，前、后两面，内侧、外侧两缘。肾的上端宽而薄，下端窄而厚。前面凸向前外侧，后面因紧贴腹后壁而较扁平。外侧缘隆凸；内侧缘中部凹陷称肾门，是肾的血管、神经、淋巴管及肾盂出入的门户。出入肾门的这些结构被结缔组织所包裹称肾蒂。肾门向肾内凹陷形成的腔称肾窦，容纳肾小盏、肾大盏、肾盂、肾血管和脂肪等（图5-2）。

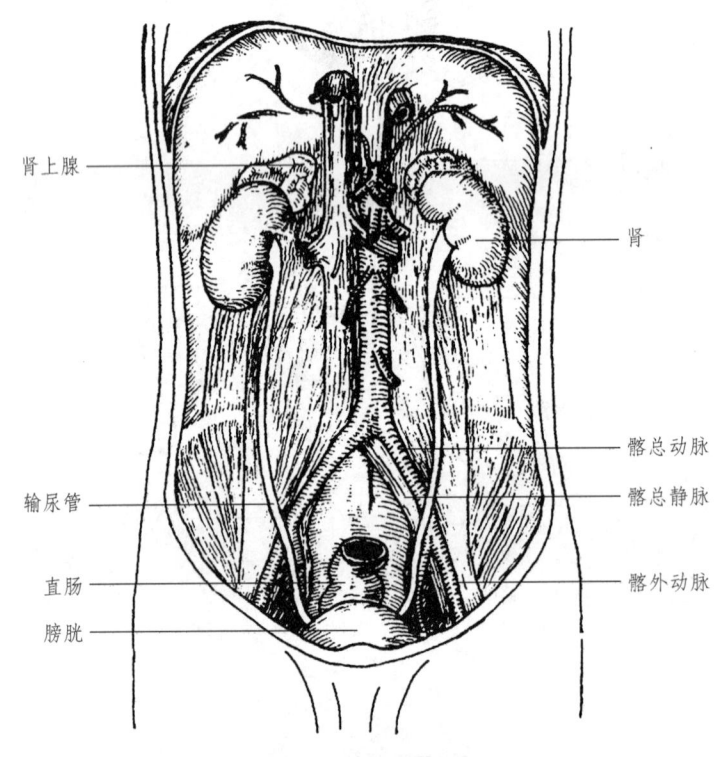

图 5-2　肾、输尿管和膀胱的位置

肾位于脊柱两侧，紧贴腹后壁的上部、腹膜后方，是腹膜外位器官。肾的长轴向外下倾斜，左肾上端平第 12 胸椎上缘，下端平第 3 腰椎上缘；右肾由于受肝的影响比左肾略低，上端平第 3 腰椎下缘。第 12 肋斜过左肾后面的中部、右肾后面的上部（图5-3）。

肾的位置有个体差异。女性略低于男性，儿童低于成人，新生儿肾的位置最低。成人的肾门约平第 1 腰椎平面，距正中线约 5 cm。在躯干背面，竖脊肌外侧缘与第 12 肋的夹角处称肾区（肋脊角）。当肾患某些疾病时，叩击或触压此区可引起疼痛。

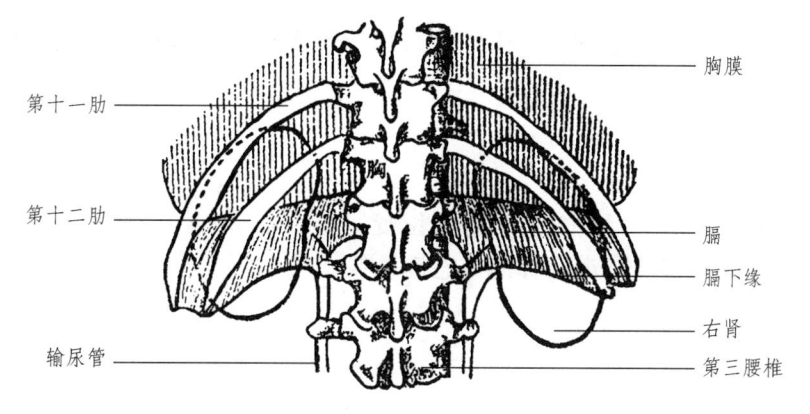

图 5-3 肾的体表投影

二、肾的被膜

肾表面包有三层被膜，由内向外依次为纤维囊、脂肪囊和肾筋膜。

纤维囊是紧贴肾实质表面的薄层致密结缔组织膜，内含少量弹性纤维。纤维囊与肾连接疏松，易于剥离，但在病理情况下，则与肾实质发生粘连，不易剥离。在修复肾破裂或肾部分切除时，需缝合此膜。

脂肪囊是包被在纤维囊外周的囊状脂肪层，并经肾门进入肾窦，对肾起弹性垫样保护作用。肾囊封闭时，药物即注入此膜。

肾筋膜位于脂肪囊外面，分前、后两层，包被肾及肾上腺，其间有输尿管通过（图5-4）。

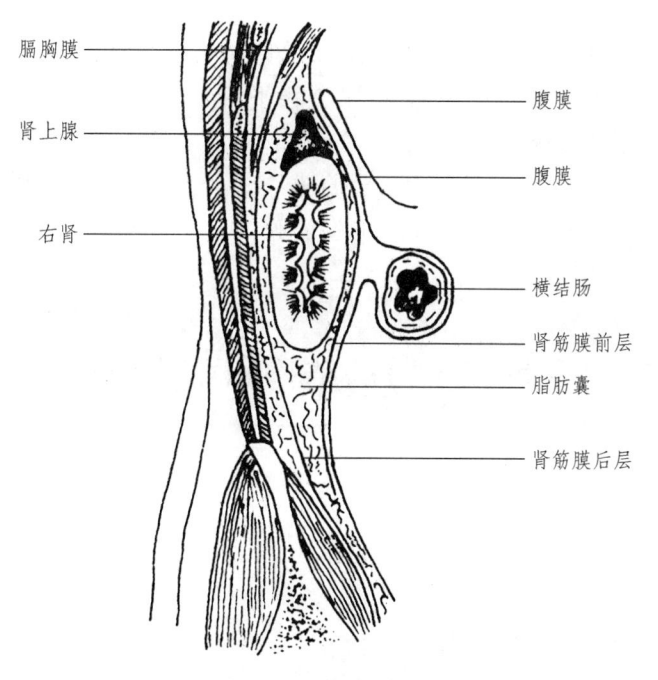

图 5-4 肾的被膜

肾的被膜、血管、邻近器官、腹膜和腹内压等多种因素对肾起固定作用，当这些因素异常时，可产生肾下垂或游走肾。

【项目实训】

（1）在身体或模型上指出左、右肾的位置。
（2）结合标本和模型，观察肾的形态和被膜。

【项目测试】

（1）肾门位于肾的（　　）。
  A. 前面　　　　　　　B. 后面　　　　　　　C. 内侧缘
  D. 外侧缘　　　　　　E. 上端
（2）出入肾门的结构中不包括（　　）。
  A. 肾动脉　　　　　　B. 肾静脉　　　　　　C. 肾盂
  D. 输尿管　　　　　　E. 淋巴管和神经
（3）左肾的位置错误的是（　　）。
  A. 上端平第 12 胸椎上缘
  B. 下端平第 3 腰椎上缘
  C. 第 12 肋斜过左肾后面中部
  D. 比右肾略低
  E. 比右肾略高
（4）成人肾门约平（　　）。
  A. 第 11 胸椎体下缘　　B. 第 12 胸椎体　　　C. 第 1 腰椎平面
  D. 第 2 腰椎体上缘　　E. 第 2 腰平面
（5）紧贴肾表面的被膜是（　　）。
  A. 纤维囊　　　　　　B. 肾筋膜　　　　　　C. 脂肪囊
  D. 脏腹膜　　　　　　E. 胸腰筋膜

项目二　肾的结构和血液循环

【学习目标】

（1）能够列举肾的剖面结构。
（2）能够正确描述肾的微细结构。
（3）能说出肾的血液循环特点。

【理论学习】

一、肾的剖面结构

在肾的冠状切面上,肾实质分为表层的肾皮质和深层的肾髓质两部分。

肾皮质位于肾的浅部,富含血管,在新鲜标本为红褐色,主要由肾小体和肾小管组成。肾皮质伸入肾髓质内的部分称肾柱。肾髓质位于肾皮质的深部,血管较少,色淡红,由 15~20 个肾锥体构成。肾锥体呈圆锥形,底朝皮质、尖向肾窦。2~3 个肾锥体尖端合并成肾乳头,其尖端有乳头孔,终尿经此孔流入肾小盏。肾小盏呈漏斗状包绕肾乳头。2~3 个肾小盏汇合成一个肾大盏。2~3 个肾大盏汇合成 1 个肾盂。肾盂出肾门后向下弯行,逐渐变细,移行为输尿管(图 5-5)。

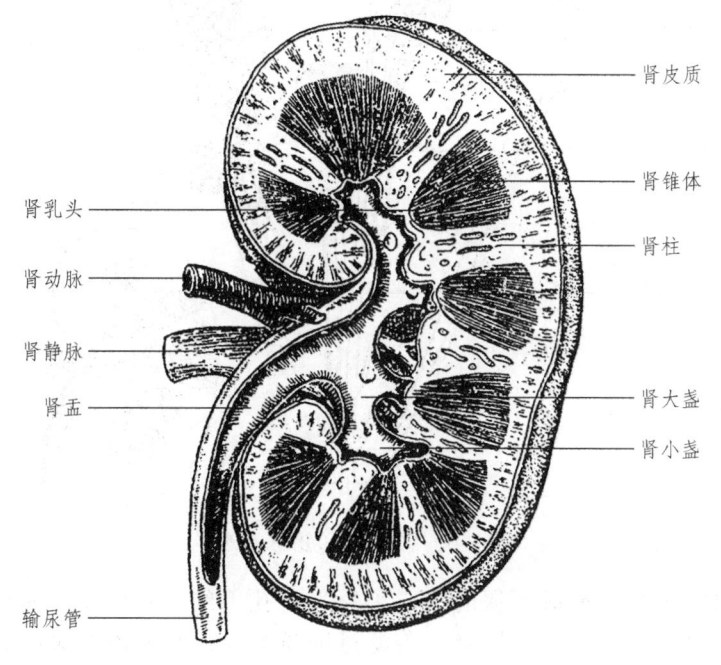

图 5-5 右肾冠状切面(后面观)

二、肾的微细结构

肾实质含有大量泌尿小管,其间有少量的结缔组织、血管、神经等构成的肾间质。泌尿小管由肾单位和集合小管两部分组成(图 5-6)。

(一)肾单位

肾单位是肾的结构和功能的基本单位,由肾小体和肾小管组成。每侧肾有 100 万~140 万个肾单位。

1. 肾小体

肾小体又称肾小球，位于肾皮质内，呈球形，由血管球与肾小囊组成。

（1）血管球：是肾小体内入球微动脉与出球微动脉之间的一团盘曲成球状的毛细血管，其管壁极薄，由一层有孔内皮细胞和基膜构成。

（2）肾小囊：是肾小管起始部膨大并凹陷而成的杯状双层囊，包裹着血管球。肾小囊分壁、脏两层，壁层为单层扁平上皮；脏层由贴附在毛细血管基膜外面的足细胞构成。两层之间的腔隙为肾小囊腔。足细胞伸出几个较大的初级突起，初级突起又伸出许多指状的次级突起，相邻次级突起相互镶嵌，形成栅栏状结构紧包在毛细血管外面。次级突起间的裂隙，称为裂孔。裂孔上覆盖一层极薄的裂孔膜。

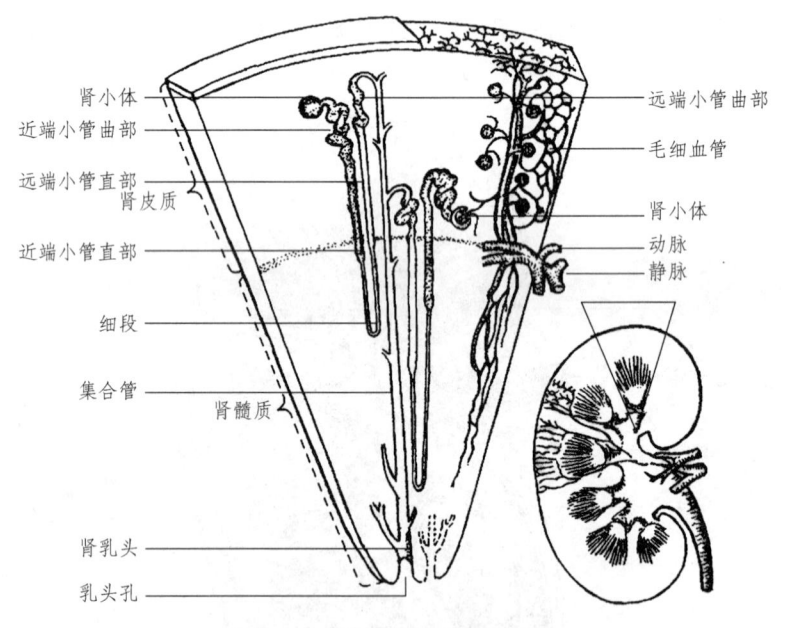

图 5-6 肾单位和泌尿小管

血液流经血管球滤出形成原尿时，必须通过有孔毛细血管内皮、基膜和裂孔膜，这三层结构称为滤过膜，又称滤过屏障。若滤过屏障受损，则血液中某些大分子物质，甚至血细胞都可漏入肾小囊腔内，形成蛋白尿或血尿。

2. 肾小管

肾小管的管壁由单层上皮围成，与肾小囊壁层相续。肾小管根据其形态结构、位置和功能，由近端向远端依次分为近端小管、细段和远端小管三部。

（1）近端小管：是肾小管中最粗、最长的一段，分为曲部和直部。其曲部简称近曲小管，直部近侧端与曲部相续，远侧端管径突然变细移行为细段。

（2）细段：管径细，参与构成髓袢。

（3）远端小管：较近端小管细，分为直部和曲部。其直部近侧端与细段相续；远侧端与曲部相连，简称远曲小管。近端小管直部、细段和远端小管直部共同构成 U 形结构称髓袢或肾单位袢。

（二）集合小管

集合小管续接远端小管曲部，自肾皮质行向肾髓质，当到达髓质深部后陆续与其他集合小管汇合。最后形成管径较粗的乳头管，开口于肾乳头。

（三）球旁复合体

球旁复合体由球旁细胞和致密斑等组成（图5-7）。

1. 球旁细胞

球旁细胞位于入球微动脉管壁上，由入球微动脉管壁中膜的平滑肌细胞转变而成，可分泌肾素。

2. 致密斑

致密斑位于远端小管与球旁细胞邻接处，是远端小管管壁上皮细胞增高、变窄，形成的椭圆形斑块状隆起。它有调节球旁细胞分泌肾素的作用。

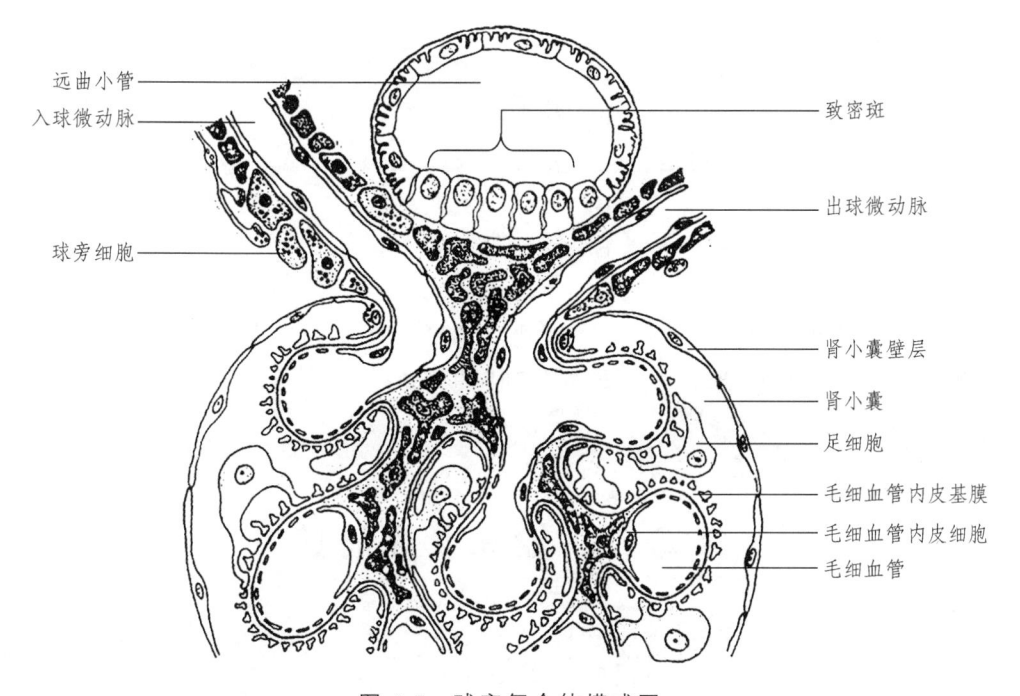

图 5-7　球旁复合体模式图

三、肾的血液循环

肾血液循环的作用：一是营养肾组织，二是参与尿的生成。因此，肾血液循环具有自身的特点。

（1）肾动脉直接起于腹主动脉，血管粗短，流速快且流量大。

（2）血管球的入球微动脉粗短，出球微动脉细长，因而血管球内压力较高，有利于肾小体的滤过作用。

（3）肾血液循环中动脉两次形成毛细血管网，第一次是入球微动脉形成血管球，有利于原尿生成；第二次是出球微动脉在肾小管周围形成毛细血管网，有利于肾小管对原尿中水分和无机盐的重吸收。

【项目实训】

（1）结合标本和模型，观察肾的剖面结构。
（2）结合标本和模型，观察肾的血管分布。

【项目测试】

（1）属于肾皮质的结构是（　　）。
　　A. 肾小盏　　　　　　B. 肾盂　　　　　　C. 肾乳头
　　D. 肾柱　　　　　　　E. 肾大盏
（2）构成肾髓质的结构是（　　）。
　　A. 肾柱　　　　　　　B. 肾大盏　　　　　C. 肾窦
　　D. 肾椎体　　　　　　E. 肾小体
（3）不属于肾小管的结构是（　　）。
　　A. 肾小囊　　　　　　B. 近端小管曲部　　C. 肾单位袢
　　D. 远端小管曲部　　　E. 髓袢
（4）肾单位包括（　　）。
　　A. 血管球和肾小管　　B. 肾小囊和肾小管　　C. 肾小体和肾小管
　　D. 肾小囊和血管球　　E. 肾锥体和肾小囊

第二节　输尿管和膀胱

项目一　输尿管

【学习目标】

（1）能准确描述输尿管的三处狭窄。
（2）能说出输尿管的走行。

【理论学习】

输尿管是一对位于腹膜外位的细长的肌性管道，起自肾盂末端，终于膀胱，长 20~30 cm，管径平均 0.5~1.0 cm。管壁有较厚的平滑肌，通过节律性蠕动，使尿液不断流入膀胱。

输尿管根据其走行，可分为腹段、盆段和壁内段三段。腹段位于腹膜后方，沿腰大肌的前面下行，至小骨盆上口处，左、右输尿管分别跨越左髂总动脉末端和右髂总动脉起始部的前面，进入盆腔移行于盆段。盆段仍下行于腹膜后方，沿盆壁的血管神经表面行向前。男性输尿管与输精管交叉后转向前内侧斜穿膀胱底；女性输尿管入盆腔后，行经子宫颈两侧达膀胱底。壁内段为输尿管斜穿膀胱壁的部分，约 1.5~2.0 cm，以输尿管口开口于膀胱内面。

输尿管全长粗细不均，全程有三处较明显狭窄：① 输尿管起始处；② 小骨盆上口，输尿管跨过髂血管处；③ 斜穿膀胱壁处。当尿路结石下降时，易嵌顿于狭窄处，引起剧烈绞痛（图 5-8）。

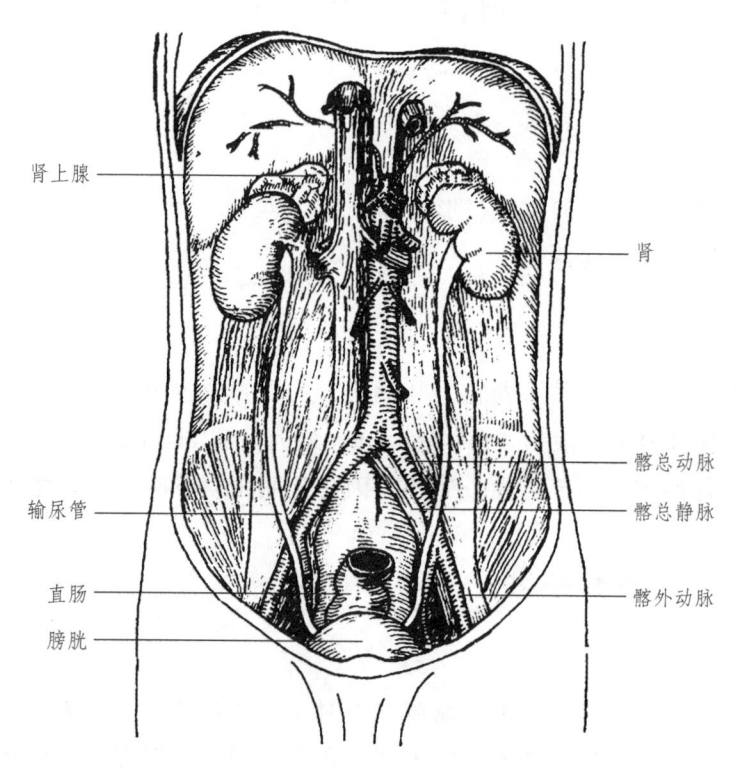

图 5-8 肾、输尿管和膀胱的位置（前面观）

【项目实训】

（1）结合标本和模型，观察输尿管的位置、形态。
（2）在离体标本或模型上指出输尿管三处狭窄。

【项目测试】

（1）输尿管根据其走行，可分为_____、_____和_____三段。
（2）输尿管有三处明显的狭窄，分别位于_____，_____和_____。
（3）移行为输尿管的结构是（　　）。
　　A. 肾小盏　　　　　　B. 肾大盏　　　　　　C. 肾盂
　　D. 肾小管　　　　　　E. 肾乳头
（4）输尿管的第二处狭窄位于（　　）。
　　A. 起始处　　　　　　B. 小骨盆入口处　　　C. 穿膀胱壁处
　　D. 接尿道处　　　　　E. 以上均不是

项目二　膀　胱

【学习目标】

（1）能够准确描述膀胱的位置、形态和毗邻。
（2）能说出膀胱壁的构造。

【理论学习】

膀胱是一个肌性囊状的贮尿器官，其形状、大小、位置及壁的厚度随尿液充盈程度而异。正常成人膀胱容量一般为 350～500 mL，最大可达 800 mL。新生儿膀胱容量约为成人的 1/10，女性的容量小于男性，老年人因膀胱肌张力下降而容量增大。

一、形态、位置和毗邻

1. 形　态

形态膀胱充盈时，略呈卵圆形，膀胱空虚时呈三棱锥体形，分为尖、底、体、颈四部分。其尖朝向前上方，称膀胱尖；底近似三角形，朝向后下方，称膀胱底；膀胱底与膀胱尖之间的部分称膀胱体；膀胱的最下部称膀胱颈。颈的下端有尿道内口与尿道相接（图 5-9）。

2. 位　置

成人膀胱位于盆腔的前部，耻骨联合的后方。膀胱空虚时，其尖一般不超过耻骨联合上缘；充盈时，膀胱尖上升至耻骨联合以上，腹前壁返折向膀胱的腹膜也随之上移，使膀胱的前下壁与腹前壁相贴。因此，当膀胱充盈时在耻骨联合上缘进行膀胱穿刺，穿刺针可不经腹膜腔直接进入膀胱，避免损伤腹膜。

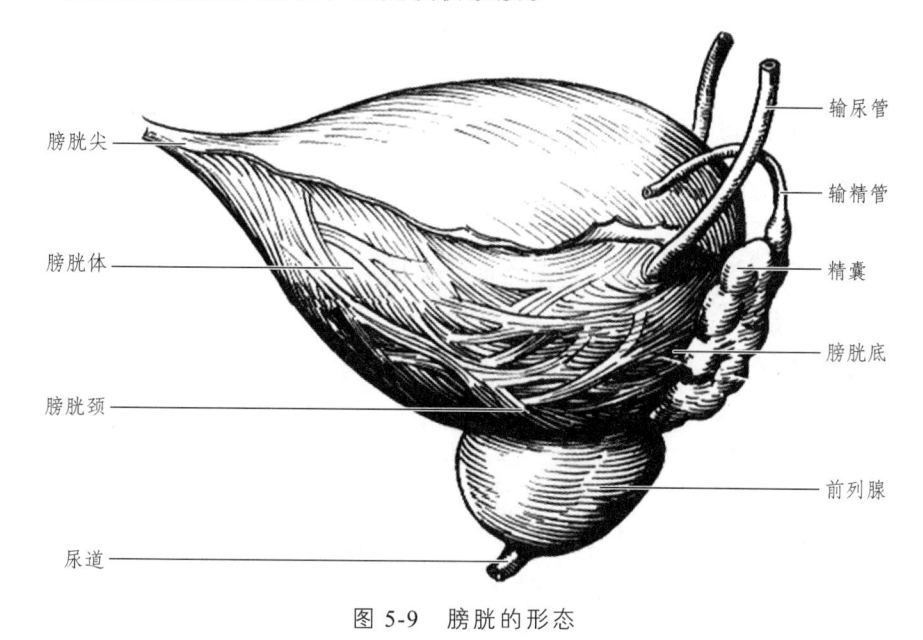

图 5-9 膀胱的形态

3. 毗 邻

膀胱底在男性与精囊腺、输精管末端及直肠相邻，在女性与子宫颈和阴道相邻。膀胱颈在男性与前列腺相接，在女性与尿生殖膈相邻。

二、膀胱壁的结构

膀胱壁由内向外依次为黏膜、肌层和外膜。

1. 黏 膜

黏膜的上皮是变移上皮。膀胱空虚时黏膜由于肌层的收缩而形成许多皱襞，充盈时皱襞则消失。膀胱底的内面，位于两输尿管口与尿道内口之间的三角形区域，无论膀胱空虚或充盈，黏膜均光滑无皱襞，此区称膀胱三角，是肿瘤、结核、炎症好发部位。两侧输尿管口之间的横行皱襞，称输尿管间襞，膀胱镜下所见为一条白带，是寻找输尿管口的标志。

2. 肌 层

肌层由平滑肌构成，分为内纵、中环、外纵，这三层肌束相互交错，共同构成逼尿肌。

3. 外 膜

外膜的大部分为纤维膜，由疏松结缔组织构成，仅膀胱顶部为浆膜。

【项目实训】

（1）结合标本和模型，观察膀胱的位置和形态。
（2）在膀胱标本和模型，指出膀胱三角的位置。

【项目测试】

（1）膀胱空虚时呈_____形，从外形上可分为_____、_____、_____和_____四部分。
（2）膀胱三角位于_____和_____之间，该区域黏膜的特点是_____。
（3）膀胱最下部称（　　）。
  A. 膀胱底　　　　　　　B. 膀胱尖　　　　　　　C. 膀胱颈
  D. 膀胱体　　　　　　　E. 膀胱顶
（4）关于膀胱的说法，正确的是（　　）。
  A. 是一储尿器官　　　　　B. 膀胱底处有尿道内口
  C. 充盈时全部位于盆腔内　D. 成人膀胱容积为 100～300 mL
  E. 男性膀胱低于女性膀胱

第三节　尿　道

【学习目标】

（1）能够正确描述女性尿道的特点，男性尿道的分布、狭窄和弯曲。
（2）能够列举男性尿道的分布、狭窄和弯曲的临床意义。

【理论学习】

尿道是膀胱与体外相通的一段管道。男、女性尿道有很大差异。

一、女性尿道

女性尿道短、宽而直，易于扩张，长 3～5 cm，直径约 0.6 cm，仅有排尿功能；起于膀胱的尿道内口，经耻骨联合与阴道之间下行，穿尿生殖膈以尿道外口开口于阴道前庭。穿尿生殖膈时，周围有尿道阴道括约肌环绕，可控制排尿。由于女性尿道与阴道相邻且较男性尿道短、宽、直，故易发生逆行性尿路感染。

二、男性尿道

男性尿道有排精和排尿功能，起于膀胱的尿道内口，止于阴茎头的尿道外口，成人长 16～22 cm，管径平均为 5～7 mm。全程可分为前列腺部、膜部和海绵体部。临床上将前列腺部和膜部称为后尿道，海绵体部称为前尿道（图 5-10）。

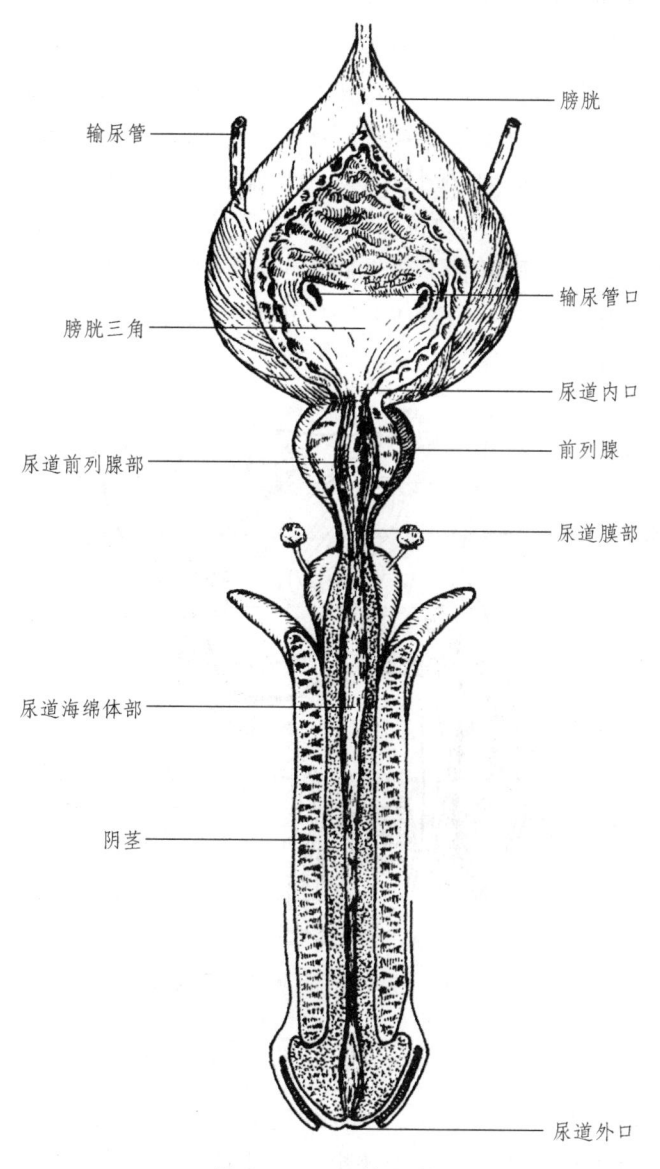

图 5-10　男性尿道

（一）前列腺部

前列腺部为尿道穿过前列腺的部分，长约 3 cm，管腔中部扩大呈梭形。其后壁上有射精管和前列腺排泄管的开口。

（二）膜　部

膜部为尿道穿尿生殖膈的部分，短而窄，长约 1.5 cm，其周围有尿道外括约肌（骨骼肌）环绕，可控制排尿。此部位置较固定，外伤性尿道断裂易发生于此部。

（三）海绵体部

海绵体部为尿道穿尿道海绵体的部分，长 12～17 cm，其起始部膨大称尿道球部，尿道球腺开口于此。尿道海绵体的末端在阴茎头内管腔扩大，形成尿道舟状窝。

男性尿道在行径中粗细不一，有三处狭窄、三处扩大和两个弯曲。三处狭窄分别位于尿道内口、尿道膜部和尿道外口。其中，尿道外口最为狭窄，尿道结石在排出的过程中，易嵌顿在狭窄处。三处扩大分别位于前列腺部、尿道球部和尿道舟状窝。阴茎自然悬垂时，尿道有两个弯曲。一个弯曲位于耻骨联合下方 2 cm 处，凹向上，包括前列腺部、膜部及海绵体部的起始段，称耻骨下弯，此弯恒定，不可改变；另一个弯曲在耻骨联合的前下方，凹向下，在阴茎根与阴茎体之间，称耻骨前弯，此弯曲不恒定，将阴茎向上提起时，此弯曲变直而消失（图 5-11）。

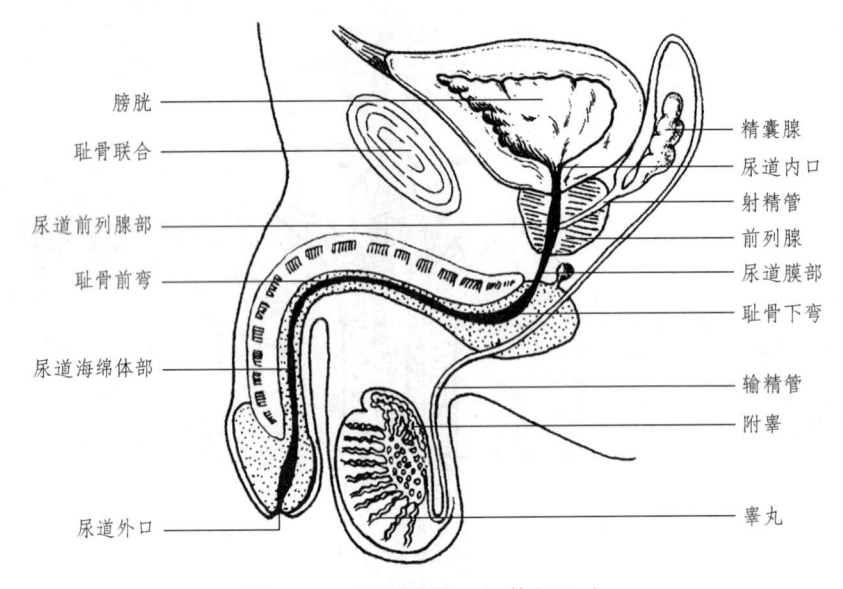

图 5-11　男性尿道（矢状切面）

【项目实训】

（1）结合标本和模型，观察男性、女性尿道的位置、形态。
（2）在模型上指出男性尿道的三处狭窄、三处扩大、两个弯曲。

【项目测试】

（1）女性尿道的特点是_____、_____、_____。
（2）男性尿道的三处狭窄位于_____、_____和_____。

（3）男性尿道的两个弯曲是_____和_____，其中可以改变的弯曲是_____。
（4）女性尿道长（　　　）。
  A．3～5 cm   B．6～8 cm   C．1～2 cm
  D．9～10 cm   E．4～7 cm
（5）男性尿道第二个狭窄位于（　　　）。
  A．尿道内口   B．尿道膜部   C．尿道球部
  D．尿道外口   E．前列腺部

第六章 生殖系统

生殖系统分男性生殖系统和女性生殖系统,其功能是繁殖后代和分泌性激素。按器官所在位置不同,生殖系统可分为内生殖器和外生殖器两部分。

第一节 男性生殖器

男性生殖系统的内生殖器由生殖腺(睾丸)、生殖管道(附睾、输精管、射精管、男性尿道)、附属腺体(精囊、前列腺、尿道球腺)组成。

项目一 生殖腺

【学习目标】
(1)能够正确描述男性生殖系统的组成,睾丸的微细结构。
(2)能够说出睾丸的形态、位置和结构。

【理论学习】
睾丸是男性生殖腺,具有产生精子和分泌雄激素的作用。

1. 睾丸的位置和形态

睾丸位于阴囊内,左右各一。呈扁椭圆形,表面光滑,分上、下两端,内、外两面,前、后两缘。上端有附睾头遮盖,下端游离;外侧面微凸,与阴囊壁相贴,内侧面平坦,与阴囊中隔相邻;后缘有血管神经和淋巴管进出,并与附睾、输精管起始部接触(图6-1)。

睾丸除后缘外均被覆鞘膜。鞘膜分脏、壁两层,脏层紧贴睾丸的表面,壁层衬于阴囊的内面,脏壁两层互相移行,围成封闭的鞘膜腔。腔内含少量的浆液,有润滑的作用,病理情况下,腔内液体异常增多,形成鞘膜腔积液。

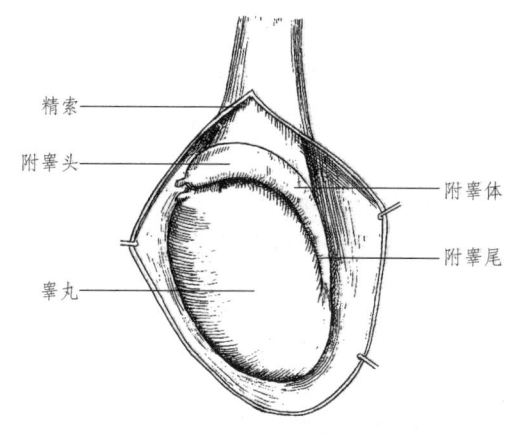

图 6-1 睾丸及附睾

2. 睾丸的微细结构

睾丸的表面被有一层致密结缔组织构成的白膜，白膜在睾丸的后缘增厚形成睾丸纵隔。睾丸纵隔呈放射状深入睾丸实质，将其分割成许多锥形的睾丸小叶，每个小叶内含有 1~4 条细长、弯曲的精曲小管。精曲小管在睾丸纵隔处变为短而直的精直小管，精直小管在睾丸纵隔互相吻合形成睾丸网，最后在睾丸后缘发出 12~15 条睾丸输出小管进入附睾。精曲小管之间的结缔组织称睾丸间质（图 6-2）。

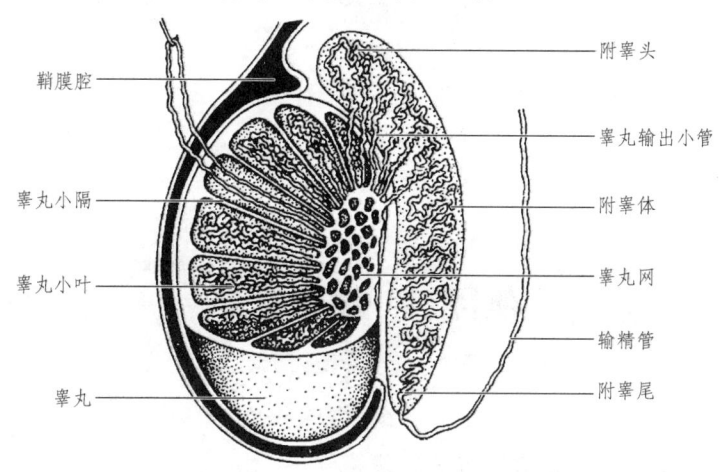

图 6-2 睾丸及附睾的内部结构模式图

（1）精曲小管：是产生精子的部位。其管壁主要由生精上皮构成。生精上皮的细胞可分为支持细胞和生精细胞两种，上皮外有较厚的基膜。

① 生精细胞：数量多，位于支持细胞之间，呈多层排列，从上皮基底面到管腔依次为精原细胞、初级精母细胞、次级精母细胞、精子细胞和精子。精子细胞近管腔，细胞较小，核小而圆，经复杂变化形成精子。精子形似蝌蚪，全长约 60 μm，分头、尾两部分。头内主要有一个染色质高度浓缩的细胞核，核的前 2/3 有顶体覆盖，顶体内含多种水解酶，受精时，顶体释放水解酶，溶解卵细胞外周的结构，完成精卵结合。精子的尾部细长，是精子的运动装置。

② 支持细胞：对生精细胞起支持、营养作用。支持细胞呈不规则的锥体形，基部贴近基膜，顶部伸达管腔，侧面镶嵌着各级生精细胞。支持细胞可吞噬精子形成过程中脱落的残余细胞质，合成分泌雄激素结合蛋白，与雄激素结合，保持精曲小管内的雄激素水平，促进精子的发育。

（2）睾丸间质细胞：为精曲小管之间的结缔组织，内含丰富的血管、淋巴管及成群分布的睾丸间质细胞。睾丸间质细胞分泌雄激素，具有促进精子发生及男性生殖器官发育、维持第二性征等作用。

【项目实训】

（1）结合标本和模型，观察男性生殖系统的组成。
（2）结合标本和模型，观察睾丸的形态和结构。

【项目测试】

（1）男性的生殖腺是（　　）。
　　A. 阴茎　　　　　　B. 睾丸　　　　　　C. 精囊腺
　　D. 射精管　　　　　E. 前列腺
（2）精子是由下列哪一器官产生的？（　　）
　　A. 精囊腺　　　　　B. 射精管　　　　　C. 睾丸
　　D. 附睾　　　　　　E. 前列腺
（3）雄激素是由下列哪一器官产生的？（　　）
　　A. 精囊腺　　　　　B. 输精管　　　　　C. 睾丸
　　D. 阴茎　　　　　　E. 前列腺

项目二　输精管道

【学习目标】

（1）能够正确描述男性输精管道的组成。
（2）能够说出附睾的形态、位置和结构。

【理论学习】

1. 附　睾

附睾附于睾丸的上端和后缘，分头、体、尾三部分。附睾头由睾丸输出小管组成，输出小管的末端连接成一条附睾管，附睾管盘曲构成附睾体和附睾尾。附睾尾的末端向上弯曲移行为输精管。附睾的功能除暂时储存精子外，其分泌物可为精子提供营养，并促进精子的继续发育成熟。

2. 输精管

输精管是附睾尾的直接延续，长约 50 cm，管壁较厚，活体触摸时呈坚实的圆索状。输精管按其行程可分为睾丸部、精索部、腹股沟管部和盆部。睾丸部为输精管的起始部，从睾丸起始部沿睾丸后缘上行至睾丸上端；精索部位于睾丸上端与腹股沟管浅环之间，该段位置表浅，易于触及，临床上行输精管结扎术常在此部进行；走行在腹股沟管内的部分为腹股沟管部；盆部最长，从腹股沟管深环入盆腔，经输尿管末端的前上方到膀胱底的后面，在精囊内侧膨大形成输精管壶腹，壶腹末端变细与精囊的排泄口合并成射精管（图6-3）。

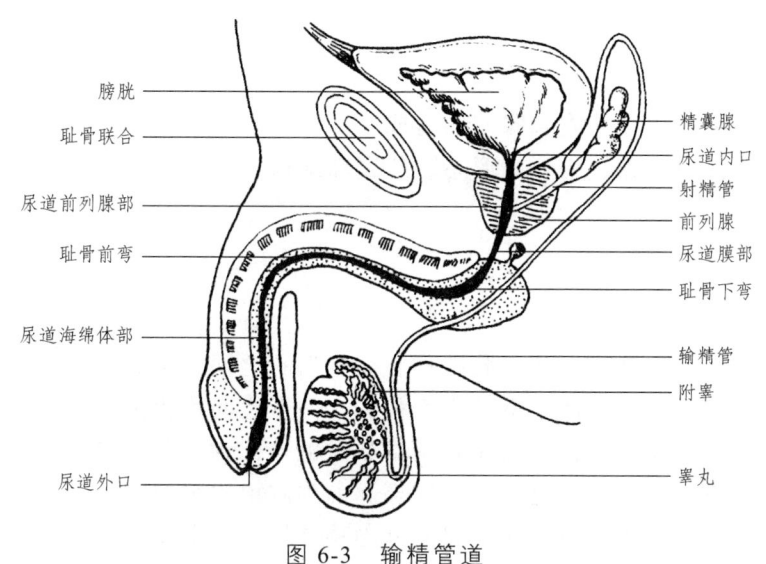

图 6-3 输精管道

3. 射精管

射精管由输精管末端与精囊的排泄管合并而成，穿前列腺实质，开口于尿道的前列腺部。

精索为一对圆索状结构，从睾丸上端经腹股沟管浅环至腹股沟管深环，由输精管、睾丸动脉、蔓状静脉丛、神经、淋巴管等结构外包三层被膜构成。

【项目实训】

结合标本和模型，观察附睾、输精管及射精管位置、形态。

【项目测试】

（1）临床进行男性绝育术通常通过结扎下列哪一组织？（　　　）
  A. 射精管　　　　　　B. 尿道　　　　　　C. 前列腺
  D. 睾丸　　　　　　　E. 输精管

（2）输精管结扎常选部位在（　　　）。
  A. 输精管起始部　　　B. 阴囊根部，睾丸后上方
  C. 腹股沟管内　　　　D. 近膀胱处　　　　　E. 以上都不是

（3）输精管道不包括（　　）。
　　A．附睾　　　　　　B．精囊腺　　　　　C．输精管
　　D．尿道　　　　　　E．射精管

项目三　附属腺体

【学习目标】

（1）能够正确描述男性附属腺体的组成。
（2）能够说出前列腺、精囊的形态、位置和结构。

【理论学习】

1. 前列腺

前列腺为一实质性器官，位于膀胱颈和尿生殖膈之间，中央有尿道穿过。前列腺呈倒置的栗子形，上端宽大称底，下端尖细称尖，两者之间称为体。体的后面平坦，中间有一条纵行的浅沟称前列腺沟，活体直肠指诊可触及此沟，前列腺肥大时此沟消失。前列腺的排泄管，直接开口于尿道的前列腺部。前列腺由腺组织、平滑肌和结缔组织等构成，表面包有坚韧的前列腺囊。前列腺的分泌物是精液的主要组成部分。

2. 精　囊

精囊又名精囊腺，为长椭圆形的囊状器官，表面凹凸不平，位于膀胱底的后方，输精管壶腹的外侧，左右各一，其排泄管与输精管的末端合并成射精管。精囊的分泌物参与精液的组成（图6-4）。

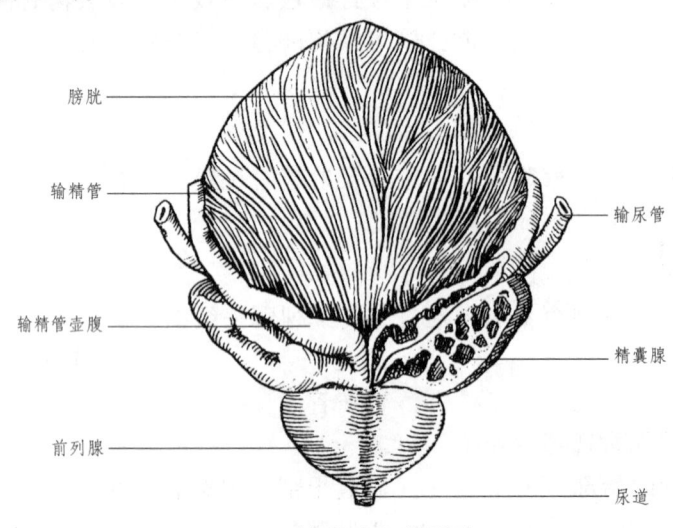

图6-4　精囊腺和前列腺

3. 尿道球腺

尿道球腺为一对豌豆大的球形腺体，埋藏在尿生殖膈内，以细长的排泄管开口于尿道球部。尿道球腺的分泌物参与精液的组成。

精液主要由附属腺的分泌物与精子混合而成。精液呈乳白色，弱碱性，适于精子的生存和活动。正常成年男性一次射精 2~5 mL，含精子 3 亿~5 亿个。

【项目实训】

结合标本和模型，观察前列腺、精囊、尿道球腺等器官的位置、形态。

【项目测试】

（1）男性生殖器的附属腺体是_____、_____和_____。
（2）前列腺（　　）。
  A．有输精管穿过　　　　　B．位于直肠和膀胱之间
  C．尿道内口位于前列腺尖　D．前列腺只压迫射精管不压迫尿道
  E．位于膀胱颈与尿生殖膈之间
（3）位于尿生殖膈内的结构是（　　）。
  A．前庭大腺　　　　　B．精囊腺　　　　　C．前列腺
  D．尿道球腺　　　　　E．尿道

项目四　外生殖器

【学习目标】

知道男性外生殖器的组成及形态结构。

【理论学习】

男性外生殖器包括阴囊和阴茎两部分。

一、阴　囊

阴囊是位于阴茎后下方的皮肤囊袋。阴囊的皮肤薄而柔软，颜色深暗。阴囊壁内含有平滑肌纤维，平滑肌纤维的收缩可调节阴囊内温度，有利于精子的生存和发育。阴囊腔借阴囊中隔分成两半，各容纳一侧的睾丸和附睾。

二、阴　茎

阴茎可分为头、体、根三部分。阴茎的前端膨大为阴茎头，有矢状位的尿道外口。

阴茎的中部为阴茎体，呈圆柱状，悬于耻骨联合的前下方。阴茎的后端为阴茎根，固定于耻骨下支和坐骨支。

阴茎由两条阴茎海绵体和一条尿道海绵体构成，呈圆柱状。阴茎海绵体位于阴茎的背侧，左右各一，阴茎海绵体的前端变细紧密结合嵌入阴茎头后面的凹陷内；阴茎海绵体的后端分开，分别附着于两侧的耻骨下支和坐骨支。尿道海绵体位于阴茎海绵体的腹侧，尿道贯穿其全长，前端膨大称阴茎头，后端膨大称尿道球。

阴茎三块海绵体外包皮肤、浅筋膜、深筋膜。阴茎的皮肤薄而柔软，富有伸展性。皮肤在阴茎头处反折形成双层的皮肤皱襞，包绕阴茎头称阴茎包皮。在阴茎头腹侧中线上，包皮与尿道外口下端相连的皮肤皱襞，称包皮系带。

【项目实训】

结合标本和模型，观察阴茎的形态、结构。

【项目测试】

（1）男性外生殖器包括_____和_____两部分。
（2）阴茎可分为_____、_____和_____三部分。

第二节　女性生殖器

女性生殖系统包括内生殖器和外生殖器。内生殖器包括生殖腺（卵巢）、生殖管道（输卵管、子宫和阴道）等。外生殖器即女阴（图6-5）。

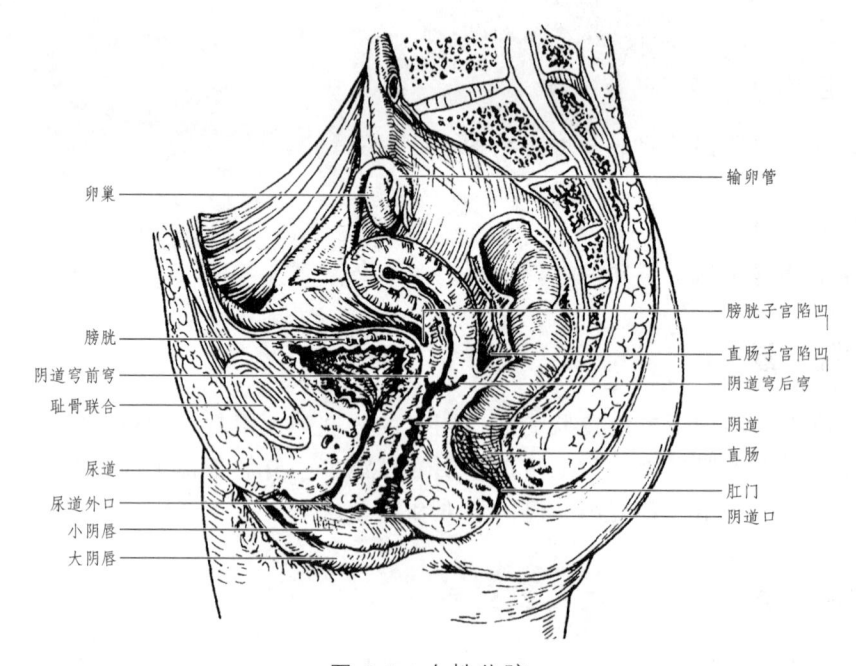

图6-5　女性盆腔

项目一 生殖腺

【学习目标】

（1）能够准确描述卵巢的形态、位置和结构。

（2）能说出卵子的发生过程。

【理论学习】

卵巢是女性生殖腺，具有产生卵细胞、分泌雌性激素的功能。

1. 卵巢的位置、形态

卵巢左右各一，位于盆腔侧壁、髂总动脉分叉处的下方。卵巢呈扁卵圆形，上端与输卵管末端相接触，下端借韧带连于子宫（图6-6）。

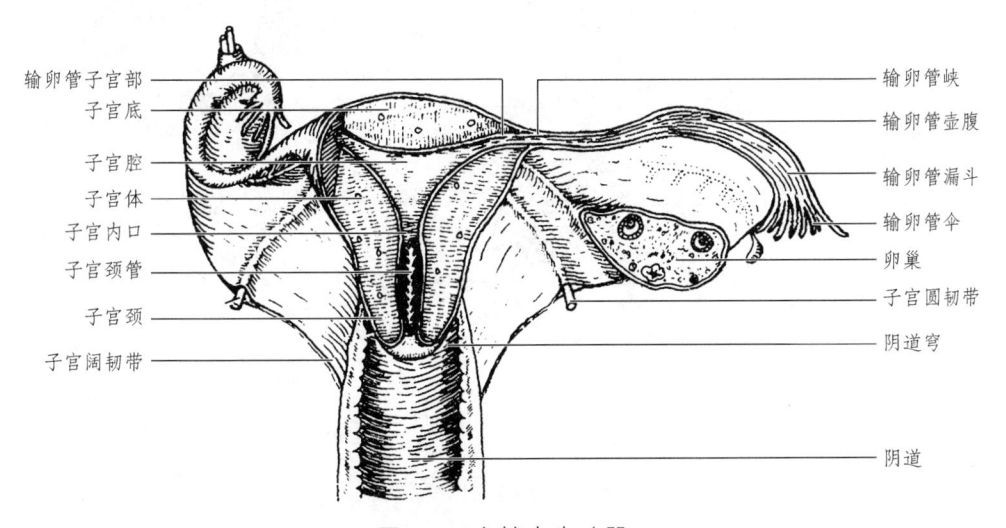

图 6-6 女性内生殖器

卵巢的大小、形态随年龄变化。性成熟前较小，表面光滑，性成熟期卵巢最大，由于多次排卵，卵巢表面凹凸不平，35～40岁后开始缩小，随月经停止而逐渐萎缩。

2. 卵巢的结构

卵巢表面覆盖有一层浆膜，浆膜深面为薄层的致密结缔组织，称白膜。卵巢实质的周围部称皮质，主要由不同发育阶段的卵泡和结缔组织组成；中央部称髓质，由疏松结缔组织构成，含有血管、淋巴管和神经等（图6-7）。

（1）卵泡的发育：卵泡由一个卵母细胞和包绕在外周的卵泡细胞组成。卵泡发育需经历原始卵泡、生长卵泡和成熟卵泡三个阶段。

① 原始卵泡：位于皮质的浅层，体积小，每个原始卵泡是由一个大的初级卵母细胞和周围一层小而扁平的卵泡细胞组成。卵泡细胞对卵母细胞起支持和营养作用。

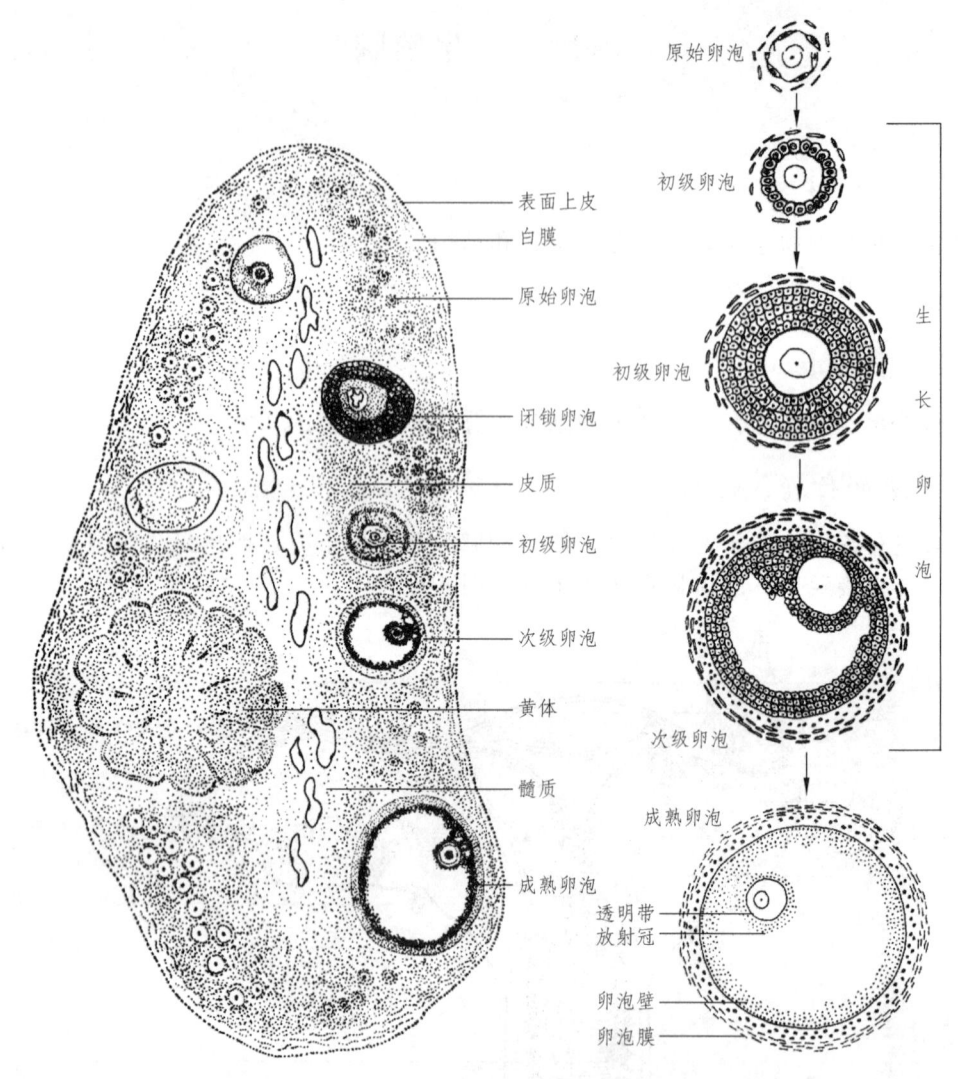

图 6-7　卵巢的组织结构

② 生长卵泡：由原始卵泡发育而成。青春期开始，在垂体促性腺激素作用下，原始卵泡开始生长发育。卵泡中央的初级卵母细胞逐渐增大，其外周卵泡细胞由单层变为多层；卵母细胞和卵泡细胞之间出现一层含糖蛋白的厚度均匀的嗜酸性膜，称透明带；随着卵泡的生长，卵泡细胞间出现一些含有液体的腔隙，以后逐渐扩大融合成一个大腔，称卵泡腔。腔内的液体称卵泡液。随着卵泡液的增多，卵母细胞及其周围的卵泡细胞被推到卵泡的一侧，突入卵泡腔中，称卵丘。此时卵母细胞周围透明带外面的一层卵泡细胞逐渐变为柱状，围绕透明带呈辐射状排列，称放射冠。其余的卵泡细胞构成卵泡壁，随着卵泡的发育，卵泡周围的结缔组织也逐渐发育形成卵泡膜。

卵泡细胞和卵泡膜细胞与雌激素的生成和分泌有关。

③ 成熟卵泡：生长卵泡经过约 14 天形成成熟卵泡。排卵前，初级卵母细胞完成第一次成熟分裂，形成次级卵母细胞；外周的卵泡细胞停止生长。随着卵泡液急剧增多而使卵泡体积增大、卵泡壁变薄，并向卵巢表面突出，成熟卵泡即将排出。

（2）排卵：由于卵泡液激增，卵泡腔压力增大，使卵泡壁、白膜破裂，次级卵母细胞与周围的透明带、放射冠随同卵泡液从卵巢排出的过程称排卵。一般发生在月经周期的第 14 天左右，排卵一般是左右卵巢交替排卵，排卵后，卵巢表面的裂口 2～4 天可修复。

（3）黄体的形成与退化：排卵后，卵泡壁塌陷，卵泡的壁和血管也随之陷入。在黄体生成素作用下，发育成一个体积较大而又富含毛细血管的内分泌细胞团，新鲜时呈黄色，故称黄体。黄体分泌孕激素和雌激素。黄体维持时间的长短取决于排出的卵是否受精。若未受精，黄体发育仅维持两周，称月经黄体。若排出的卵受精，黄体继续发育，可维持 6 个月，称妊娠黄体。黄体退化后为结缔组织所代替，称白体。

【项目实训】

结合标本和模型，观察卵巢的位置、形态和结构。

【项目测试】

（1）女性生殖腺是（　　　）。
　　A．子宫　　　　　　　B．卵巢　　　　　　C．输卵管
　　D．前庭大腺　　　　　E．阴道

（2）关于卵巢的描述错误的是（　　　）。
　　A．位于卵巢窝内　　　B．位于髂总动脉分叉处
　　C．是生殖腺　　　　　D．是附属腺体　　　　E．能产生卵细胞

（3）排卵日处于月经周期的（　　　）。
　　A．第 1～4 天　　　　B．第 5～13 天　　　　C．第 14～16 天
　　D．第 17～22 天　　　E．第 23～28 天

（4）黄体的发育和存在时间长短，取决于（　　　）。
　　A．输卵管运动的速度　　B．黄体的血液供应情况
　　C．孕酮分泌量的多少　　D．排出卵是否受精　　E．以上均不正确

项目二　输卵管

【学习目标】

能够准确描述输卵管的位置、形态和分部。

【理论学习】

输卵管是运送卵子的细长、弯曲的肌性管道，长 10～14 cm。位于子宫底的两侧，包裹在子宫阔韧带的上缘内。

输卵管由内侧向外侧依次可分为四部。

（1）子宫部：是子宫壁内的一段，直径约 1 mm，内侧端开口于子宫腔。

（2）峡部：是输卵管子宫部向外侧延伸的部分，此部短而狭，输卵管结扎术常在此部进行。

（3）壶腹部：延续于输卵管峡的外端，约占输卵管全长的 2/3，粗而弯曲，腔大壁薄，血供丰富，是受精的常见部位。

（4）漏斗部：为输卵管末端的漏斗状膨大部分，末端中央有输卵管腹腔口，开口于腹膜腔，卵巢排出的卵子由此进入输卵管。漏斗的周缘有许多细长的突起，称输卵管伞，是手术时识别输卵管的标志。

【项目实训】

结合标本和模型，观察输卵管的形态、分部。

【项目测试】

（1）输卵管由内侧向外侧依次分为：_____、_____、_____和_____四部分。

（2）输卵管（　　）。

　　A. 子宫部最细，是结扎部位　　B. 输卵管峡是穿子宫壁的一段
　　C. 输卵管壶腹是受精部位　　　D. 漏斗开口于子宫腔　　E. 以上均正确

（3）卵受精的部位是（　　）。

　　A. 输卵管漏斗　　B. 输卵管子宫部　　C. 输卵管壶腹部
　　D. 输卵管峡　　　E. 输卵管伞

（4）结扎输卵管常选在（　　）。

　　A. 输卵管子宫部　　B. 输卵管峡　　C. 输卵管壶腹部
　　D. 输卵管漏斗　　　E. 输卵管伞

项目三　子　宫

【学习目标】

（1）能够准确描述子宫的位置、形态、分部及固定装置。

（2）能描述子宫壁微细结构及内膜周期性变化。

【理论学习】

子宫是女性重要的生殖器官，是形成月经和孕育胎儿的重要场所。

1. 子宫的形态和分部

子宫呈倒置的梨形，前后略扁，分为底、体、颈三部分。两侧输卵管上方，圆凸部分称子宫底；子宫下部窄细的部分，称子宫颈，底与颈之间的部分称子宫体。子宫颈的下段深入阴道内称子宫颈阴道部，子宫颈位于阴道上方的部分称子宫颈阴道上部，子宫颈是肿瘤的好发部位。子宫颈阴道上部与子宫体交界处狭细，称子宫峡。在非妊娠期，子宫峡不明显，长约 1 cm，妊娠时逐渐伸展变长至 7～11 cm（图 6-8）。

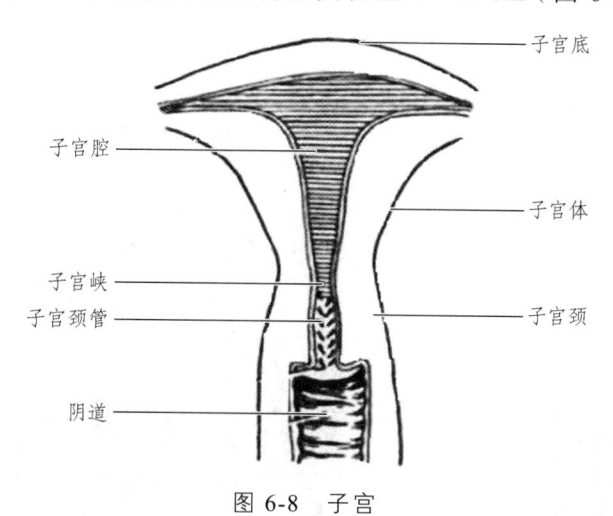

图 6-8　子宫

子宫内腔分为子宫腔和子宫颈管。子宫体内的腔称子宫腔，呈倒三角形，两侧与输卵管相通，向下通子宫颈管。宫颈的内腔称子宫颈管，下通阴道，其下端开口称子宫口，未产妇子宫口为圆形，已产妇子宫口呈横裂状。

2. 子宫的位置及固定装置

（1）位置：位于骨盆腔中央，膀胱和直肠之间，下端接阴道，两侧与输卵管相连。成年女子子宫的正常位置呈前倾前屈位。前倾即子宫的长轴与阴道长轴之间形成一个向前开放的钝角；前屈为子宫体与子宫颈构成的开口向前的角度。

（2）子宫的固定装置：子宫依赖盆底肌的承托和韧带的牵拉固定维持其正常位置，固定子宫的韧带有：

① 子宫阔韧带：是包裹子宫前后面的双层腹膜，两侧延伸至盆侧壁，此韧带可限制子宫向两侧移动。

② 子宫圆韧带：由平滑肌和结缔组织构成的圆索状结构，起于输卵管与子宫连接处前面的下方，向前下方穿腹股沟管，止于大阴唇皮下，是维持子宫前倾的重要结构。

③ 子宫主韧带：位于子宫阔韧带下部，由子宫颈两侧连于骨盆侧壁的结缔组织和平滑肌纤维，有固定子宫颈，阻止子宫下垂的作用。

④ 骶子宫韧带：由结缔组织和平滑肌构成，起于子宫颈的后面，绕经直肠两侧，附于骶骨前面，有维持子宫前屈的作用。

子宫位置的异常往往会降低女性的受孕率，甚至导致女性不孕。

3. 子宫壁的结构

子宫壁很厚，从内向外可分为内膜、肌层和外膜三层（图 6-9）。

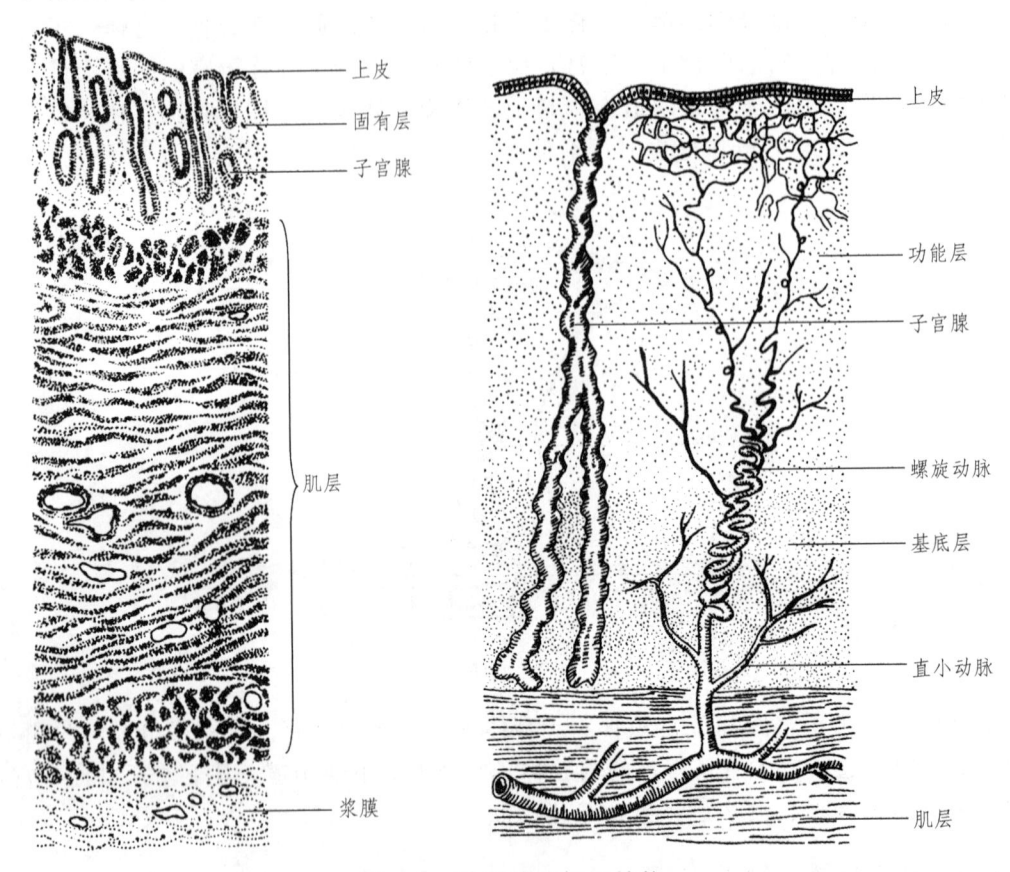

图 6-9 子宫壁的组织结构

（1）内膜：即子宫黏膜，由单层柱状上皮和固有层构成。上皮向固有层凹陷形成管状子宫腺，固有层内血管丰富，其动脉呈螺旋状，称螺旋动脉。子宫内膜的浅层（功能层），自青春期开始，在卵巢分泌激素的作用下，发生周期性脱落形成月经；子宫内膜的深层（基底层）不发生脱落，有增生并修复功能层的作用。

（2）肌层：由平滑肌和结缔组织构成。

（3）外膜：大部分为浆膜，小部分为结缔组织膜。

4. 子宫内膜的周期性变化

从青春期到绝经期止，在卵巢分泌的雌激素和孕激素的周期性作用下，子宫内膜呈现周期性变化，每 28 天左右内膜脱落出血、修复、增生，这种周期性变化称月经周期。月经周期中，子宫内膜的变化可分为增生期、分泌期和月经期，子宫内膜周期性变化与卵巢周期性变化关系如下（图 6-10、表 6-1）：

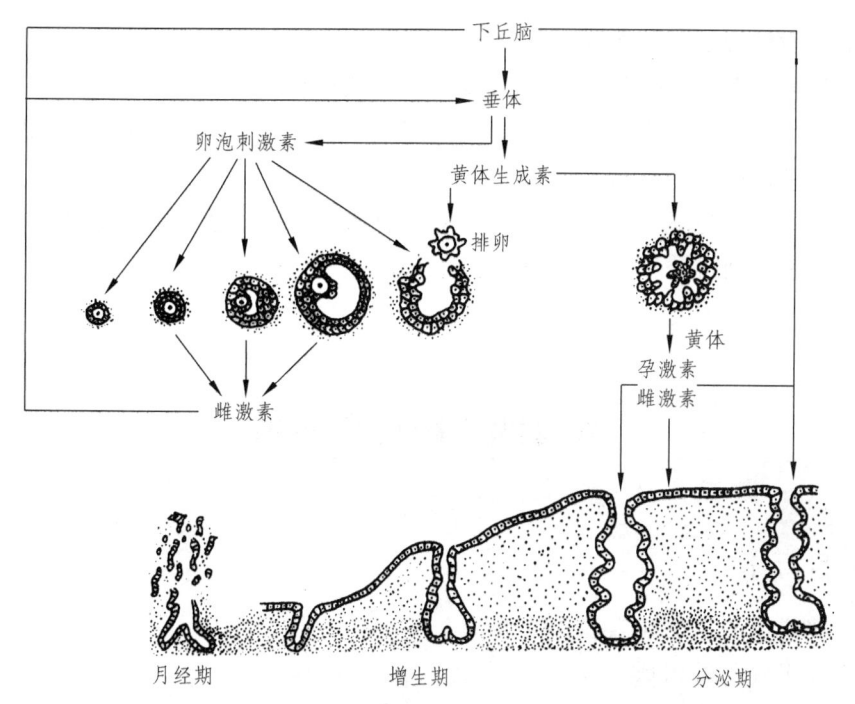

图 6-10 子宫内膜周期性变化与卵巢周期性变化关系

表 6-1 子宫内膜周期性变化与卵巢周期性变化关系

	增生期（5~14天）	分泌期（15~28天）	月经期（1~4天）
卵巢的变化	卵泡开始生长发育，雌激素分泌增多，卵泡趋于成熟、排卵	已经排卵，黄体生成	黄体退化，雌激素和孕激素急剧下降
子宫内膜	子宫内膜功能层修复、增厚，子宫腺增多，螺旋动脉增长并弯曲	子宫内膜继续增厚；子宫腺分泌物增多，螺旋动脉充血。适于胚泡的植入和发育	螺旋动脉持续收缩，内膜功能层坏死、脱落，子宫动脉出血，形成月经

【项目实训】

结合标本和模型，观察子宫的形态、分部，指认子宫的固定装置。

【项目测试】

（1）子宫可分为_____、_____和_____三部分。子宫颈可分为_____和_____两部分。

（2）成年女性子宫的位置是（　　）。
  A. 前倾前屈位 B. 前倾后屈位 C. 后倾后屈位
  D. 后倾前屈位

（3）子宫峡位于哪两个结构之间？（　　）
  A. 子宫底和子宫体 B. 子宫颈和子宫底 C. 子宫体和子宫颈阴道部
  D. 子宫体和子宫颈 E. 子宫与阴道

（4）子宫圆韧带的作用为（　　）。
    A. 限制子宫左右倾斜　　B. 维持子宫前倾位置
    C. 维持子宫前屈状态　　D. 防止子宫下垂　　E. 维持子宫形态
（5）限制子宫向两侧移位的结构是（　　）。
    A. 子宫阔韧带　　B. 子宫主韧带　　C. 子宫圆韧带
    D. 骶子宫韧带　　E. 以上均不是

项目四　阴道和外阴

【学习目标】
（1）能够说出阴道的位置及形态特点。
（2）能说出外阴的组成。

【理论学习】

一、阴　道

阴道是连接子宫与外生殖器的肌性管道，是导入精液、排出月经和娩出胎儿的通道。

1. 阴道的位置和形态

阴道位于盆腔中央，前邻膀胱和尿道，后邻直肠。阴道上端宽阔，环绕子宫颈阴道部形成环形凹陷，称阴道穹。阴道穹后部最深，与直肠子宫陷凹仅隔阴道壁和腹膜，临床上，可经阴道后穹穿刺或引流。阴道下端较狭窄，以阴道口开口于阴道前庭。处女的阴道口周围有处女膜附着，破裂后，阴道口周围留有处女膜痕迹。

2. 阴道黏膜的结构特点

阴道黏膜形成许多横行皱襞，其上皮为复层扁平上皮。在雌激素的影响下上皮增生变厚，增加对病原体侵入的抵抗力。阴道上皮内含糖原，受乳酸杆菌的作用分解成乳酸，保持阴道的酸性环境，对阴道起自我净化的作用。

二、外　阴

女性外生殖器又称女阴，包括以下各部：

1. 阴　阜

阴阜为耻骨联合前方的皮肤隆起，生有阴毛。

2. 大阴唇

大阴唇为一对隆起的皮肤皱襞，富含色素，长有阴毛。

3. 小阴唇

小阴唇位于大阴唇的内侧，为一对较薄的光滑的皮肤皱襞。

4. 阴道前庭

阴道前庭位于两侧小阴唇之间的裂隙，其前部有尿道外口，后部有阴道口，阴道口两侧有前庭大腺的开口。

5. 阴　蒂

阴蒂位于两侧小阴唇的前端，有丰富的神经末梢，感觉灵敏。

6. 前庭球

前庭球为马蹄形，位于阴道两侧的大阴唇皮下，两侧前端狭窄并相连，后端膨大与前庭大腺相邻。

7. 前庭大腺

前庭大腺又称 Bartholin 腺，为女性的附属腺体，左右各一，形如豌豆，位于阴道口的后外侧深面、前庭球的后端。借导管开口于阴道前庭，能分泌黏液，润滑阴道口，如因炎症导管阻塞，可形成囊肿。

【项目实训】

结合标本和模型，观察女阴标本，辨认观察阴阜、大阴唇、小阴唇、阴道前庭、阴蒂。

【项目测试】

（1）阴道位于_____的中央，_____、_____和_____之间，上接_____，下端开口于_____。

（2）阴道黏膜上皮为（　　）。

　　A. 变移上皮　　　　　B. 内皮　　　　　C. 单层柱状上皮
　　D. 复层扁平上皮　　　E. 单层立方上皮

（3）下列不属于女性外生殖器的是（　　）。

　　A. 阴阜　　　　　　　B. 大阴唇　　　　C. 小阴唇
　　D. 前庭大腺　　　　　E. 阴道前庭

项目五　乳房和会阴

【学习目标】

（1）能够准确描述会阴的概念。
（2）能说出乳房的位置、形态和构造。

【理论学习】

一、乳　房

男性乳房不发达，女性乳房青春期后开始发育生长，是授乳器官。此处只叙述女性乳房。

（一）位置和形态

乳房位于胸大肌及其筋膜的表面（图 6-11）。成年未哺乳女性乳房呈半球形，紧张而富有弹性。乳房中央有乳头，通常平对第 4 肋间隙或第 5 肋，其顶端有输乳管的开口。乳头周围的环形色素沉着区，称乳晕。

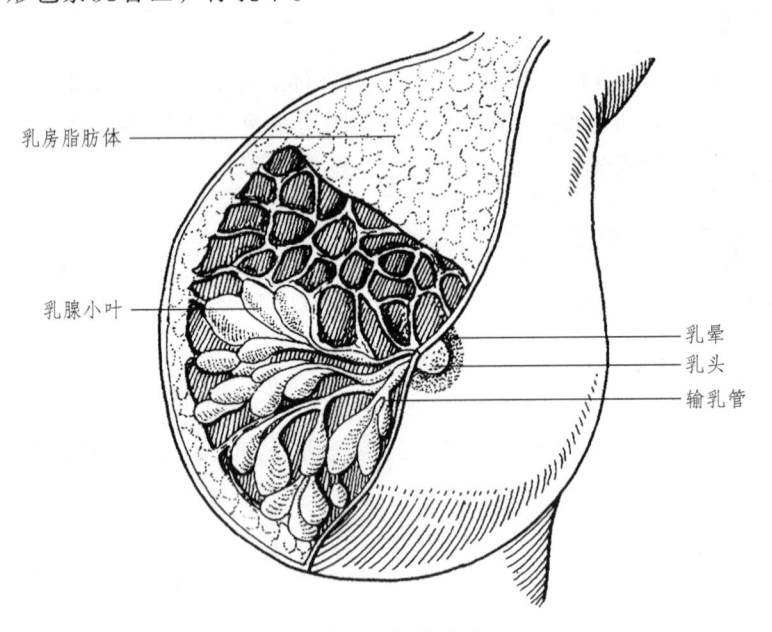

图 6-11　女性乳房

（二）乳房的内部结构

乳房由皮肤、脂肪组织、纤维组织和乳腺构成。乳腺被结缔组织分隔成 15～20 个乳腺叶，每个乳腺叶有一个输乳管。输乳管在近乳头处膨大形成输乳管窦，末端变细开口于乳头。乳腺叶和输乳管以乳头为中心呈放射状排列。乳房脓肿切开引流时，宜作放射状切口，以减少对输乳管的损伤。乳房皮肤与胸肌筋膜之间连有许多结缔组织小束，称为乳房悬韧带（Cooper韧带），对乳房起固定和支持作用（图6-12）。乳腺癌变时，纤维组织增生，乳房悬韧带变短，牵拉皮肤产生凹陷，形成橘皮样外观，是早期乳腺癌的常见体征。

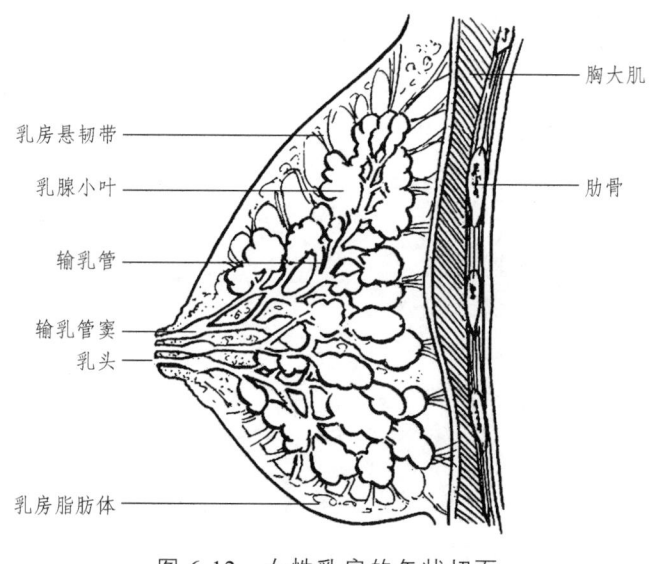

图 6-12　女性乳房的矢状切面

二、会　阴

会阴可分为狭义和广义会阴。广义会阴是指封闭小骨盆下口所有软组织。此区呈菱形，以两侧坐骨结节前缘之间的连线为界，可将会阴分为前后两个三角形的区域。前方的为尿生殖三角（尿生殖区），男性有尿道通过，女性有尿道和阴道通过；后方的为肛门三角（肛区），有肛管通过（图6-13）。狭义会阴是指肛门和外生殖器之间的区域，在女性又称产科会阴。

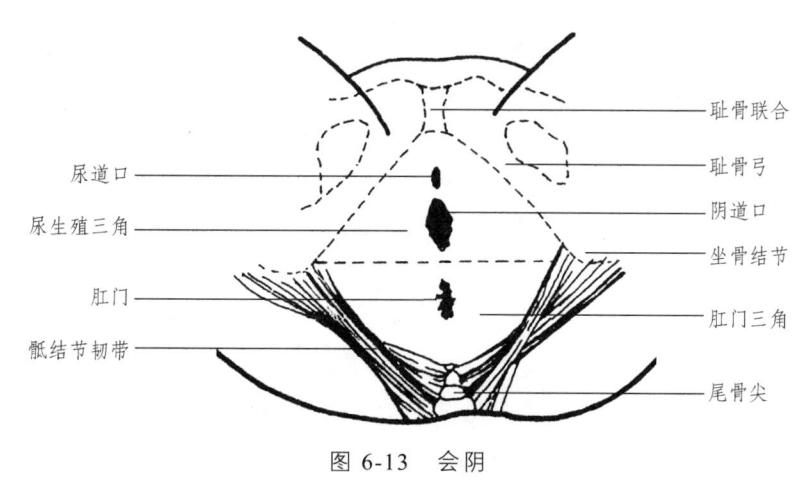

图 6-13　会阴

【项目实训】

（1）结合标本和模型，观察乳房的剖面结构。

（2）结合标本和模型，观察会阴的范围、狭义会阴的位置。

【项目测试】

（1）乳房手术时应采用放射状切口是因为（　　）。

  A．便于延长切口　　　B．可避免切断悬韧带　　C．减少对输乳管损伤

  D．容易找到发病部位　　E．为了创口美观

（2）下列关于产科会阴不正确的是（　　）。

  A．又称狭义会阴

  B．位于肛门和外生殖器之间

  C．位于尿道与外生殖器之间

  D．伸展性较大

  E．分娩时结构变薄，易撕裂

第七章　脉管系统

第一节　概　述

项目一　脉管系统组成

【学习目标】

（1）能说出心血管系统和淋巴系统组成。
（2）会描述大、小循环的路径，并能说明它们之间的联系。
（3）能说出大、小循环的特点。

【理论学习】

脉管系统又称循环系统，由一系列连续的封闭的管道系统组成，包括心血管系统和淋巴系统。心血管系统内流动着血液，淋巴系统内流动着淋巴液，淋巴液最终注入心血管系统。

一、心血管系统

心血管系统由心、动脉、毛细血管和静脉组成。心主要由心肌构成，是推动血液在心血管系统内循环流动的动力器官；动脉是导血出心的血管，毛细血管是介于动、静脉之间的微细血管，是血液与周围组织进行物质交换的场所；静脉是输血回心的血管。

血液由心射出，经动脉、毛细血管、静脉，再回到心，这种周而复始、循环不止的流动，称血液循环。血液循环可分为体循环（大循环）和肺循环（小循环）（图 7-1）。

体循环途径是：左心室→主动脉及其分支→全身的毛细血管→上、下腔静脉→右心房。其特点是流经范围广，流程长。体循环的主要功能是将 O_2 和营养物质输送给全身各组织细胞，并将组织细胞产生的代谢产物运送回心。

肺循环途径是：右心室→肺动脉干及其分支→肺泡周围的毛细血管→肺静脉→左心房。其特点是路程短，只通过心和肺。肺循环的主要功能是吸收 O_2 和释放 CO_2。

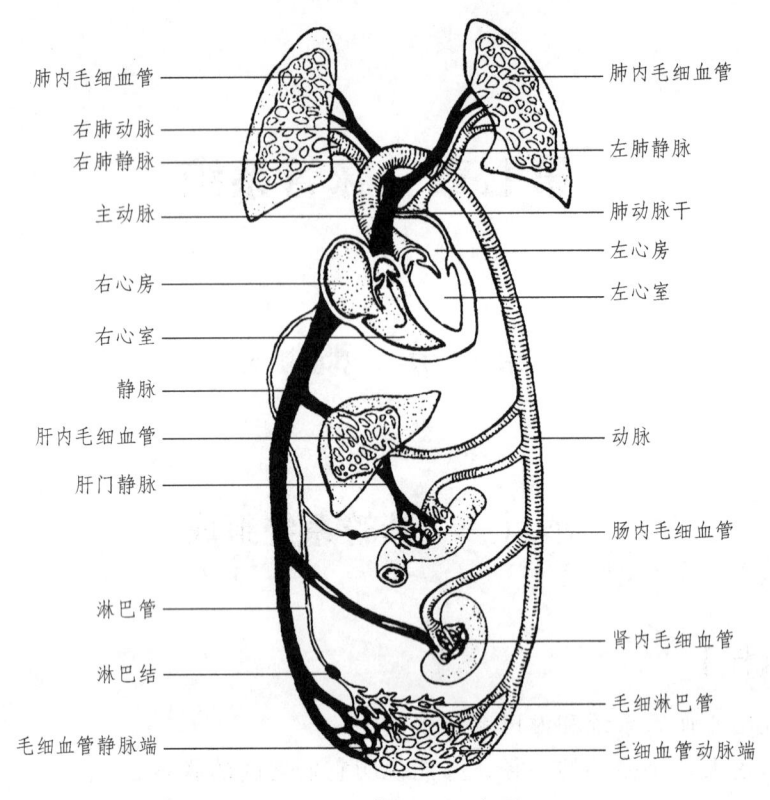

图 7-1　血液循环示意图

二、淋巴系统

淋巴系统由淋巴管道、淋巴器官和淋巴组织组成。淋巴管道可分为毛细淋巴管、淋巴管、淋巴干和淋巴导管。淋巴器官包括淋巴结、脾、扁桃体和胸腺等。组织液与细胞进行物质交换后，大部分经毛细血管静脉端被吸收入静脉，小部分则进入毛细淋巴管成为淋巴。淋巴沿淋巴管道向心流动，最后归入静脉，因此，淋巴系统是静脉的辅助管道。

【项目实训】

（1）在心血管模型上指出心脏、动脉、静脉。
（2）在血液循环模型上，指出体循环路径和肺循环路径，找出各自的起点。

【项目测试】

（1）脉管系统包括_____和_____。
（2）心血管系统是由_____、_____、_____和_____组成。
（3）淋巴系统包括_____、_____和_____。
（4）体循环由_____发出，最后回到_____。
（5）肺循环由_____发出，最后回到_____。

项目二　血管的微细结构

【学习目标】

能说出动脉、静脉、毛细血管的特点。

【理论学习】

一、动　脉

动脉是导血出心的血管，可分为大动脉、中动脉、小动脉。各级动脉的管腔大小不同，但其管壁均包括内膜、中膜、外膜三层，尤以中动脉的结构最典型。

1. 内　膜

内膜最薄，由单层扁平上皮和少量结缔组织构成，表面光滑，可减少血流的阻力。内膜靠近中膜有波浪状的内弹性膜，尤以中动脉的内弹性膜最明显。

2. 中　膜

中膜最厚，由平滑肌、弹性纤维和胶原纤维组成。大动脉的中膜以弹性纤维为主，管壁具有较大的弹性，又称弹性动脉。中动脉的中膜含有大量环行平滑肌；小动脉的中膜主要由平滑肌构成，因而中、小动脉称肌性动脉，具有较强的收缩力。

3. 外　膜

外膜较薄，主要由结缔组织构成。

二、静　脉

静脉是输血回心的血管，分为小静脉、中静脉和大静脉。静脉起于毛细血管的静脉端，由小至大逐级汇合，最后注入心房。静脉管壁也可以分内膜、中膜和外膜三层，但其界线常不明显。与伴行的动脉比较，静脉具有管壁薄、管腔大、弹性小、数量多、容量大、血流慢等特点。

三、毛细血管

毛细血管是介于动、静脉之间的微细血管，管径一般为 6~8 μm，管壁主要由一层内皮细胞和基膜构成。毛细血管彼此吻合成网，全身除软骨、角膜、晶状体、毛发、牙釉质和被覆上皮外，均有毛细血管分布。毛细血管血流缓慢且具有选择通透性，是血液与周围组织进行物质交换的主要场所。

人体内血管之间的吻合非常广泛，除经动脉与毛细血管，毛细血管与静脉相通连外，动脉与动脉之间，静脉与静脉之间甚至动脉与静脉之间，可借血管支（吻合支或交通支）彼此连结，形成血管吻合。

【项目实训】

在血管模型上指出各级动脉、各级静脉、毛细血管。

【项目测试】

（1）根据构造和功能的不同，血管可分为_____、_____和_____三种。
（2）下列除哪个以外都无毛细血管？（   ）
　　　A. 被覆上皮　　B. 角膜　　C. 软骨　　D. 牙釉质　　E. 骨

第二节　心血管系统

模块一　心

项目一　心的位置和外形

【学习目标】

（1）能说出心的位置和外形。
（2）能在心脏模型上指出心脏的面、缘、沟。

【理论学习】

（一）心的位置

心位于胸腔的中纵隔内。约 2/3 位于正中线的左侧，1/3 位于正中线的右侧（图 7-2）。心的前方平对胸骨体和第 2~6 肋软骨，大部分为胸膜和肺遮盖，仅前下部有一个三角区域（相当于左肺心切迹处）隔心包与胸骨体下半及左侧第 4~6 肋软骨相邻，故临床心内注射多在左侧第 4 肋间隙进针，可避免损伤胸膜和肺。心的两侧面与左、右纵隔胸膜及肺的纵隔面相邻。心的后面平对第 5~8 胸椎，与胸主动脉、食管、胸导管等相邻。心的下方为膈的中心腱，上方有进出心的大血管。

- 166 -

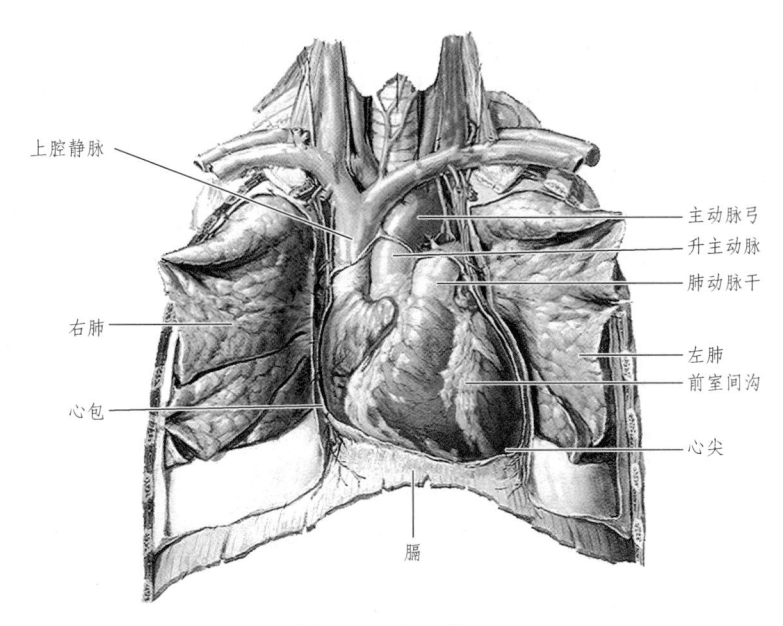

图 7-2　心的位置

（二）心的外形

心形似倒置的、前后稍扁的圆锥体，周围裹以心包，心可分为一尖、一底、两面、三缘，表面有四条沟（图7-3，图7-4）。

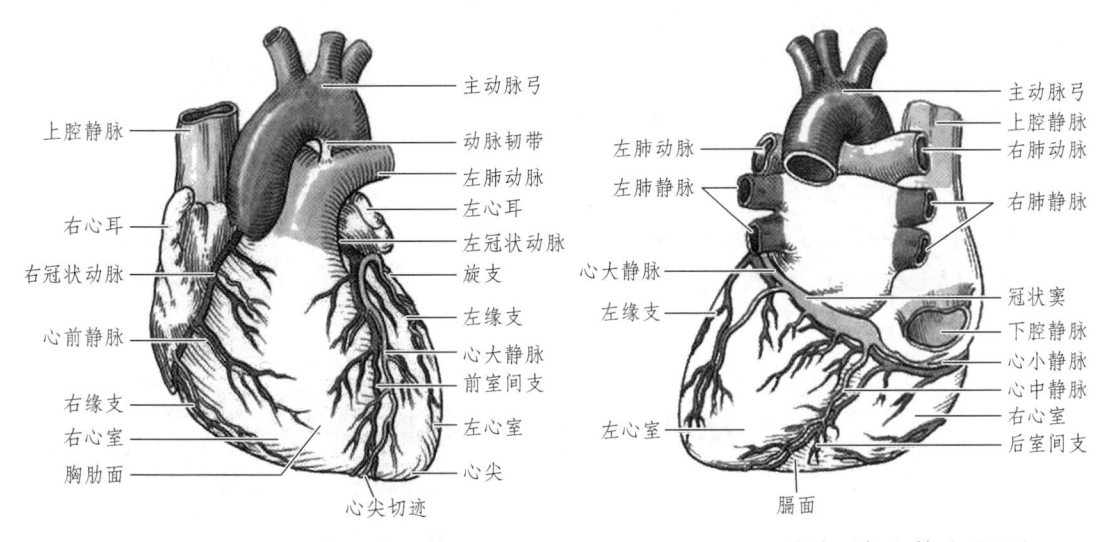

图 7-3　心的外形与血管（前面）　　　　图 7-4　心的外形与血管（后面）

心尖朝向左前下方，由左心室构成，圆钝、游离，与左胸前壁接近，在左侧第5肋间隙锁骨中线内侧1~2 cm处可扪及心尖搏动。

心底朝向右后上方，主要由左心房和小部分的右心房构成。上、下腔静脉分别从上、下注入右心房；左、右肺静脉分别从两侧注入左心房。

两面：即胸肋面和膈面。心的胸肋面（前面），朝向前上方，大部分由右心房和右心室构成，一小部由左心耳和左心室构成。膈面（下面），几乎呈水平位，朝向下方并略朝向后，隔心包与膈毗邻，大部分由左心室，一小部由右心室构成。

三缘：下缘、左缘和右缘。心的下缘（锐缘）介于膈面与胸肋面之间，接近水平位，由右心室和心尖构成。左缘（钝缘）居胸肋面与肺面之间，绝大部分由左心室构成。右缘（不明显）由右心房构成。下缘由右心室和心尖构成。

心表面有四条沟可作为四个心腔的表面分界。冠状沟（房室沟）近似环形，前方被肺动脉干所中断，是右上方的心房和左下方的心室分界。前室间沟和后室间沟分别在心室的胸肋面和膈面，从冠状沟走向心尖的右侧，它们分别与室间隔的前、下缘一致，是左、右心室在心表面的分界。前、后室间沟在心尖右侧的会合处稍凹陷，称心尖切迹。冠状沟和前、后室间沟内被冠状血管和脂肪组织等填充，在心表面沟的轮廓不清。在心底，右心房与右上、下肺静脉交界处的浅沟称后房间沟，与房间隔后缘一致，是左、右心房在心表面的分界。

【项目实训】

在心脏模型上指出心的一尖、一底、两面、三缘、四沟。

【项目测试】

（1）心位于胸腔的_____内，心脏注射常选取的部位在_____。
（2）心房和心室分界的标志是_____，左、右心室分界标志是_____和_____。
（3）参与心下缘构成的有（　　）。
　　A. 右心室和左心室　　　B. 右心室　　　C. 右心室和心尖
　　D. 左心室　　　　　　　E. 左心室和心尖
（4）心尖（　　）。
　　A. 朝向左后下方．　　　B. 朝向右后上方　　C. 朝向左前下方
　　D. 位于左侧第5肋间隙，左锁骨中线外侧1-2 cm处
　　E. 以上都不对

项目二　心腔的结构

【学习目标】

（1）能说出心脏的分部，各部的入口、出口及瓣膜名称。
（2）能在心脏模型上准确指出心腔各部的入口、出口及瓣膜。

【理论学习】

心被心间隔分为左、右两半心，左、右半心各分成上位的心房和下位的心室共四个腔，同侧房室借房室口相通。

(一)右心房

右心房位于心的右上部,壁薄而腔大。有三个入口,即上腔静脉口、下腔静脉口和冠状窦口。一个出口,即右房室口。在右心房后内侧壁房间隔的下部有一卵圆形浅窝称卵圆窝,为胎儿时期卵圆孔在出生后闭锁形成的遗迹,此处是房间隔缺损好发的部位(图 7-5)。

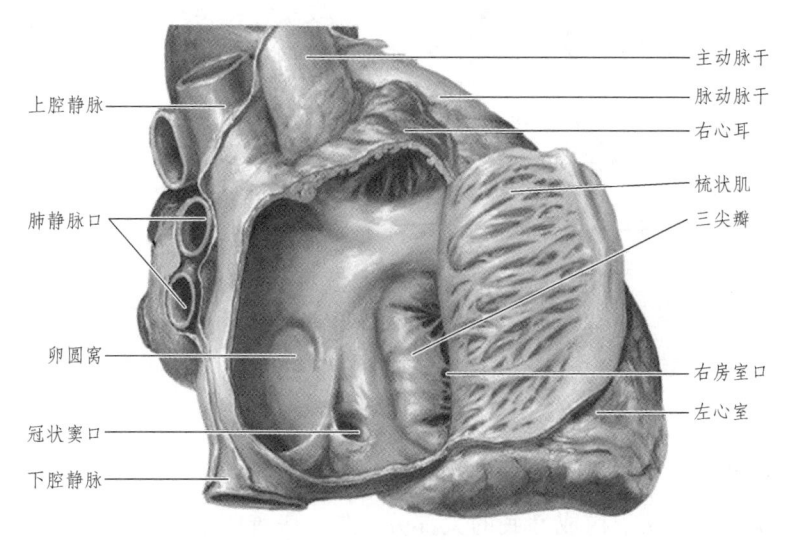

图 7-5 右心房的结构

(二)右心室

右心室位于右心房的左前下方,是心腔最靠前方的部分。入口是右房室口,口周缘有三个近似三角形的帆状瓣膜,称右房室瓣(三尖瓣),瓣膜的尖端指向室腔,瓣的边缘与心室壁的乳头肌之间连有数条结缔组织细索样腱索。当心室收缩时,血液推顶瓣膜,封闭房室口。由于乳头肌的收缩,腱索牵紧瓣膜,使之不能翻入右心房,从而防止血流的逆流。出口为肺动脉口,位于该室的左上部,通向肺动脉干。肺动脉口的周缘附有三个袋状半月形的瓣膜,称肺动脉瓣,心室收缩时,瓣膜顺血流方向开向肺动脉;心室舒张时,瓣膜关闭,以防止血流倒流回右心室(图 7-6,图 7-7)。

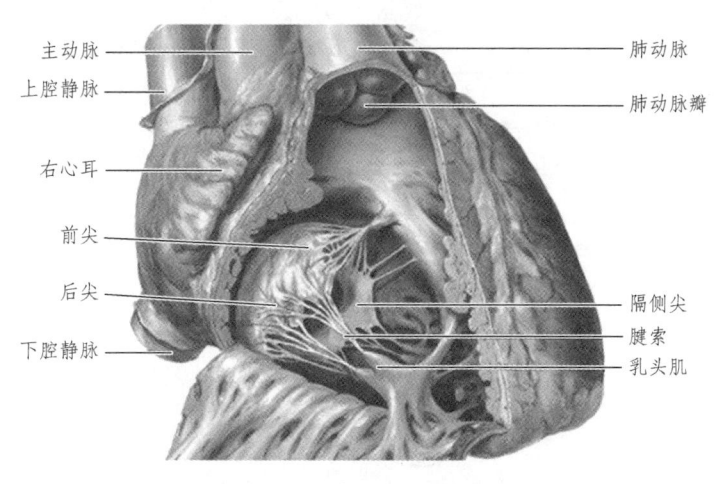

图 7-6 右心室的结构

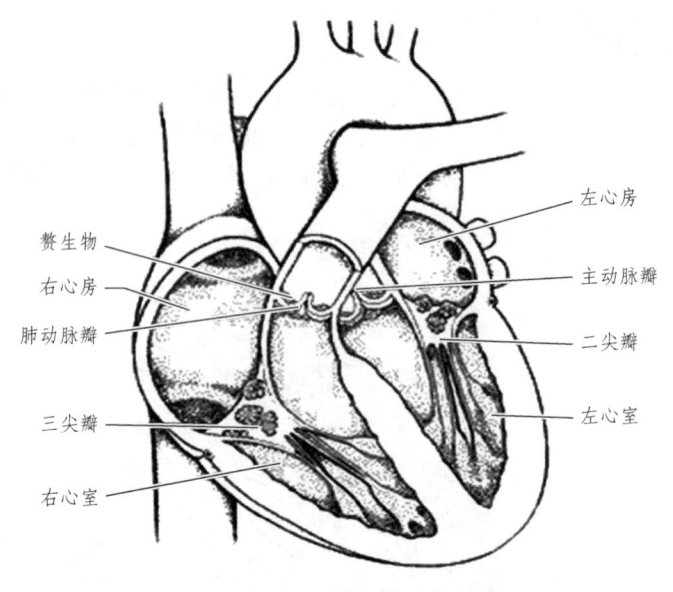

图 7-7　心脏瓣膜示意图

（三）左心房

位于右心房的左后方，构成心底的大部分，左心房有四个入口，统称为肺静脉口，左、右各二，开口于左心房的后壁。左心房的出口为左房室口，位于左心房的前下部（图 7-8）。

（四）左心室

位于右心室的左后下方，构成心尖和心的左缘，有一个入口和一个出口。入口称左房室口，口周缘纤维环上附有两个近似三角形的瓣膜，称左房室瓣（二尖瓣）。二尖瓣的边缘和心室面也有腱索连于乳头肌。出口为主动脉口，位于左房室口的前侧，其周缘的纤维环上附有三个半月形袋状的瓣膜，称主动脉瓣。心室收缩时，血液推动左房室瓣，关闭左房室口，同时冲开主动脉瓣，血液射入主动脉。心室舒张时，主动脉瓣关闭，阻止血液倒流回左室，同时二尖瓣开放，左房血液流入左室。

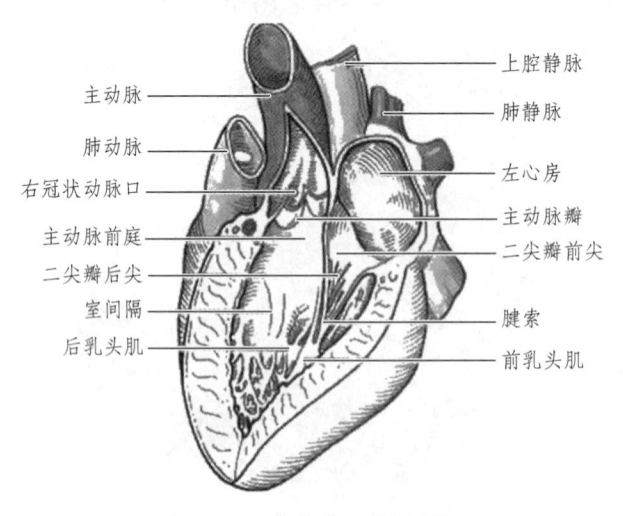

图 7-8　左心房与左心室

【项目实训】

在心脏模型辨认四个心腔，并能辨认各腔的出入口、瓣膜。

【项目测试】

（1）右心房的三个入口为_____、_____和_____，其出口为_____。
（2）左房室口有_____瓣，右房室口有_____瓣。
（3）房间隔缺损的好发部位是（　　）。
　　A. 室间隔肌部　　　　　　B. 卵圆窝　　　　　　C. 室间隔前下部
　　D. 室间隔膜部的室间部　　E. 室间隔膜部的房室部

项目三　心壁和心的传导系统

【学习目标】

（1）能说出心壁构造。
（2）能描述出心的传导系统的组成。

【理论学习】

（一）心　壁

心壁由心内膜、心肌层和心外膜组成，它们分别与血管的三层膜相对应。心肌层是构成心壁的主要部分。

1. 心内膜

心内膜是被覆于心腔内面的一层滑润的膜，由内皮和内皮下层构成。心内膜折叠形成心瓣膜，与血管内膜相延续。

2. 心　肌

心肌由心肌纤维和心肌间质组成。心肌纤维呈分层或束状，心肌间质充填于心肌纤维之间。

3. 心外膜

心外膜即浆膜心包脏层，包裹在心肌表面。表面被覆一层间皮，由扁平上皮细胞组成。

（二）心的传导系统

心传导系由特殊心肌细胞构成，包括窦房结、结间束、房室交界区、房室束及左、右束支和浦肯野纤维网（图7-9）。

1. 窦房结

窦房结是心的正常起搏点，呈长梭形（或半月形），位于上腔静脉与右心房交界处。

2. 房室结

房室结位于冠状窦口与右房室口之间的心内膜深面，呈扁椭圆形，其主要功能是将窦房结传来的兴奋短暂延搁后传向心室。

3. 房室束及其分支

房室束及其分支起自房室结，沿室间隔膜部下行，至肌部上缘分为左、右束支。左、右束支的分支在心内膜下交织成心内膜下浦肯野纤维网，分布于心室肌。

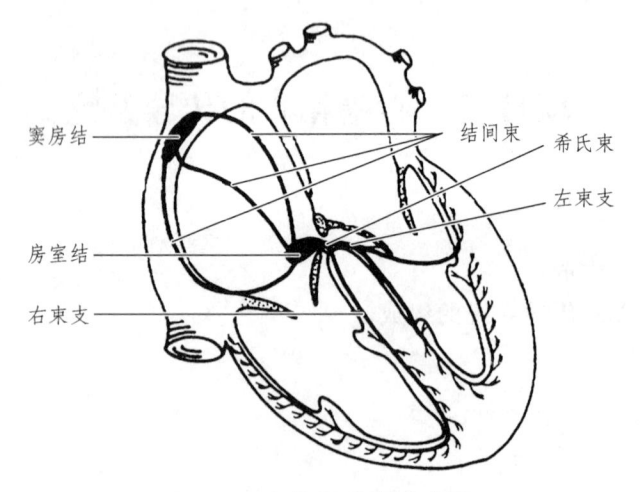

图 7-9　心传导系统模式图

【项目实训】

在心的传导系统模型图上指出窦房结、房室结、房室束及左右束支。

【项目测试】

（1）心脏正常起搏点是_____。
（2）心壁由_____、_____和_____组成。

项目四　心的血管

【学习目标】

（1）能说出左、右冠状动脉分布区域。
（2）能指出左、右冠状动脉的主要分支。

【理论学习】

（一）动　脉

营养心的动脉有左、右冠状动脉，均起自与升主动脉的根部，经冠状沟分布到心的各部。

右冠状动脉主要分支有后室间支及右缘支，主要分布于右心房、右心室、左心室后壁部分、室间隔的后 1/3 及窦房结和房室结。

左冠状动脉主要分支有旋支和前室间支，主要分布于左心房、左心室、右心室前壁部分和室间隔前 2/3。

（二）静　脉

心的静脉有心大静脉、心中静脉和心小静脉等，多与动脉伴行，最终在冠状沟后部汇合成冠状窦，经冠状窦口注入右心房。

【项目实训】

在心的血管模型上，找出左、右冠状动脉的主要分支。

【项目测试】

（1）右冠状动脉的主要分支有_____和_____。
（2）左冠状动脉的主要分支有_____和_____。

项目五　心的体表投影、心包

【学习目标】

（1）能说出心脏体表投影位置。
（2）能描述心包的构成。

【理论学习】

（一）心的体表投影

在成人，心边界的体表投影可依下述点及其连线表示（图 7-10）。
左上点：左侧第 2 肋软骨下缘，距胸骨左缘约 1.2 cm 处；
右上点：右侧第 3 肋软骨上缘，距胸骨右缘约 1 cm 处；
右下点：右侧第 6 胸肋关节处；
左下点：左侧第 5 肋间隙，距前正中线 7~9 cm 处，即心尖部位。

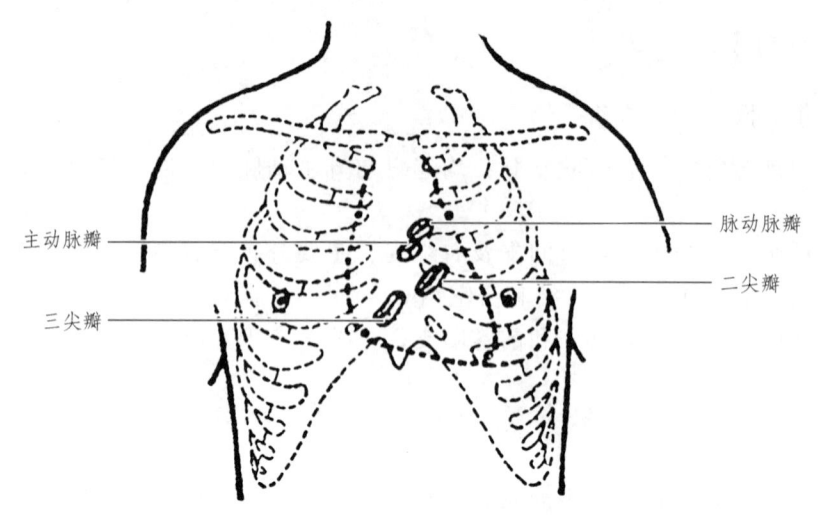

图 7-10 心的体表投影

（二）心包

心包是包裹心和出入心的大血管根部的圆锥形纤维浆膜囊，分内、外两层，外层为纤维心包，内层是浆膜心包（图 7-11）。

1. 纤维心包

纤维心包由坚韧的纤维性结缔组织构成，上方包裹出入心的升主动脉、肺动脉干、上腔静脉和肺静脉的根部，并与这些大血管的外膜相延续。下方与膈中心腱附着。

2. 浆膜心包

浆膜心包位于心包囊的内层，又分脏、壁两层。壁层衬贴于纤维性心包的内面，与纤维心包紧密相贴。脏层包于心肌的表面，称心外膜。脏壁两层在出入心的大血管根部互相移行，两层之间的潜在腔隙称心包腔，内含少量浆液起润滑作用。

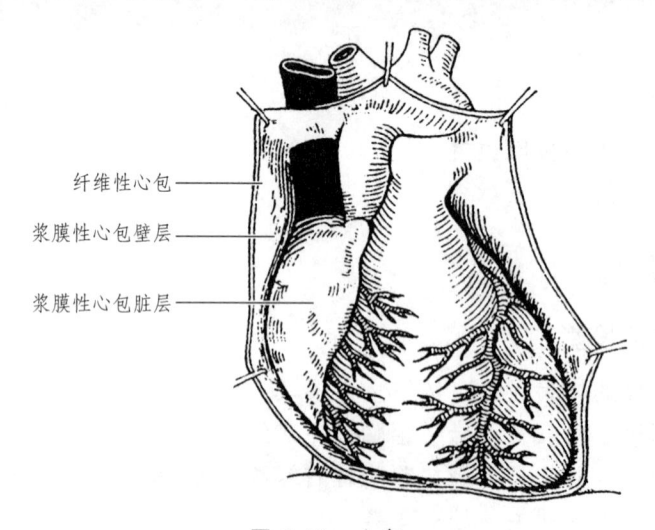

图 7-11 心包

【项目实训】

在体表指出心脏体表投影的四个点。

【项目测试】

（1）心的体表投影左上点位于_____。
（2）心的体表投影右下点位于_____。
（3）纤维性心包（   ）。
  A．由疏松结缔组织构成　　　　　　B．分脏层和壁层
  C．脏、壁二层之间的腔隙为心包腔　D．上方与大血管的外膜相续
  E．下方包被心脏膈面

模块二　动　脉

动脉是导血液出心的管道，包括肺循环的动脉和体循环的动脉。

项目一　概　述

【学习目标】

（1）能说出体循环动脉的特点。
（2）能在血管模型上指出左、右肺动脉。

【理论学习】

（一）肺循环的动脉

肺动脉干位于心包内，系一粗短的动脉干。起自右心室，在升主动脉前方向左后上方斜行，至主动脉弓下方分为左、右肺动脉。

1. 左肺动脉

左肺动脉较短，在左主支气管前方横行，分两支进入左肺上、下叶。

2. 右肺动脉

右肺动脉较长而粗，经升主动脉和上腔静脉后方向右横行，至右肺门处分为3支进

入右肺上、中、下叶。

在肺动脉干分叉处与主动脉弓下缘之间连接有一条结缔组织索，称动脉韧带，是胚胎时期动脉导管闭锁后遗迹。动脉导管若在出生后 6 个月尚未闭锁，则称动脉导管未闭，是最常见的先天性心脏病之一。

（二）体循环的动脉

体循环动脉在行程和分布方面具有以下特点：① 大多数动脉的分布对称性和节段性；② 分布于胸部、腹部和盆部的动脉分壁支和脏支；③ 大、中动脉常走行于身体的屈侧或深部较安全的部位；④ 动脉常与静脉、神经伴行；⑤ 动脉的配布形式与器官的形态、功能相关（图 7-12）。

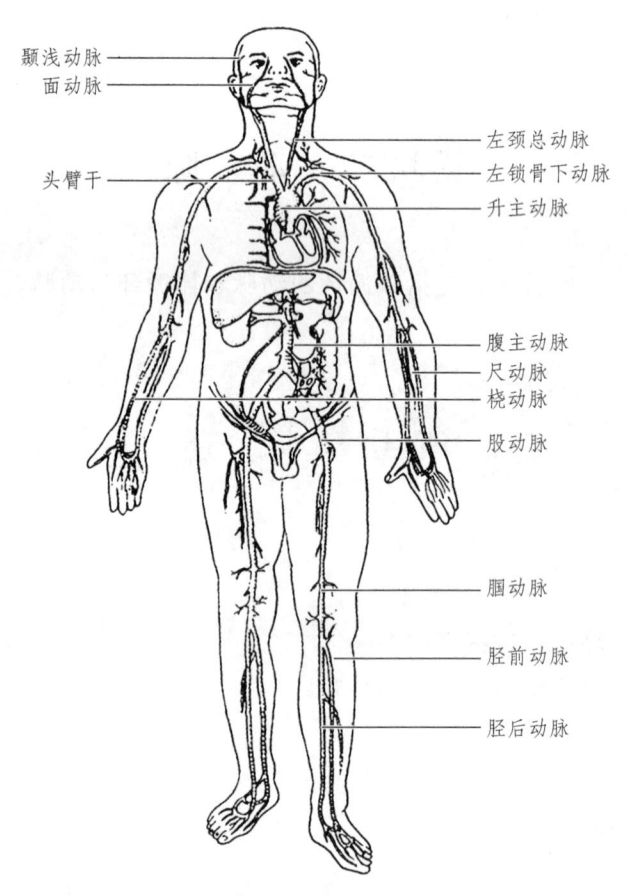

图 7-12　全身动脉血管分布

【项目实训】

在血管模型上指出左、右肺动脉。

【项目测试】

（1）胚胎时期动脉导管闭锁后遗迹称为＿＿＿＿＿＿＿＿＿＿。

（2）哪条动脉内流动的是静脉血？（　　　）

A. 肺动脉　　B. 腹腔干　　C. 头臂干　　D. 主动脉　　E. 动脉

项目二　主动脉

【学习目标】

（1）能说出主动脉走行及主要分支。
（2）能指出主动脉弓上的三个分支。

【理论学习】

主动脉是体循环的动脉主干，由左心室发出，起始段为升主动脉，向右前上方斜行，达右侧第2胸肋关节高度移行为主动脉弓，再弯向左后方，达第4胸椎体下缘移行为胸主动脉，沿脊柱左侧下行逐渐转至其前方，达第12胸椎高度穿膈的主动脉裂孔移行为腹主动脉，在腹腔内沿脊柱左前方下降，至第4腰椎体下缘处分为左、右髂总动脉(图7-13)。

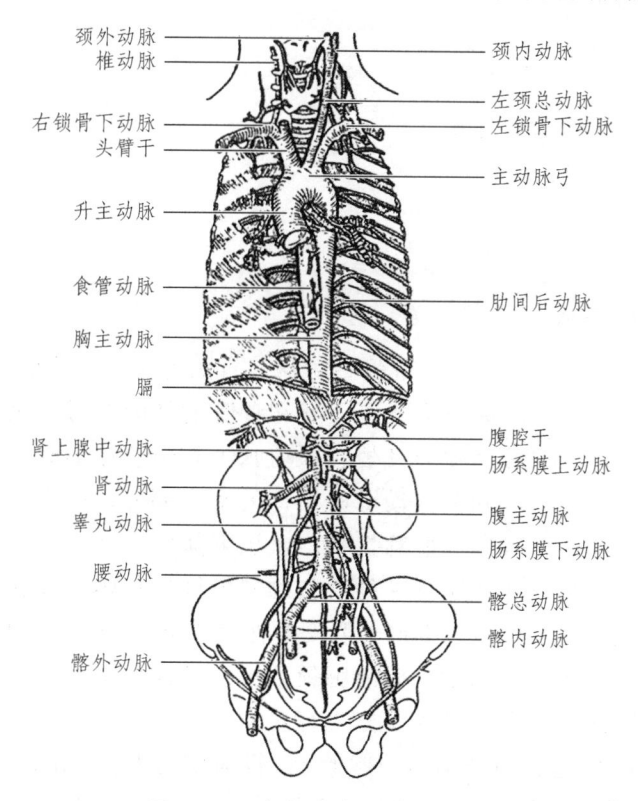

图7-13　胸主动脉和腹主动脉

升主动脉起始处发出左、右冠状动脉。主动脉弓壁外膜下有丰富的游离神经末梢称压力感受器。主动脉弓下，靠近动脉韧带处有 2~3 个粟粒样小体，称主动脉小球，为化学感受器。主动脉弓凹侧发出数支细小的支气管支和气管支。主动脉弓凸侧从右向左发出三大分支：头臂干、左颈总动脉和左锁骨下动脉。

全身各大局部的动脉主干可以大体概括为：颈总动脉-头颈部；锁骨下动脉-上肢；胸主动脉-胸部；腹主动脉-腹部；髂外动脉-下肢；髂内动脉-盆部。

【项目实训】

在血管模型上指出主动脉、头臂干、左颈总动脉、左锁骨下动脉。

【项目测试】

主动脉弓上的三个分支从右到左是_____、_____和_____。

项目三 头颈部和上肢的动脉

【学习目标】

（1）能说出颈动脉的主要分支。
（2）能指出上肢动脉主干。

【理论学习】

（一）头颈部的动脉

头颈部的动脉主干是颈总动脉。右颈总动脉起自头臂干，左颈总动脉起自主动脉弓。两侧颈总动脉均在胸锁关节的后方沿气管、喉和食管的外侧上行，至甲状软骨上缘分为颈内动脉和颈外动脉，在颈总动脉分叉处有颈动脉窦和颈动脉小球（图 7-14）。

颈动脉窦是颈总动脉末端和颈内动脉起始部的膨大部分，壁内有压力感受器。当血压升高时，可反射性地心跳减慢，血管扩张，血压下降。

颈动脉小球是位于颈内外动脉分叉处后方的扁椭圆形小体，属化学感受器，能感受血液中 CO_2 浓度的变化。当 CO_2 升高时，可反射性地引起呼吸加快，以排出过多的 CO_2。

（1）颈外动脉：由颈总动脉发出后沿胸锁乳突肌的深面上行，穿腮腺至下颌处分为上颌动脉和颞浅动脉两个终末。其主要分支有：

① 甲状腺上动脉：起自颈外动脉的起始处，行向前内下方，分布于甲状腺上部和喉。

② 面动脉：在平下颌角处自颈外动脉发出，向前经下颌下腺深面，至咬肌前缘绕过下颌骨下缘，到达面部，再经口角和鼻翼的外侧上行至眼的内侧，移行为内眦动脉。面

动脉沿途分布于面部、下颌下腺和腭扁桃体等处。

③ 颞浅动脉：经外耳门前方上行，越过颧弓根上行至颅顶，分布于腮腺、颞部、额部和颅顶。

④ 上颌动脉：在腮腺内发出后经下颌支的深面行向前内分布于鼻腔、口腔、外耳道、中耳和硬脑膜等处。其中分布于硬脑膜的分支，称脑膜中动脉，自上颌动脉发出后经棘孔入颅腔，紧贴翼点内面走行。当颞部骨折时，易损伤该血管，引起硬膜外血肿。

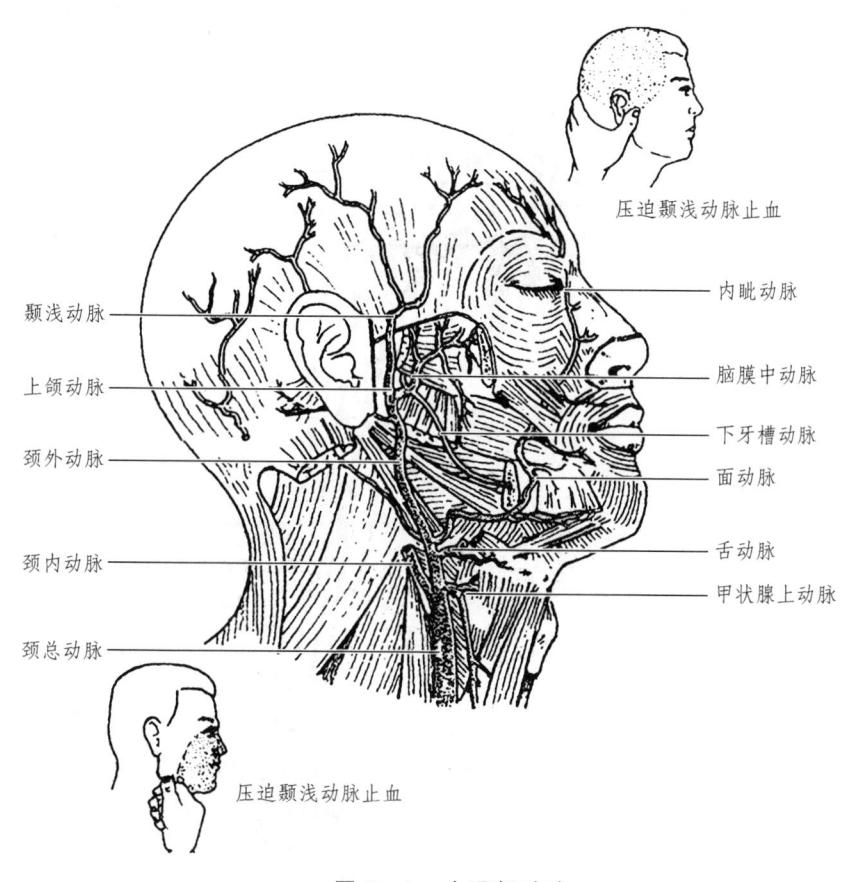

图 7-14 头颈部动脉

（2）颈内动脉：由颈总动脉发出后，在咽的外侧垂直上升，在颅底穿颈动脉管进入颅腔，分布于脑和视器。

（二）锁骨下动脉和上肢的动脉

1. 锁骨下动脉

锁骨下动脉的左侧起自主动脉弓，右侧起自头臂干，经胸锁关节后方行至颈根部，继而行向外侧，至第一肋的外缘，移行为腋动脉。锁骨下动脉的主要分支有：

（1）椎动脉：由锁骨下动脉上壁发出，向上穿第 6~1 颈椎横突孔，经枕骨大孔入颅腔，分布于脑和脊髓。

（2）胸廓内动脉：由锁骨下动脉向下发出，进入胸腔后沿 1～6 肋软骨的后面下行，最后进入腹直肌鞘内移行为腹壁上动脉。胸廓内动脉分布于胸前壁、乳房、心包、腹直肌和膈。

（3）甲状颈干：为一短干，其主要分支为甲状腺下动脉，分布于甲状腺下部和喉等处。

2．上肢的动脉

（1）腋动脉：为上肢的动脉主干，由锁骨下动脉延续而成，在腋窝内行向外下，至臂部移行为肱动脉。腋动脉的分支主要分布于肩部、胸前外侧壁和乳房等处（图 7-15）。

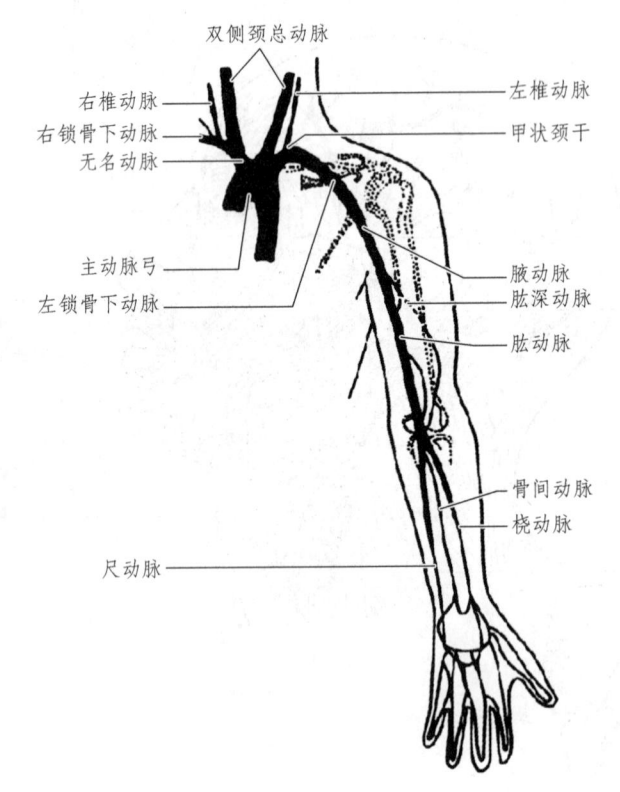

图 7-15　上肢的动脉

（2）肱动脉：为腋动脉的直接延续，沿肱二头肌内侧缘下行至肘窝深部，分为桡动脉和尺动脉。肱动脉沿途分支分布于臂部及肘关节。在肘窝内上方 2 cm 处，可触及肱动脉的搏动，此处是测量血压时听诊的部位。当前臂和手部大出血时，可在臂中部的内测将肱动脉压向肱骨，进行止血。

（3）桡动脉：由肱动脉分出后，在前臂前群肌的桡侧下行，经腕部到达手掌，形成掌浅弓。

（4）尺动脉：由肱动脉分出后，在前臂前群肌的尺侧下行，经腕部到达手掌。

桡动脉和尺动脉沿途分支分布于前臂和手，当手部出血时，可在桡腕关节上方的两侧，同时压迫桡、尺动脉进行止血。在腕关节掌侧面、桡骨茎突内侧可触及桡动脉搏动，是计数脉搏的常用部位。

（5）掌浅弓和掌深弓：掌浅弓由尺动脉末端与桡动脉掌浅支吻合而成；掌深弓由桡动脉的末端与尺动脉的掌深支吻合而成。掌浅弓和掌深弓分别位于指屈肌腱的浅层和深层，除分支分布于手掌外，还发出指掌侧固有动脉，沿手指掌面的两侧缘行向指尖。当手指出血时可在手指两侧压迫止血（图7-16）。

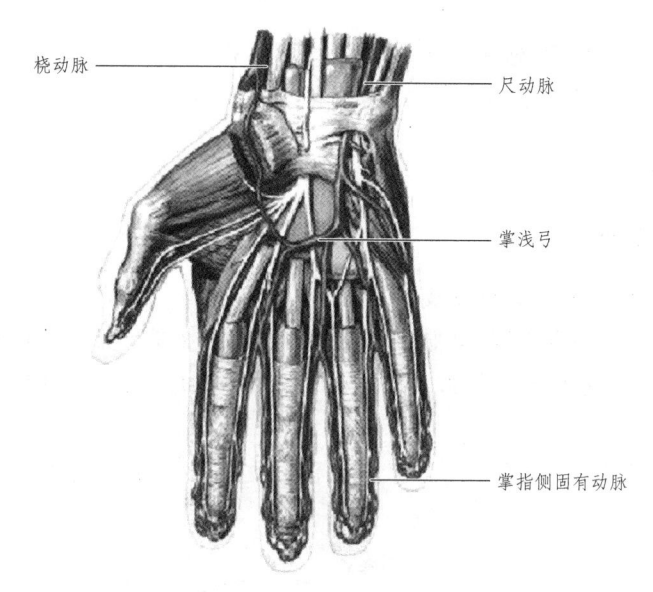

图7-16 手的动脉（左侧）

【项目实训】

在血管模型上指出头颈部和上肢动脉主要分支。

【项目测试】

（1）在咬肌前缘可触及其搏动的血管是（　　）。

　　A. 舌动脉　　　　　　B. 面动脉　　　　　　C. 上颌动脉

　　D. 颞浅动脉　　　　　E. 颈内动脉

（2）不属于颈外动脉分支的是（　　）。

　　A. 耳后动脉　　　　　B. 舌动脉　　　　　　C. 眼动脉

　　D. 上颌动脉　　　　　E. 甲状腺上动脉

（3）临床常用于检查脉搏的动脉是（　　）。

　　A. 锁骨下动脉　　　　B. 腋动脉　　　　　　C. 肱动脉

　　D. 尺动脉　　　　　　E. 桡动脉

（4）肱动脉在肘窝的摸脉点是在（　　）。

　　A. 肱桡肌内侧　　　　B. 肱桡肌外侧　　　　C. 肱二头肌腱外侧

　　D. 肱二头肌腱内侧　　E. 以上都不对

项目四 胸部、腹部和盆部的动脉

【学习目标】

（1）能说出腹主动脉成对和不成对的脏支。
（2）能在血管模型图上指出胸部、腹部和盆部动脉主干。

【理论学习】

（一）胸部的动脉

主干是胸主动脉，其分支有壁支和脏支（图 7-17）。

壁支包括第 3~11 对肋间后动脉和一对肋下动脉。（第 1~2 对肋间后动脉由锁骨下动脉发出）。壁支的后支细小，分布于脊髓、背部肌肉和皮肤；前支粗大，分布于胸壁腹壁上部。

脏支细小，主要有支气管支、食管支和心包支等，分布于气管、支气管、心包和食管等处。

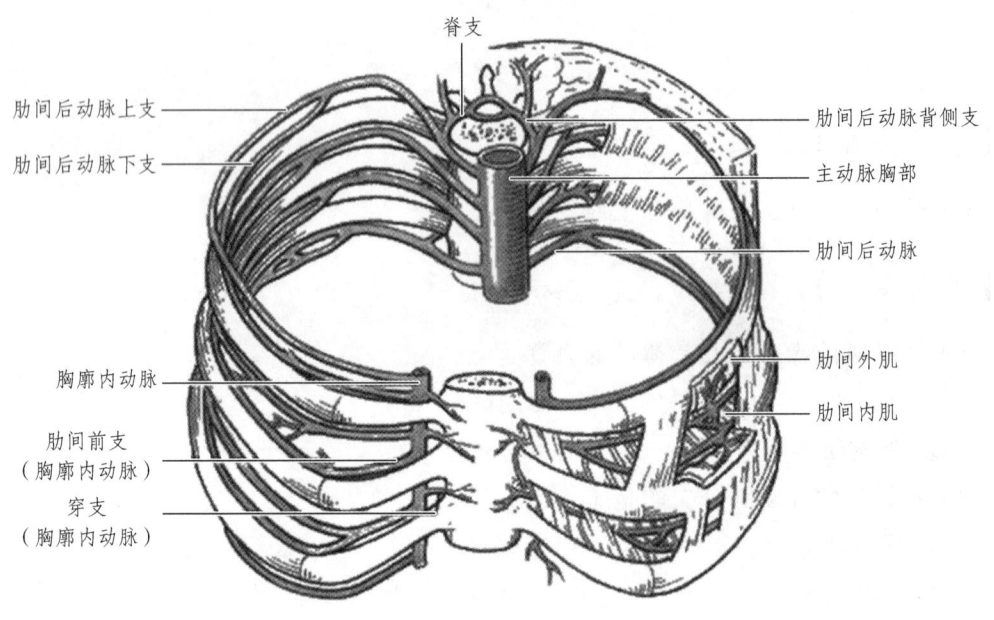

图 7-17 胸壁的动脉

（二）腹部的动脉

主干是腹主动脉，其分支也有壁支和脏支（图 7-18）。

壁支较细小，主要是 4 对腰动脉，横行向外，分布于脊髓、腹后壁和腹前外侧壁。脏支数量多且粗大，分成对脏支和不成对脏支两种。成对脏支有肾上腺中动脉、肾动脉、睾丸动脉（或卵巢动脉）；不成对脏支有腹腔干、肠系膜上动脉和肠系膜下动脉。

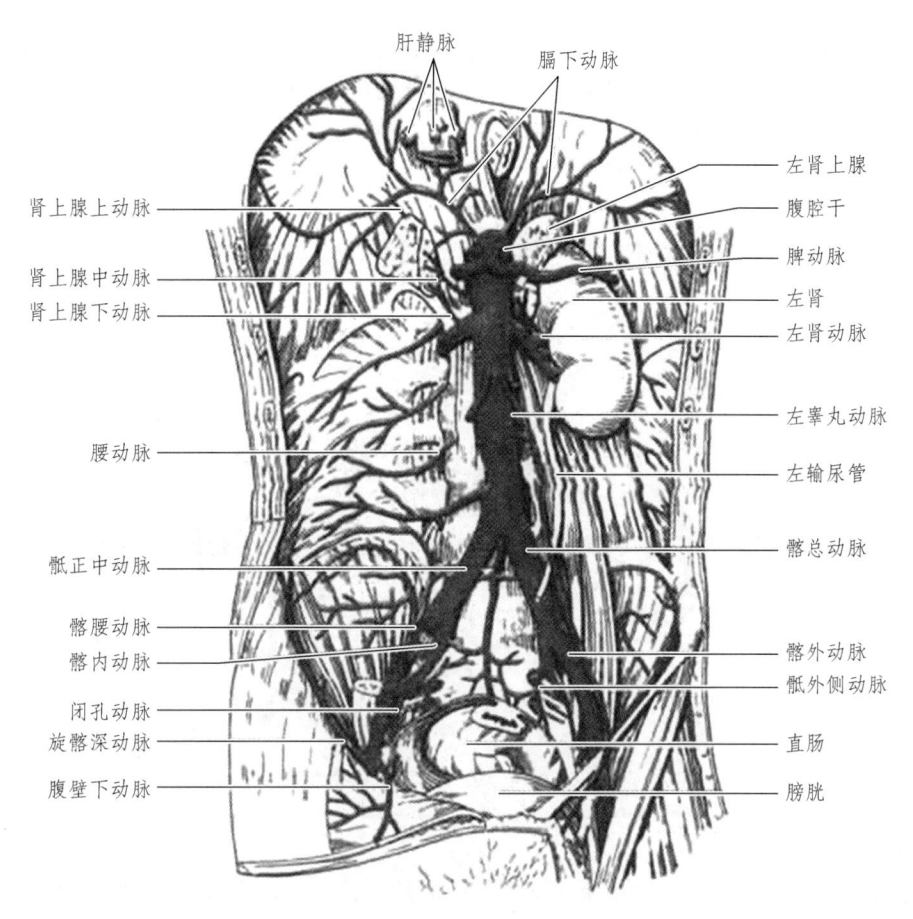

图 7-18　腹部的动脉

1. 肾上腺中动脉

肾上腺中动脉在平对第一腰椎平面处发出，横行向外，分布于肾上腺。

2. 肾动脉

肾动脉较粗，约在平对第二腰椎体平面发出，横行向外，经肾门入肾后分为肾段动脉。

3. 睾丸动脉

睾丸动脉细长，在肾动脉起始处稍下方发出，沿腹后壁斜向外下走行，经腹股沟管入阴囊，分布在睾丸。在女性则称卵巢动脉，分布在卵巢。

4. 腹腔干

腹腔干粗而短，在主动脉裂孔稍下方由腹主动脉前壁发出，分支有胃左动脉、肝总动脉和脾动脉（图 7-19）。

（1）胃左动脉：先斜向左上方至胃的贲门部，然后沿胃小弯向右走行，分支分布于食管的腹段、贲门和胃小弯侧的胃壁。

（2）肝总动脉：向右行，进入肝十二指肠韧带，分为肝固有动脉和胃十二指肠动脉。肝固有动脉至肝门附近分左、右支入肝，右支进入肝门前发出胆囊动脉，分布于胆囊。

肝固有动脉起始处，尚发出胃右动脉，经幽门上方进入胃小弯向左行，与胃左动脉相吻合。胃十二指肠动脉经幽门后方至幽门下缘，分为胃网膜右动脉和胰十二指肠上动脉。

（3）脾动脉：沿胰的上缘左行至脾门入脾，沿途发出分支分布于胰；在脾门附近，还分出胃短动脉和胃网膜左动脉。

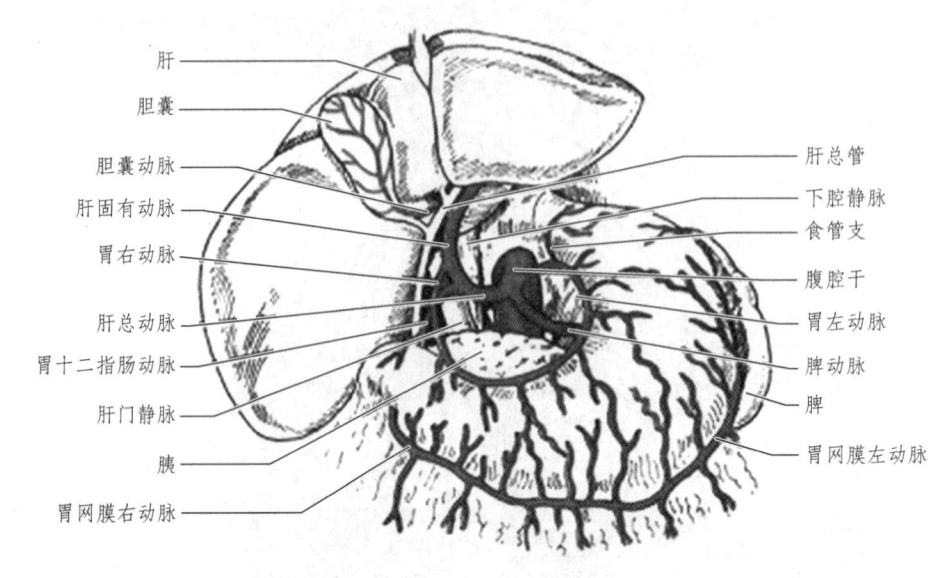

图 7-19　腹腔干及其分支（胃前面）

5. 肠系膜上动脉

肠系膜上动脉在腹腔干的稍下方由腹主动脉前壁发出，在胰头后方下行，进入小肠系膜内，其主要分支有①空肠动脉和回肠动脉：分布于空肠和回肠。②回结肠动脉：分布于回肠末端、盲肠和升结肠，并发出阑尾动脉，分布于阑尾。③右结肠动脉：分布于升结肠。④中结肠动脉：分布于横结肠（图 7-20）。

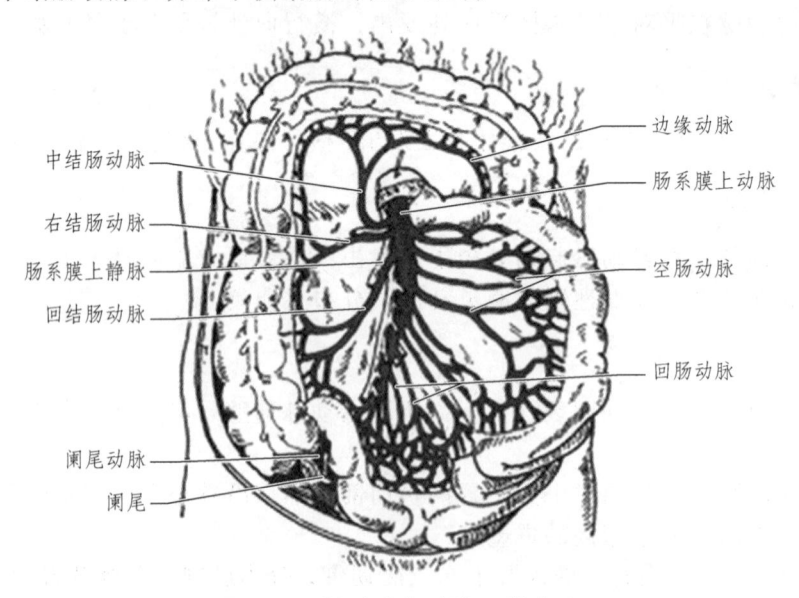

图 7-20　肠系膜上动脉及其分支

6. 肠系膜下动脉

肠系膜下动脉约平第三腰椎高度发自腹主动脉前壁,沿腹后壁行向左下,主要分支有:① 左结肠动脉:分布于降结肠。② 乙状结肠动脉:分布于乙状结肠。③ 直肠上动脉:分布于直肠上部(图 7-21)。

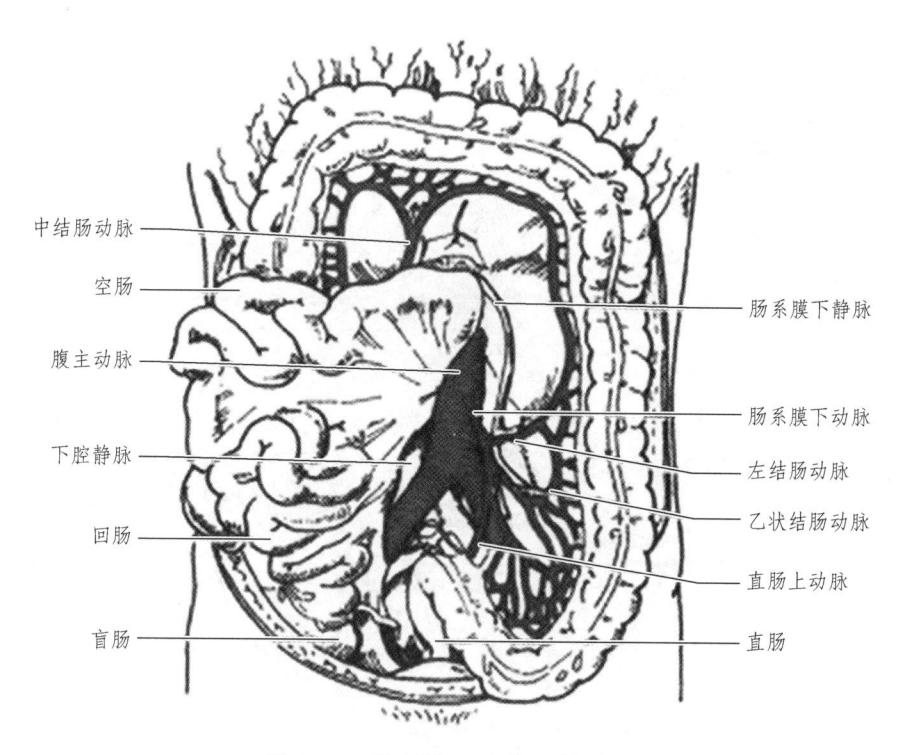

图 7-21 肠系膜下动脉及其分支

(三)盆部的动脉

盆部的动脉主干是髂总动脉。髂总动脉在第四腰椎体下缘由腹主动脉发出,斜向外下方走行,至骶髂关节前方,分为髂内动脉和髂外动脉(图 7-22)。

1. 髂内动脉

髂内动脉为一短干,沿盆腔侧壁下行,发出分支分布于盆壁和盆腔脏器。

(1)闭孔动脉:沿骨盆内侧壁行向前下,经闭孔出盆腔,分布于大腿内侧部及髋关节。

(2)臀上动脉和臀下动脉:分别经梨状肌上、下孔出骨盆,分支分布于臀小肌、臀中肌和臀大肌。

(3)脐动脉:是胎儿时期的动脉干,出生后远侧段闭锁,近侧段管腔未闭,与髂内动脉起始段相连,发出 2~3 支膀胱上动脉,分布于膀胱中、上部。

(4)膀胱下动脉:沿盆腔侧壁下行,分布于膀胱和前列腺等处。

(5)直肠下动脉:分布于直肠下部,并与直肠上动脉和肛门动脉吻合。

（6）子宫动脉：走行于子宫阔韧带内，在子宫颈外侧 2 cm 处越过输尿管的前方，沿子宫上行，分布于阴道、子宫、输卵管和卵巢等。在子宫切除术结扎子宫动脉时，应注意该动脉与输尿管的关系，以免损伤输尿管。

（7）阴部内动脉：自梨状肌下孔出盆腔，进入会阴深部，分支分布于肛门、会阴和外生殖器。

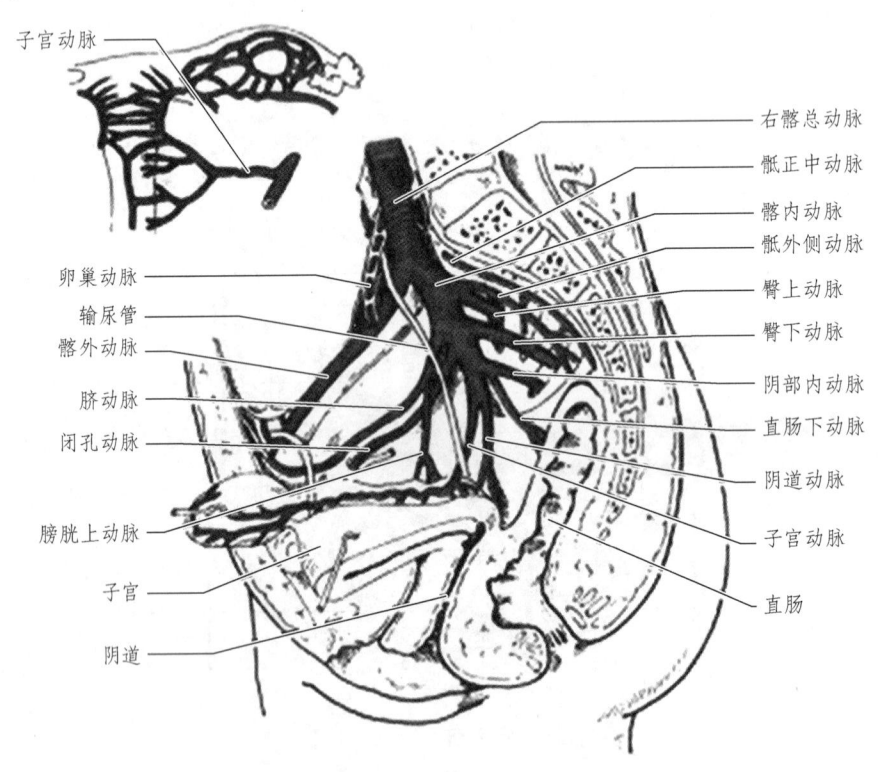

图 7-22　女性盆腔的动脉

2. 髂外动脉

髂外动脉沿腰大肌内侧下行，经腹股沟韧带中点深面至股前部，移行为股动脉。其主要分支为腹壁下动脉，经腹股沟管深环内侧上行入腹直肌鞘，分布于腹直肌，并与腹壁上动脉吻合。

【项目实训】

在血管模型图上指出胸部、腹部和盆部动脉主干，以及各部主要分支。

【项目测试】

（1）胸主动脉的主要脏支有_____、_____和_____。

（2）腹脏干由_____发出，立即分出_____、_____和_____三大分支。

（3）阑尾动脉是由_____发出。

（4）胃小弯一侧分部的动脉主干是_____和_____。

（5）分布至腹腔内成对脏器的动脉是（　　）。

  A．肠系膜下动脉　　　B．肠系膜上动脉　　　C．肾动脉

  D．腹腔干　　　　　　E．膈下动脉

项目五　下肢的动脉

【学习目标】

（1）能说出下肢动脉主干及主要分支。

（2）能指出股动脉、腘动脉、胫前动脉和胫后动脉。

【理论学习】

1．股动脉

股动脉为髂外动脉的延续，在股三角内下行，并逐渐转向背侧，进入腘窝，移行为腘动脉。分支分布于大腿肌和髋关节。股动脉在腹股沟中点处位置表浅，可摸到搏动，是临床上急救压迫止血和进行穿刺的部位。

2．腘动脉

腘动脉行于腘窝深部，在腘窝下缘分为胫前动脉和胫后动脉。腘动脉分支分布于膝关节和邻近诸肌。

3．胫前动脉

胫前动脉自腘动脉发出后，向前穿小腿骨间膜至小腿前面，在小腿前群肌之间下行至踝关节前方，移行为足背动脉，足背动脉位置表浅，在内、外踝前方连线中点处可触其搏动。胫前动脉分支分布于小腿前群肌。

4．胫后动脉

胫后动脉沿小腿后面的浅、深层肌之间下行，分布于小腿肌后群和外侧群。胫后动脉经内踝的后方进入足底，分为足底内侧动脉和足底外侧动脉（图7-23）。

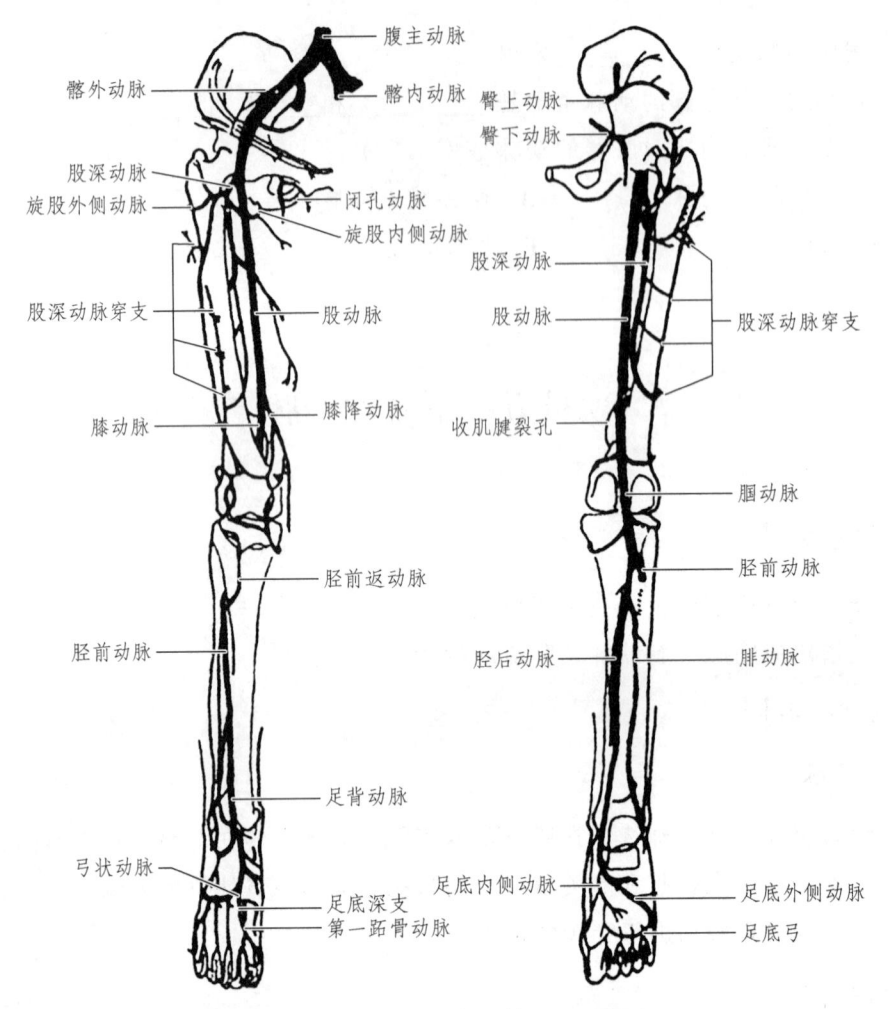

图 7-23 下肢的动脉（前面、后面）

【项目实训】

在血管模型图上指出股动脉、腘动脉、胫前动脉和胫后动脉。

【项目测试】

（1）腘动脉在腘窝下缘分为_____和_____。
（2）胫后动脉走行经过（   ）。
    A. 内踝前方   B. 内踝后方   C. 外踝前方
    D. 外踝后方   E. 以上都不对
（3）足背动脉的摸脉部位是在（   ）。
    A. 内踝前方   B. 外踝前方   C. 跛长伸肌腱内侧
    D. 跛长伸肌腱外侧   E. 以上都不对

模块三　静　脉

项目一　概　述

【学习目标】

（1）能说出静脉的特点。
（2）能在血管模型上找出肺循环静脉主干、上腔静脉和下腔静脉。

【理论学习】

静脉是输血回心的血管，起于毛细血管，最后汇合成大静脉注入心房。静脉的特点是：
（1）管壁薄，管腔大。
（2）管壁内有静脉瓣，四肢较多，尤以下肢最多，可防止血液逆流。头颈部静脉无静脉瓣。
（3）可分为浅静脉和深静脉。浅静脉位于皮下浅筋膜内，又称皮下静脉，最后注入深静脉。深静脉位于深筋膜内，与同名动脉伴行。

1. 肺循环的静脉

肺静脉每侧两条，分别为左上、左下肺静脉和右上、右下肺静脉。肺静脉起自肺门，向内穿过纤维心包，注入左心房后部。

2. 体循环的静脉

体循环的静脉包括上腔静脉系、下腔静脉系和心静脉系（图7-24）。下腔静脉系中，收集腹腔内不成对脏器（肝除外）静脉血的血管组成肝门静脉系。

【项目实训】

在血管模型上辨认出静脉血管，并找出肺循环静脉主干、上腔静脉和下腔静脉。

【项目测试】

静脉血管特点是：管腔____，管壁____。

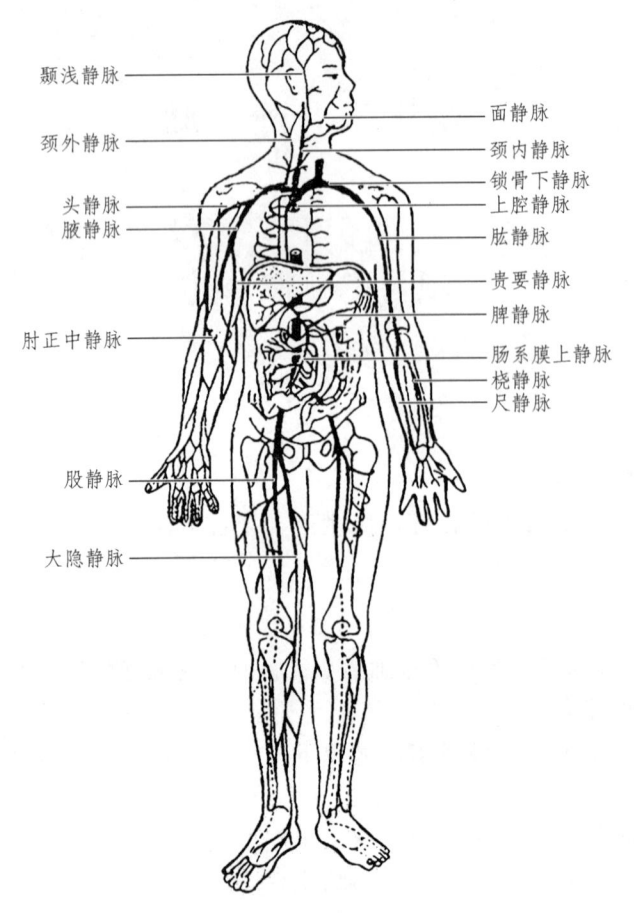

图 7-24 体循环的静脉

项目二　上腔静脉系

【学习目标】

（1）能说出上腔静脉系构成。
（2）能在血管模型上找出上腔静脉系的主要汇入血管。
（3）能说出头颈部、上肢和胸部主要静脉。

【理论学习】

（一）上腔静脉系

由上腔静脉及其属支组成，收集头颈部、上肢和胸部（心和肺除外）等上半身的静脉血，其主干为上腔静脉（图 7-25）。

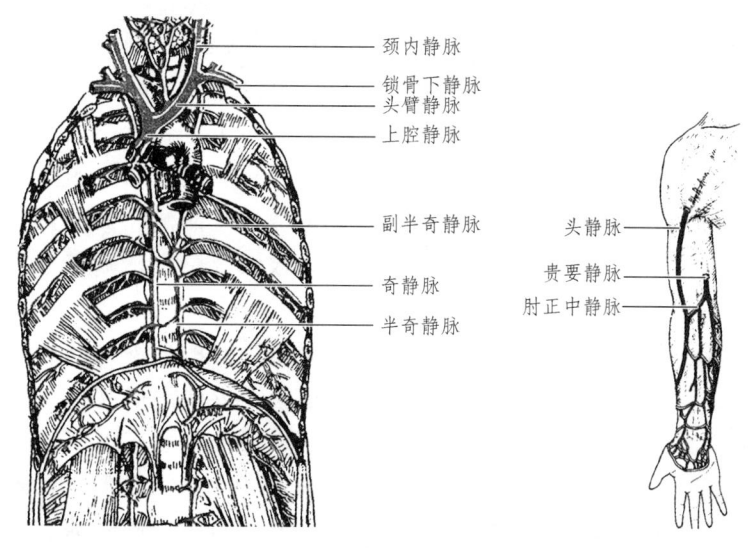

图 7-25　上腔静脉及其属支

上腔静脉：由左、右头臂静脉在右侧第 1 胸肋关节后汇合形成，沿升主动脉右侧向下走行至第 3 胸肋关节下缘附近汇入右心房。

头臂静脉：左右各一，是收集头颈部和上肢静脉血的主干，由颈内静脉和锁骨下静脉汇合而成。两静脉汇合处的夹角称静脉角，是淋巴导管的注入处。

1. 头颈部静脉（图 7-26）

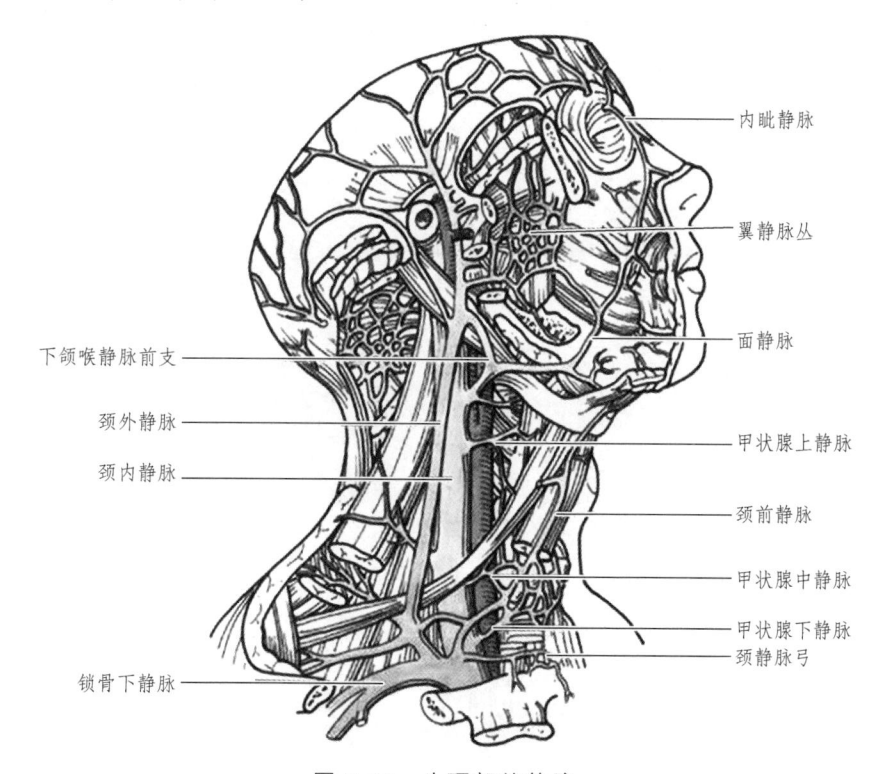

图 7-26　头颈部的静脉

（1）颈内静脉：在颈静脉孔处续于乙状窦，在同侧颈动脉的外侧向下走行，至同侧胸锁关节后方与锁骨下静脉汇合，形成头臂静脉。收集面部和颈深部的静脉血。

面静脉：起自内眦静脉，伴面动脉下行，在下颌角下方跨过颈内、外动脉的表面，下行至舌骨大角附近注入颈内静脉。面静脉借内眦静脉、眼静脉与颅内的海绵窦相通。由于面静脉在口角以上无静脉瓣，故面部，尤其是鼻根至两侧口角的三角区内发生感染时，切忌挤压，以免细菌经上述途径进入颅内，导致颅内感染，临床上将此三角区称为"危险三角"。

（2）颈外静脉：是颈部最大的浅静脉，由下颌后静脉的后支与耳后静脉、枕静脉在下颌角处汇合而成，沿胸锁乳突肌表面下行，在锁骨上方穿深筋膜，注入锁骨下静脉。

颈外静脉位置表浅，在活体上隔皮肤可见，儿科常经此静脉作输液、采血和注射药物。

（3）头皮静脉：分布于颅顶浅筋膜内。小儿头皮静脉分支甚多，且表浅易见，易于固定，方便小儿肢体活动及护理，故婴幼儿静脉输液多采用头皮静脉。

2. 锁骨下静脉

在第 1 肋外侧缘续于腋静脉，与同侧动脉伴行，在胸锁关节后方与同侧颈内静脉汇合成头臂静脉，其近主要属支是腋静脉和颈外静脉。锁骨下静脉位置固定，管腔较大，临床常作为静脉穿刺或长期导管输液的部位。

3. 上肢的静脉

（1）上肢深静脉：与同名动脉伴行，最终汇入腋静脉。

（2）上肢浅静脉：包括头静脉、贵要静脉和肘正中静脉（图 7-27）。

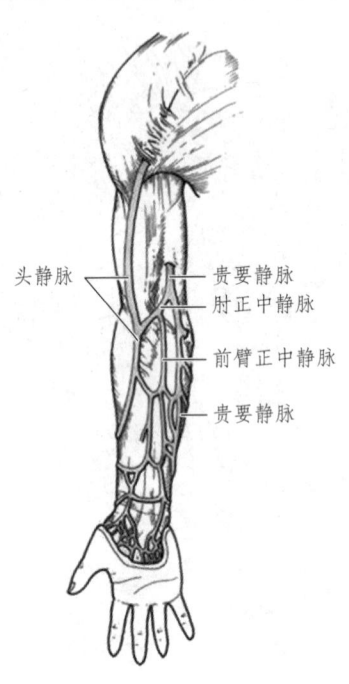

图 7-27　上肢的浅静脉

贵要静脉起自手背静脉网的尺侧，沿前臂前面尺侧上行，至肘窝处接收肘正中静脉后沿肱二头肌内侧上行，汇入腋静脉，接收手和前臂尺侧浅表结构的静脉血。

头静脉起自手背静脉网的桡侧，至桡腕关节上方转到前臂前面，沿前臂桡侧和臂外侧上行，汇入腋静脉或锁骨下静脉，收集手背和前臂桡侧的浅静脉血。

肘正中静脉位于肘窝皮下，自头静脉斜向内上方，连接贵要静脉。临床常在此静脉作输液、采血或注射药物。

4．胸部的静脉

（1）奇静脉：是胸腔内主要静脉，起自右腰升静脉，接收食管静脉、右侧肋间后静脉、支气管静脉和半奇静脉的回流血，汇入上腔静脉。

（2）半奇静脉：它起自左腰升静脉，接收侧左肋间后静脉和副半奇静脉的血液，在第9胸椎高度向右横过脊柱汇入奇静脉。

（3）胸廓内静脉：由腹壁上静脉向上延续而成，在胸廓内与同名动脉伴行上升，注入头臂静脉，收集同名动脉供应区的静脉血。

【项目实训】

（1）在血管模型上找出肺循环静脉主干。

（2）在全身血管模型上找出头颈部和上肢静脉主干，并依次说出汇入上腔静脉系的主要血管名称。

【项目测试】

（1）面部危险三角指的是＿＿＿＿＿＿＿＿＿＿＿＿＿＿区域。

（2）上肢的浅静脉主要有＿＿＿＿、＿＿＿＿和＿＿＿＿。

（3）缺乏静脉瓣的静脉是（　　）。

  A．面静脉　　　　　　　B．头静脉　　　　　　　C．贵要静脉

  D．大隐静脉　　　　　　E．小隐静脉

（4）锁骨下静脉的属支是（　　）。

  A．颈内静脉　　　　　　B．舌静脉　　　　　　　C．面静脉

  D．颈外静脉　　　　　　E．甲状腺下静脉

（5）合成静脉角的静脉是（　　）。

  A．颈内静脉　　　　　　B．头臂静脉　　　　　　C．颈外静脉

  D．锁骨下静脉　　　　　E．头静脉

项目三　下腔静脉系

【学习目标】

（1）能说出下腔静脉系构成。
（2）能在血管模型上找出下肢、盆部、腹部汇入下腔静脉系的主要血管。
（3）能说出肝门静脉系的属支及交通支。

【理论学习】

下腔静脉：人体最粗大的静脉，在第 5 腰椎高度由左、右髂总静脉汇合形成，在脊柱的右前方沿腹主动脉右侧上行进入胸腔，穿心包后注入右心房。下腔静脉收集腹部、盆部和下肢的静脉血（图 7-28）。

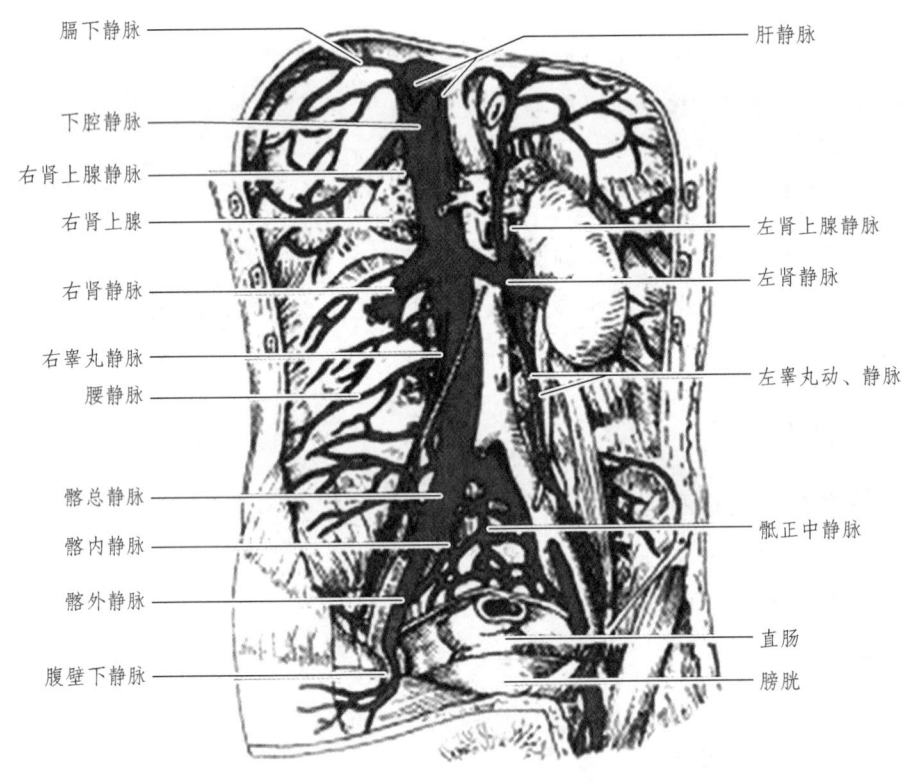

图 7-28　下腔静脉及其属支

髂总静脉：左、右各一，由髂内静脉和髂外静脉在骶髂关节前方汇合形成，斜向内上方，在第 5 腰椎右前方，左、右髂总静脉汇入下腔静脉。

1. 下肢的静脉

（1）下肢浅静脉：足背皮下的浅静脉形成足背静脉弓，弓内缘上行与小腿前内侧浅层静脉汇合形成大隐静脉，弓外缘上行与小腿后外侧浅层静脉汇合形成小隐静脉（图 7-29）。

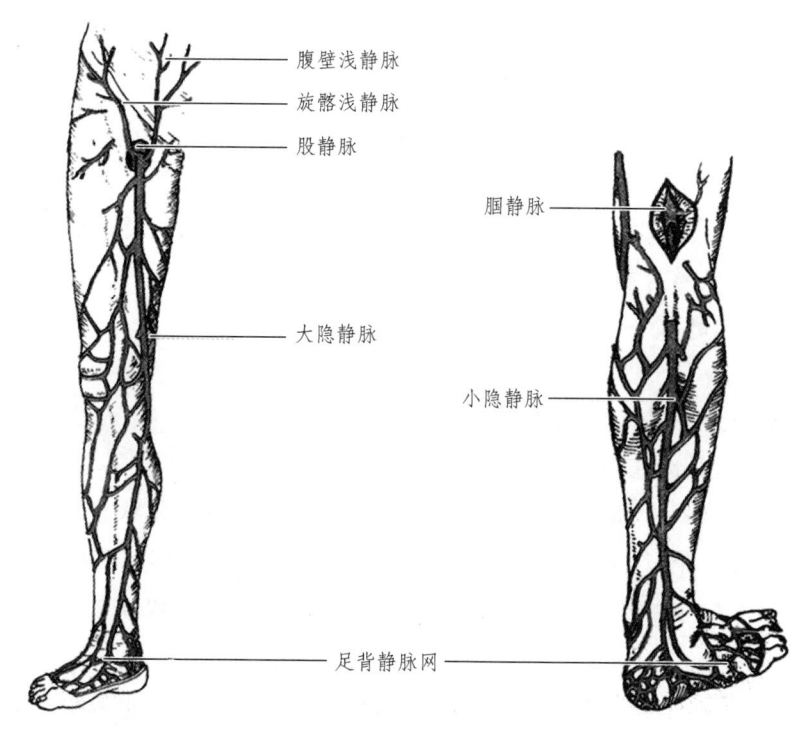

图 7-29　大隐静脉、小隐静脉及其属支

大隐静脉起自足背静脉弓的内侧，经内踝前方沿小腿和大腿内侧上行，并逐渐移行至大腿前面上行，经隐静脉裂孔在耻骨结节外下方 3~4 cm 处汇入股静脉。大隐静脉在内踝前方位置表浅，临床常在此处作静脉穿刺或切开输液。

小隐静脉起自足背静脉弓的外侧，经外踝后方沿小腿后面上行至腘窝下缘汇入腘静脉。

（2）下肢深静脉：下肢深静脉与同名动脉伴行，在膝以下每条动脉由两条静脉伴行，上行到腘窝合成一条腘静脉，腘静脉上端延续为股静脉。

股静脉与同名动脉伴行，上行过程中先位于股动脉的外侧，逐渐移行至股动脉的内侧，在耻骨结节外下方接收大隐静脉回流血后，于腹股沟韧带深层延续为髂外静脉。股静脉接收下肢、腹前壁下部、外阴部等处的静脉回流血。

2. 盆部的静脉

（1）髂内静脉：在坐骨大孔稍上方，由盆部静脉汇合形成，沿髂内动脉后内侧上行至骶髂关节前方与髂外静脉汇合形成髂总静脉。髂内静脉的属支分壁支和脏支，壁支收集同名动脉分布区的静脉血，脏支主要有直肠下静脉、阴部内静脉和子宫静脉等，它们分别起自直肠丛、阴部丛和子宫阴道丛。

（2）髂外静脉：在腹股沟韧带上方为股静脉的直接延续，与同名动脉伴行，至骶髂关节前方与髂内静脉汇合形成髂总静脉。

（3）腹部的静脉。

① 腹前壁静脉：包括浅静脉和深静脉。

腹前壁浅静脉：在脐以上的浅静脉汇合成胸腹壁静脉，向上外行，注入腋静脉。脐以下浅静脉汇合成腹壁浅静脉，注入大隐静脉。

腹前壁深静脉：腹壁上静脉向上延续为胸廓内静脉，注入头臂静脉。腹壁下静脉与同名动脉伴行，注入髂外静脉。

② 腹腔内脏的静脉。

a. 成对的静脉。

肾上腺静脉：左侧注入左肾静脉，右侧注入下腔静脉。

肾静脉：经肾动脉前方横行向内，注入下腔静脉。

睾丸静脉：起自睾丸和附睾，呈蔓状缠绕睾丸动脉，组成蔓状静脉丛，由此汇合成睾丸静脉，右侧注入下腔静脉，左侧注入左肾静脉。在女性此静脉为卵巢静脉。

肝静脉：由小叶下静脉汇合而成，有肝左静脉、肝中静脉和肝右静脉，在肝后缘注入下腔静脉。

b. 不成对的静脉：来自腹腔不成对脏器的静脉，不直接注入下腔静脉，它们先汇合成肝门静脉，经肝门入肝。

③ 肝门静脉：由肠系膜上静脉和脾静脉在胰头和胰体交界处后方汇合形成一长6～8cm的静脉干，向右斜行进入肝十二指肠韧带内，在肝固有动脉和胆总管的后方上行至肝门，分为左、右两支入肝。

肝门静脉主要接收消化道、脾、胰和胆囊的静脉血。

肝门静脉的属支包括肠系膜上静脉、脾静脉、肠系膜下静脉、胃左静脉、胃右静脉、胆囊静脉和附脐静脉等，这些静脉多与同名动脉相伴行。

肝门静脉的侧支循环：肝门静脉系统与上、下腔静脉系统之间存在丰富的交通支。主要交通途径有三条（图7-30）：

a. 经食管静脉丛形成肝门静脉的属支胃左静脉与上腔静脉系统的奇静脉和半奇静脉之间的交通。如肝门静脉血流受阻，食管下段的黏膜下静脉高度曲张，一旦破裂可引起呕血。

b. 经直肠静脉丛形成肝门静脉的属支直肠上静脉与下腔静脉系统的直肠下静脉和肛静脉之间的交通。

c. 经脐周静脉网形成肝门静脉的属支附脐静脉与上腔静脉系中的腹壁上静脉和胸腹壁静脉之间的交通，或形成附脐静脉与下腔静脉系中的腹壁下静脉和腹壁浅静脉之间的交通。

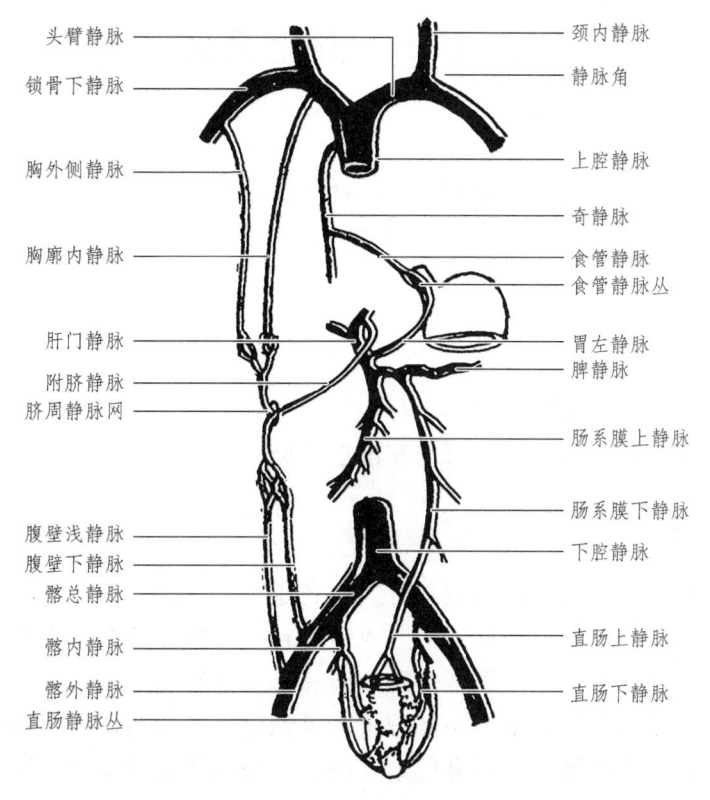

图 7-30 肝门静脉系与上、下腔静脉系间的吻合模式图

【项目实训】

（1）在血管模型上找出下肢浅、深静脉。

（2）在血管模型上找出盆部、腹部汇入下腔静脉系的主要血管。

（3）在肝门静脉系模型上指出其属支及交通支。

【项目测试】

（1）髂总静脉是由_____和_____汇合而成。

（2）肝门静脉的属支有_____、_____、_____、_____、
_____和_____。

（3）肝门静脉的侧支循环途径主要有_____、_____和_____。

（4）当肝门静脉高压症时脐周静脉网血流与体循环静脉相交通途径是（　　）。

　　A. 奇静脉　　　　　　B. 脐静脉　　　　　　C. 附脐静脉

　　D. 副半奇静脉　　　　E. 均不是

（5）不与脐周静脉网直接吻合的静脉是（　　）。

　　A. 腹壁浅静脉　　　　B. 旋髂浅静脉　　　　C. 腹壁上静脉

　　D. 腹壁下静脉　　　　E. 胸腹壁静脉

第三节　淋巴系统

项目一　淋巴管道

【学习目标】

（1）能说出淋巴系统的组成。
（2）能说出淋巴干和淋巴导管的名称。
（3）能在模型上指出相应的淋巴干和淋巴导管。

【理论学习】

淋巴系统是脉管系统的重要组成部分，由各级淋巴管道、淋巴器官和散在的淋巴组织构成。淋巴管道内流动的液体称淋巴。血液运行到毛细血管时，部分体液经毛细血管壁滤出，进入组织间隙，形成组织液。组织液和细胞进行物质交换后，大部分在毛细血管静脉端被回收，进入静脉血流；小部分进入毛细淋巴管成为淋巴，沿淋巴管道向心流动，最后注入静脉。淋巴器官包括淋巴结、胸腺、脾和腭扁桃体等，可产生淋巴细胞、过滤淋巴和产生抗体。淋巴组织是含有大量淋巴细胞的网状结缔组织，主要分布于消化管和呼吸道黏膜下，具有防御功能（图 7-31）。

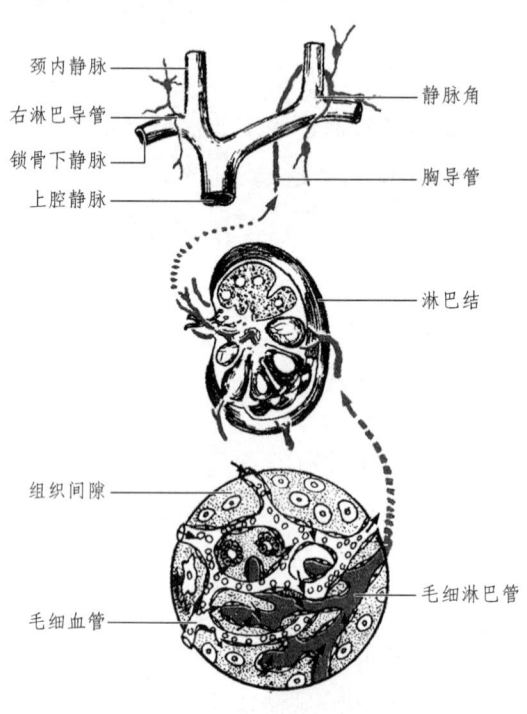

图 7-31　淋巴系模式图

淋巴管道可分为毛细淋巴管、淋巴管、淋巴干和淋巴导管四级。

（一）毛细淋巴管

毛细淋巴管是淋巴管道的起始段，以膨大的盲端起始于组织间隙，彼此吻合成网。管壁非常薄，仅由单层内皮细胞构成。相邻的内皮细胞之间的连接间隙较大，因此毛细淋巴管比毛细血管通透性大，蛋白质、异物和细菌等大分子物质容易进入毛细淋巴管。

（二）淋巴管

淋巴管由毛细淋巴管汇集而成，管壁有丰富的瓣膜，以保证淋巴向心流动，在全身各处分布广泛，根据走行位置可分为浅淋巴管和深淋巴管。

（三）淋巴干

淋巴管在向心回流途中逐渐汇合形成较粗大的淋巴干。全身各部的浅、深淋巴管汇合形成9条淋巴干：即左、右颈干；左、右锁骨下干；左、右支气管纵隔干；左、右腰干和单个的肠干（图7-32）。

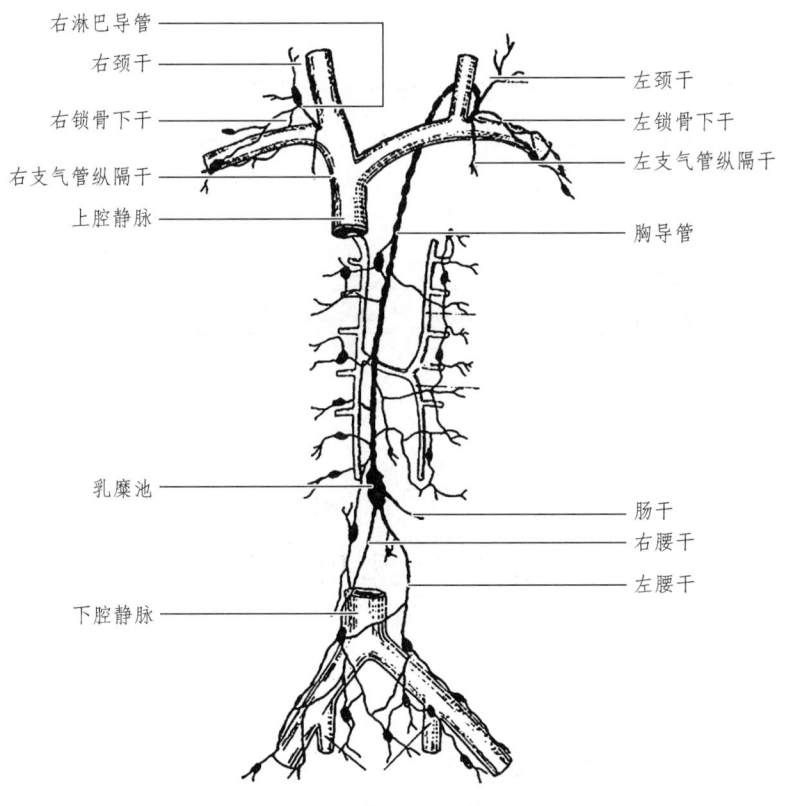

图7-32 淋巴管和淋巴干

（四）淋巴导管

全身9条淋巴干最终分别汇合成两条淋巴导管：即胸导管和右淋巴导管（图7-32）。

1. 胸导管

胸导管是全身最粗大的淋巴管道，长30～40 cm。胸导管起始于第1腰椎前方的乳糜池，是由左、右腰干和肠干汇合而成的梭形膨大。胸导管自乳糜池上行，经膈的主动脉裂孔入胸腔，沿脊柱前方、胸主动脉与奇静脉之间上行，至第5胸椎高度逐渐偏向左侧，沿脊柱左侧缘继续上行，出胸廓上口达颈根部，然后弯向前内下方注入左静脉角。在注入静脉角前，胸导管接收左颈干、左锁骨下干和左支气管纵隔干的淋巴。

收纳范围：胸导管通过6条淋巴干和某些散在的淋巴管，收集了下半身和上半身左侧半（全身3/4部位）的淋巴。

2. 右淋巴导管

右淋巴导管为一短干，由右颈干、右锁骨下干、右支气管纵隔干汇合而成，注入右静脉角。

收纳范围：收纳上半身右侧半（约占全身1/4部位）的淋巴。

【项目实训】

（1）说出全身9条淋巴干的名称，在模型上找出来。

（2）在模型上找出两条淋巴导管，并指出各自收集的淋巴干。

【项目测试】

（1）淋巴系统是由_____、_____和_____组成。

（2）右淋巴导管收集_____、_____和_____3条淋巴干的淋巴。

（3）胸导管收集_____、_____、_____、_____、_____和_____6条淋巴干的淋巴。

项目二　淋巴器官

【学习目标】

（1）能描述淋巴结和脾的形态。

（2）能在模型上指出脾的位置。

【理论学习】

1. 淋巴结

淋巴结为淋巴管向心回流途中的必经器官，为灰红色椭圆形或圆形小体，大小不等。淋巴结一侧隆凸，一侧凹陷，凹陷处称为淋巴结门，是淋巴结的血管神经出入之处。淋巴结的周围有淋巴管与之相连，与凸侧面相连的淋巴管称输入淋巴管，数目较多；从淋巴结门出来的淋巴管称输出淋巴管，将淋巴结过滤后的淋巴运出淋巴结（图7-33）。

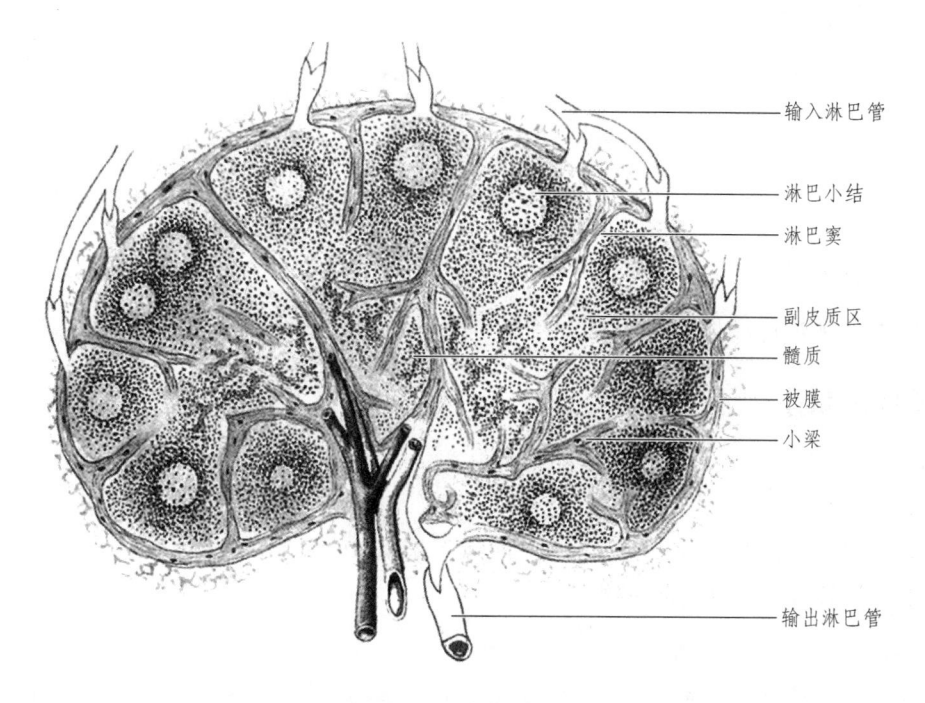

图 7-33 淋巴结模式图

2. 脾

脾位于左季肋区，胃底与膈之间，第 9～11 肋深面，其长轴与第 10 肋一致，前端可达腋中线。正常在肋弓下不易触及。脾略呈椭圆形，质软而脆，受暴力打击易致脾破裂（图 7-34）。

脾呈扁椭圆形，可分为膈、脏两面，前、后两端和上、下两缘。膈面光滑隆凸，朝向外上，与膈相贴。脏面凹陷，此面中央有成裂隙状的脾门，是脾静脉和神经出入之处。脾前端较宽阔，朝向前外下方，后端钝圆，朝向内上后方。脾上缘锐利，有 2～3 个深陷的脾切迹，是触诊辨认脾的标志。下缘较钝，朝向后下方。

脾是最大的淋巴器官，具有储血、造血、清除衰老红细胞和进行免疫应答的功能。

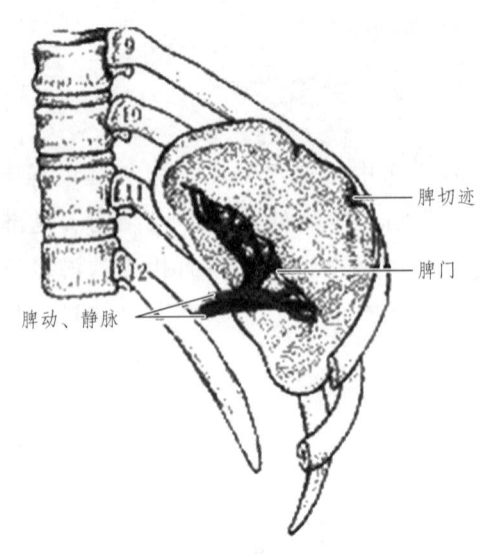

图 7-34 脾的位置

【项目实训】

在体表准确指出脾的位置，并描述脾的形态。

【项目测试】

脾（　　）。

    A. 位于腹上区　　　　　　　B. 分为膈、脏两面，上、下两端及前、后缘
    C. 属腹膜内位器官　　　　　D. 前缘下部有 2~3 个切迹
    E. 其长轴与第 12 肋一致

项目三　人体各部的主要淋巴引流

【学习目标】

能说出颈部、胸部、下肢和腹部的主要淋巴结。

【理论学习】

(一) 头颈部的淋巴引流

1. 头部的淋巴结

头部淋巴结多位于头颈交界处，由后向前依次有：枕淋巴结、乳突淋巴结、腮腺淋

巴结、下颌下淋巴结和颏下淋巴结。它们收纳头面部浅层的淋巴管,其输出管直接或间接注入颈外侧深淋巴结(图7-35)。

2. 颈部的淋巴结

颈部淋巴结主要有颈外侧浅淋巴结和颈外侧深淋巴结。

颈外侧浅淋巴结：位于胸锁乳突肌表面,沿颈外静脉排列,收纳颈部浅层及头部淋巴结的输出管,其输出管注入颈外侧深淋巴结。

颈外侧深淋巴结：位于胸锁乳突肌深面,沿颈内静脉排列,收集头颈部、胸壁上部及乳房上部的淋巴,其输出管汇合成左、右颈干。

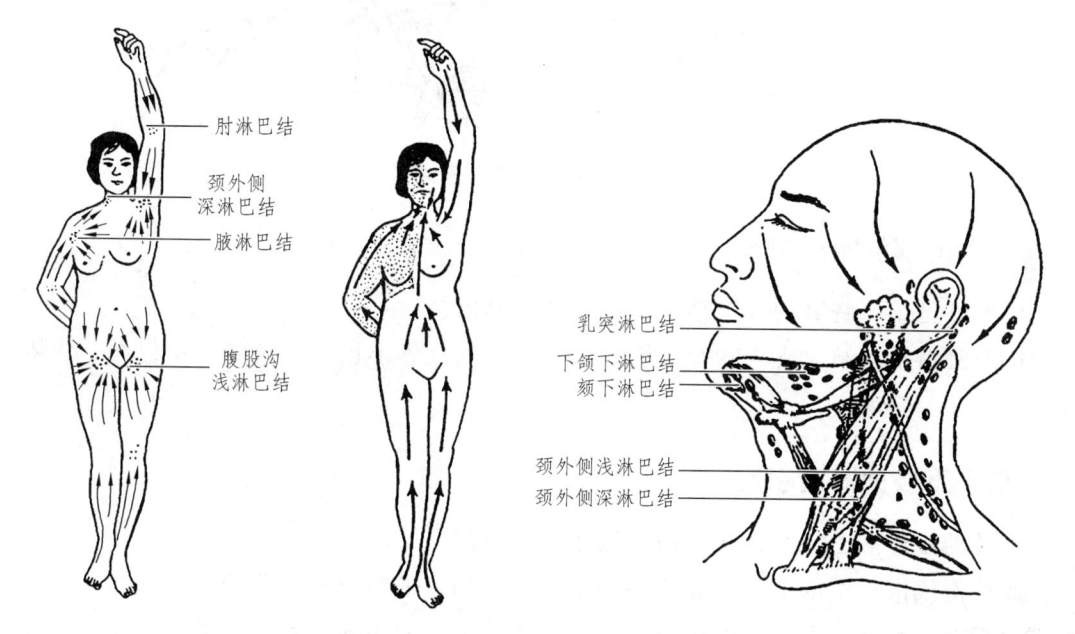

图 7-35 头颈部及上肢主要淋巴结

（二）上肢的淋巴引流

上肢的浅淋巴管伴浅静脉行于皮下组织中,深淋巴管与深血管伴行。浅、深淋巴管都直接或间接注入腋淋巴结。

腋淋巴结位于腋窝内,按位置分为5群,腋淋巴结收纳上肢、胸壁、背部和乳房的浅、深淋巴管。其输出管形成锁骨下干,左侧的注入胸导管,右侧的注入右淋巴导管(图7-36)。

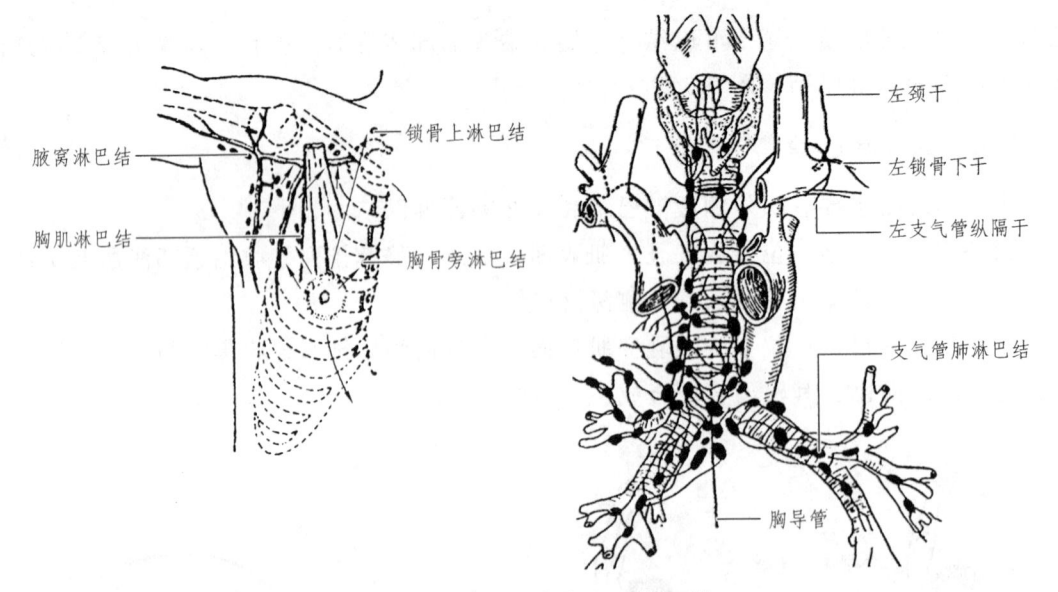

图 7-36　胸部及腋窝主要淋巴结

（三）胸部的淋巴引流

胸壁淋巴结：胸壁的淋巴结主要有胸骨旁淋巴结。

胸腔脏器淋巴结：支气管肺门淋巴结、气管支气管淋巴结、气管旁淋巴结、纵隔旁淋巴结。

（四）下肢的淋巴引流

下肢的浅深淋巴管都直接或间接地注入腹股沟深淋巴结。

腹股沟浅淋巴结的上组沿腹股沟韧带下方排列，下组位于大隐静脉末端排列。收纳腹前壁下部、臀部、会阴、外生殖器和下肢的大部分的浅淋巴管，其输出管注入腹股沟深淋巴结和髂外淋巴结。

腹股沟深淋巴结位于股静脉根部周围，收纳腹股沟浅淋巴结的输出管和下肢的深淋巴管，其输出管注入髂外淋巴结。

（五）盆部的淋巴引流

盆部的淋巴结主要包括髂外淋巴结、髂内淋巴结、髂总淋巴结。收纳同名动脉分布区的淋巴管，最后经髂总淋巴结的输出管注入腰淋巴结。

（六）腹部的淋巴引流

腹部的淋巴结包括腰淋巴结、腹腔淋巴结和肠系膜上、下淋巴结。

腰淋巴结：位于下腔静脉和腹主动脉周围，除收纳腹后壁的淋巴管外，还收纳腹腔成对器官的淋巴管以及髂总淋巴结的输出管。腰淋巴结的输出管汇成左、右腰干，参与合成乳糜池。

　　腹腔淋巴结：位于腹腔干周围，收纳腹腔干各级分支分布区的淋巴管。
　　肠系膜上淋巴结：位于肠系膜上动脉根部周围，收纳肠系膜上动脉分布区的淋巴管。
　　肠系膜下淋巴结：位于肠系膜下动脉根部周围，收纳肠系膜下动脉分布区的淋巴管。

【项目实训】

　　在淋巴结群模型图上指出颈部、胸部主要淋巴结。

【项目测试】

　　颈部的淋巴结主要有_____和_____。

第八章　内分泌系统

内分泌系统由内分泌腺和内分泌组织和散在的内分泌细胞组成。内分泌腺是由内分泌细胞组成的独立性器官，如垂体、甲状腺、甲状旁腺和肾上腺等。内分泌组织是散布在其他组织器官中的内分泌细胞团块，如胰腺中的胰岛、睾丸中的间质细胞和卵巢中的黄体等。

项目一　垂　体

【学习目标】
（1）能描述垂体的位置和形态。
（2）能说出垂体的组成、结构特点及功能。

【理论学习】

一、垂体的位置和形态

垂体位于颅底内面的垂体窝内，呈椭圆形，向上借漏斗与下丘脑相连，前上方与视交叉相邻。垂体分为腺垂体和神经垂体两部分。

二、垂体的分部和功能

根据发生和结构特点，垂体可分为远侧部、结节部、中间部、神经部和漏斗。远侧部、结节部和中间部具有内分泌功能，又称腺垂体；神经部和漏斗由神经纤维组成，无内分泌功能，又称神经垂体。

（一）腺垂体

腺垂体远侧部的腺细胞大多排列成团状或索状，少数围成小滤泡，其间有丰富的血窦和少量的结缔组织。根据 HE 染色，可将细胞分为嗜酸性细胞、嗜碱性细胞和嫌色细胞三种。

1. 嗜酸性细胞

嗜酸性细胞数量较多，根据分泌激素的不同分为两种细胞。
（1）生长激素细胞：分泌生长激素。
（2）催乳激素细胞：分泌催乳激素。

2. 嗜碱性细胞

嗜碱性细胞数量少，有三种细胞，分泌三种不同的激素。
（1）促甲状腺激素细胞：分泌促甲状腺激素。
（2）促肾上腺皮质激素细胞：分泌促肾上腺皮质激素。
（3）促性腺激素细胞：分泌促性腺激素。

3. 嫌色细胞

嫌色细胞数量最多，目前认为是没有分化的嗜色细胞的初级阶段。

（二）神经垂体

神经垂体由无髓神经纤维、神经胶质细胞和丰富的毛细血管构成。无髓神经纤维来自下丘脑视上核和室旁核内的神经内分泌细胞的轴突，经漏斗进入神经部构成。神经垂体不含内分泌细胞，不能产生激素，只贮存下丘脑分泌的抗利尿激素（升压素）和缩宫素，根据需要释放入血。

【项目实训】

（1）在模型上指出垂体的位置。
（2）结合图片或切片辨认垂体的组织结构。

【项目测试】

（1）垂体后叶由下列何项构成？（　　）
　　A. 腺垂体和神经垂体　　B. 中间部和神经部　　C. 远侧部和结节部
　　D. 中间部和腺垂体　　E. 神经和神经垂体
（2）垂体位于（　　）。
　　A. 颅底的枕骨大孔两侧　　B. 颅底的外面　　C. 第三脑室内
　　D. 小脑延髓池内　　E. 颅底蝶鞍垂体窝内

项目二　甲状腺和甲状旁腺

【学习目标】

（1）能说出甲状腺、甲状旁腺的形态和位置。

（2）能描述甲状腺、甲状旁腺的组成、结构特点及功能。

【理论学习】

一、甲状腺

1. 位置和形态

甲状腺是人体最大的内分泌腺，位于颈前部，气管上端的两侧，呈"H"形，分为左右两个侧叶，中间以甲状腺峡部相连。

2. 结构和功能

甲状腺表面的结缔组织伸入腺实质，将甲状腺分成许多小叶。每个小叶内有许多大小不等的甲状腺滤泡和滤泡旁细胞。

（1）甲状腺滤泡：大小不等，呈圆形或不规则形。甲状腺滤泡上皮分泌甲状腺激素，主要功能是促进机体的新陈代谢，提高神经的兴奋性，促进生长发育，尤其对婴幼儿的骨骼发育和中枢神经系统的发育影响显著。

（2）甲状腺滤泡旁细胞：位于甲状腺滤泡之间或滤泡上皮细胞之间。细胞体积较大，分泌降钙素，功能是促进骨细胞的活动，并抑制胃肠道和肾小管对钙的吸收，使血钙浓度降低。

二、甲状旁腺

1. 位置和形态

甲状旁腺有四颗，位于甲状腺两侧的后缘内，左右各两个，呈棕黄色、扁椭圆形、黄豆大小的腺体，总质量约 100 mg。

2. 结构和功能

甲状旁腺的腺细胞排列成索状或团状，其间有丰富的毛细血管和少量的结缔组织。腺细胞有主细胞和嗜酸性细胞两种。

（1）主细胞：数量较多，是甲状旁腺的主要腺细胞，细胞呈圆形或多边形，可分泌甲状旁腺素。甲状旁腺素起调节机体钙磷代谢的作用。

（2）嗜酸性细胞：数量少，体积大，主要分布于主细胞之间或单个分布，目前其功能尚不明确。

【项目实训】

（1）在模型上指出甲状腺、甲状旁腺的位置。

（2）结合图片或切片辨认甲状腺、甲状旁腺的组织结构。

【项目测试】

（1）甲状腺（　　　）。
  A. 由峡和两个锥状叶组成
  B. 质地较硬
  C. 甲状腺被膜的内层称甲状腺真被膜
  D. 甲状腺假被膜由颈浅筋膜构成
  E. 峡位于第 5~6 气管软骨之间

（2）甲状旁腺（　　　）。
  A. 位于甲状腺侧叶前面
  B. 位于甲状腺侧叶后面
  C. 为一对小球体状结构
  D. 上一对多位于甲状腺上动脉附近
  E. 下一对多位于甲状腺侧叶后面的中、下 1/3 交界处

项目三　肾上腺

【学习目标】

（1）能说出肾上腺的组成、结构特点及功能。
（2）能解释肾上腺的形态和位置。

【理论学习】

一、位置和形态

肾上腺是人体重要的内分泌腺，左右各一。左肾上腺近似半月形，右肾上腺呈三角形；它们分别位于左、右肾的内上方。

二、结构和功能

肾上腺表面包有结缔组织被膜，实质分为两部分，外周部分为皮质，占大部分；中心部为髓质，占小部分。

1. 肾上腺皮质

皮质占肾上腺体积的 80%~90%。皮质由外向内依次分为球状带、束状带和网状带三带。

（1）球状带：较薄，位于皮质浅层。细胞主要分泌盐皮质激素，如醛固酮，能促进肾远曲小管和集合管重吸收 Na^+ 和排出 K^+，起保钠排钾的作用，调节水盐平衡。

（2）束状带：是最厚的一层，腺细胞主要分泌糖皮质激素，当机体遇到创伤、感染、中毒等有害刺激时，糖皮质激素还具备增强机体应激能力的作用。

（3）网状带：位于皮质的最内层，腺细胞主要分泌雄激素也分泌少量的雌激素和糖皮质激素。分泌的性激素可促进性成熟。

2. 肾上腺髓质

肾上腺髓质位于肾上腺中心。根据细胞的形态可分为两种细胞，一种是肾上腺素细胞，分泌肾上腺素，它能使心率加快，心脏和骨骼肌的血管舒张，临床可用作"强心药"；另一种是去甲肾上腺素细胞，分泌去甲肾上腺素，它能使血管的平滑肌收缩，使血压升高，临床用于"升压药"。

【项目实训】

（1）在模型上指出肾上腺的位置。
（2）结合图片或切片辨认肾上腺的组织结构。

【项目测试】

（1）肾上腺（　　）。
  A. 附于肾的内侧　　　　　　　　　　B. 属于腹膜内位器官
  C. 左侧呈半月形，右侧呈三角形　　　D. 可随下垂的肾下降
  E. 包在肾纤维囊内

（2）肾上腺皮质球状带分泌（　　）。
  A. 肾上腺素　　　B. 糖皮质激素　　　C. 盐皮质激素
  D. 性激素　　　　E. 催乳素

（3）肾上腺皮质束状带分泌（　　）。
  A. 肾上腺素　　　B. 糖皮质激素　　　C. 盐皮质激素
  D. 性激素　　　　E. 催乳素

第九章　感觉器

感觉器是能够感受特定刺激的器官，如视器和前庭蜗器等，由特殊感受器和附属器构成。

第一节　视　器

视器又称眼，由眼球及眼副器构成。眼球近似球形，是眼的主要部分，由眼球壁和眼球内容物构成，具有屈光成像和感受光刺激的功能。

项目一　眼球壁

【学习目标】

（1）能描述眼球壁的结构。
（2）能描述视网膜的微细结构。

【理论学习】

眼球壁由外向内分为纤维膜、血管膜和视网膜三层（图9-1）。

（一）纤维膜

纤维膜由致密结缔组织构成，分为角膜和巩膜两部分。

1. 角　膜

角膜占眼球纤维膜的前1/6，略向前突，无色透明，无血管，有丰富的感觉神经末梢。具有屈光作用，对触觉和痛觉敏感。

2. 巩　膜

巩膜占眼球纤维膜的后5/6，呈乳白色，不透明，厚而坚韧，具有维持眼球外形和保护眼球内容物的作用。在巩膜和角膜交界处的深部有一环形血管，称巩膜静脉窦，是房水的回流通道。

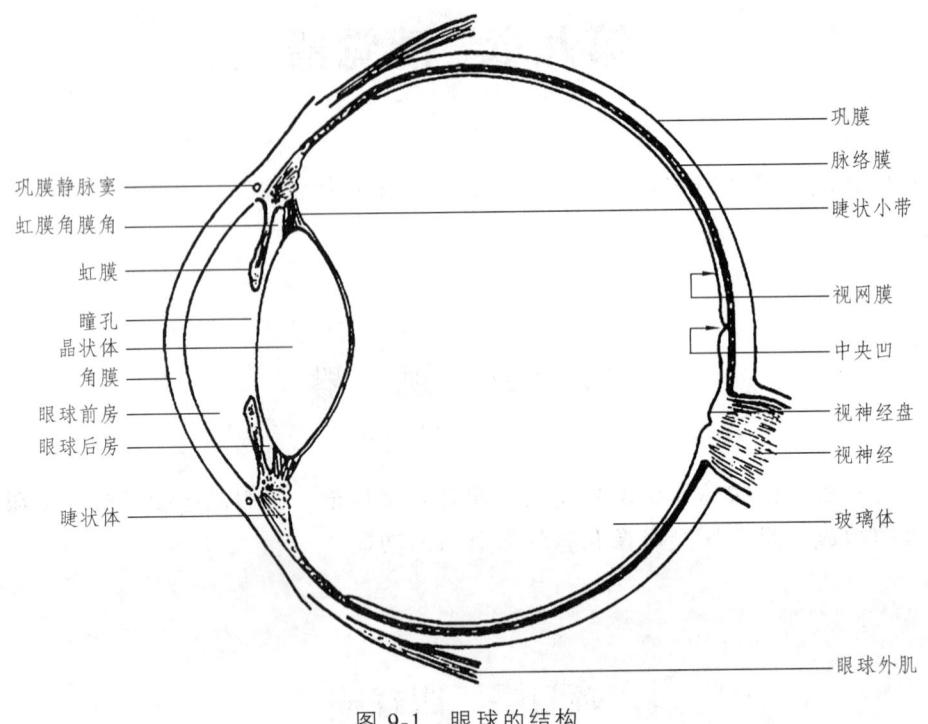

图 9-1 眼球的结构

（二）血管膜

血管膜由疏松结缔组织构成，由前向后分为虹膜、睫状体和脉络膜三部分。

1. 虹膜

虹膜位于角膜的后方，呈圆盘状，中央有一圆孔，称瞳孔。虹膜内，在瞳孔周围有两种排列方向不同的平滑肌：呈环形排列的为瞳孔括约肌，收缩时可使瞳孔缩小；呈放射状排列的是瞳孔开大肌，收缩时可使瞳孔开大。

2. 睫状体

睫状体位于虹膜的外后方，位于角膜缘后巩膜的内表面，是产生房水的部位。睫状体前部有许多呈放射状排列的皱襞，称睫状突，其发出的睫状小带与晶状体相连。睫状体内的平滑肌，称睫状肌，收缩时可使睫状突向前内移位，以调节晶状体的曲度。

3. 脉络膜

脉络膜衬于巩膜的内面，内含丰富的血管和色素细胞，有营养眼球壁和吸收眼内散射光线的作用。

（三）视网膜

视网膜位于眼球壁的内层，可分为两部分：位于虹膜和睫状体内面的部分，无感光作用，称视网膜盲部；位于脉络膜内面的部分，有感光作用，称视网膜视部。

在视网膜视部中央偏鼻侧处，有一圆盘状隆起，称视神经盘，此处无感光作用，称生理性盲点。在视神经盘颞侧 3.5 mm 处，有一黄色小区，称黄斑，其中央凹陷，称中央凹，是感光和变色最敏锐的部位（图 9-2）。

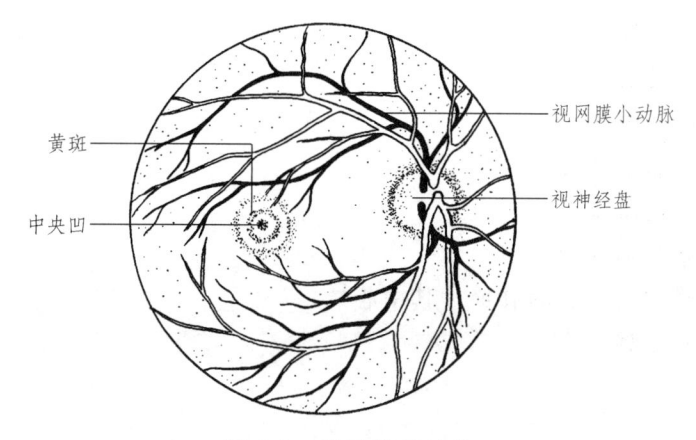

图 9-2　视网膜的结构

视网膜视部的组织结构分两层：外层为色素上皮层，内层为神经层。

1. 色素上皮层

色素上皮层由单层色素上皮细胞构成，有吸收光线的作用，可保护感光细胞免受强光刺激。

2. 神经层

神经层由外向内依次为感光细胞、双极细胞和节细胞。感光细胞有视锥细胞和视杆细胞两种：视锥细胞可感受强光和分辨颜色；视杆细胞仅能感受弱光，不能辨色。双极细胞是连接感光细胞和节细胞的中间神经元。节细胞为多极神经元，其树突与双极神经元形成突触，轴突向视神经盘集中，构成视神经。

【项目实训】

在身体或模型上指出眼球壁并能说出眼球壁的各层结构。

【项目测试】

（1）关于角膜的说法错误的是（　　）。

　　A. 无色透明

　　B. 有折光作用

　　C. 无毛细血管及感觉神经末梢

　　D. 外层为复层扁平上皮

　　E. 表层损伤后，能很快再生恢复

（2）黄斑（　　）。
  A. 位于视神经盘鼻侧
  B. 后面是视神经的起始部
  C. 位于视神经盘颞侧约 3.5 mm 处
  D. 无感光细胞
  E. 是视力最敏锐部位
（3）关于视神经盘（　　）。
  A. 是视细胞的轴突集中处
  B. 此处感觉敏锐
  C. 中央略凹陷叫中央凹
  D. 视网膜中央动、静脉穿过其中心
  E. 以上都不对

项目二　眼球内容物

【学习目标】

（1）能说出眼球内容物的名称，并描述房水、晶状体、玻璃体的形态。
（2）能描述房水的产生和循环途径。

【理论学习】

眼球内容物包括房水、晶状体和玻璃体，它们均有折光作用，与角膜一起构成眼的屈光系统。

（一）眼房和房水

1. 眼　房

眼房是位于角膜与晶状体之间的腔隙，被虹膜分隔为前房和后房，前、后房借瞳孔相通。在前房，虹膜与角膜交界处构成虹膜角膜角，与巩膜静脉窦相邻。

2. 房　水

房水是充满于眼房内的无色透明液体，由睫状体产生。房水具有折光作用，还具有营养角膜、晶状体和维持眼内压的作用。

房水循环：房水由睫状体产生→后房→瞳孔→前房→虹膜角膜角→巩膜静脉窦→眼静脉。

若房水回流受阻，可使眼内压升高，引起青光眼。

3. 晶状体

晶状体位虹膜和玻璃体之间，呈双面凸透镜状，无色透明体，富有弹性，无血管和神经分布。晶状体周缘借睫状小带连于睫状体。晶状体浑浊称白内障。老年人因晶状体弹性减退引起的视物不清，俗称"老花眼"。

4. 玻璃体

玻璃体充填于晶状体与视网膜之间，为无色透明的胶状物质，有屈光和支撑视网膜的作用。

【项目实训】

结合自身，在模型上辨认眼球内容物。

【项目测试】

（1）房水（　　　）。
　　A. 由睫状体产生　　　B. 只充满眼前房　　　C. 经巩膜筛板入静脉窦
　　D. 房水量随瞳孔开大、缩小而改变
　　E. 眼球内房水过多不会影响视力
（2）晶状体混浊会引起（　　　）。
　　A. 青光眼　　B. 内障　　C. 飞蚊症　　D. 麦粒肿　　E. 霰粒肿
（3）属于眼折光装置的是（　　　）。
　　A. 角膜　　B. 虹膜　　C. 睫状体　　D. 脉络膜　　E. 视网膜

项目三　眼副器

【学习目标】

（1）能说出眼副器的名称及部位。
（2）能说出眼球外肌的名称，并说明其作用。

【理论学习】

眼副器包括眼睑、结膜、泪器、眼球外肌等，对眼球起保护、支持和运动作用。

（一）眼　睑

眼睑分上睑和下睑，两者之间的裂隙称睑裂。睑裂的内侧角和外侧角分别称为内眦和外眦。眼睑的边缘称睑缘，上有睫毛。睫毛根部有睑缘腺，睑缘腺的急性炎症称麦粒肿。上、下睑缘在靠近内眦处各有一小孔，称泪点，是泪小管的开口。

（二）结膜

结膜为一层富含血管和神经末梢的透明薄膜，覆盖于眼睑内表面和巩膜表面。结膜分睑结膜和球结膜，贴在眼睑内表面的称睑结膜，贴在巩膜表面的称球结膜。上、下睑的睑结膜与球结膜相移行处分别形成结膜上穹和结膜下穹。当睑裂闭合时，各部分结膜围成的囊状腔隙称结膜囊。

（三）泪器

泪器由泪腺和泪道构成（图9-3）。

1. 泪腺

泪腺位于眶上壁前外侧壁的泪腺窝内，有10~20条排泄小管开口于结膜上穹的外侧壁。泪腺分泌泪液，具有润泽和清洁角膜、冲洗结膜囊的作用。

2. 泪道

泪道包括泪点、泪小管、泪囊和鼻泪管。

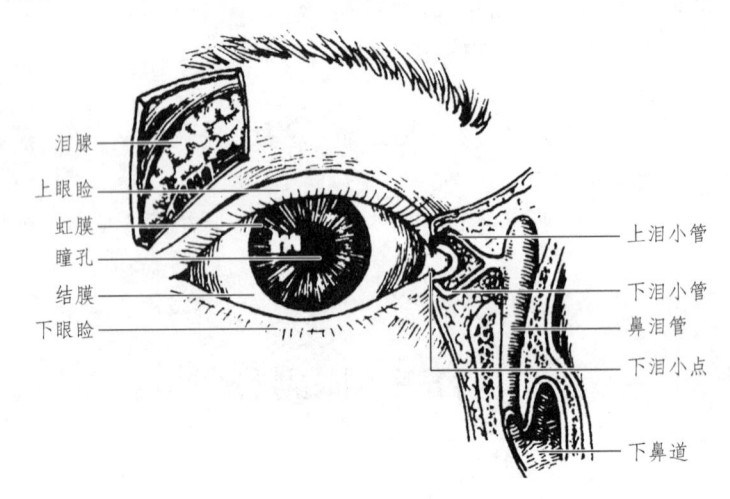

图 9-3 泪器

（1）泪点：上、下睑缘内侧端各有一个小突起，其顶部的小孔即泪点，是泪小管的开口。

（2）泪小管：为连接泪点和泪囊的小管，有上、下两条，位于上、下睑缘内侧部的皮下，起于泪点，开口于泪囊。

（3）泪囊：位于眼眶内侧壁的泪囊窝内，其上端为盲端，下端移行为鼻泪管。

（4）鼻泪管：位于骨性鼻泪管内，为膜性管道，下端开口于下鼻道。

（四）眼球外肌

眼球外肌共七块，均为骨骼肌，配布在眼球周围，包括上直肌、下直肌、内直肌、外直肌、上斜肌、下斜肌和上睑提肌（图9-4）。

上直肌
上斜肌
外直肌
内直肌
下直肌
下斜肌

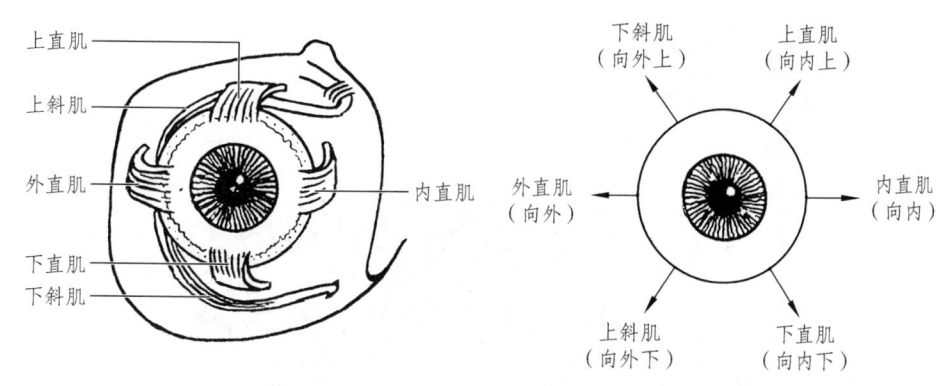

下斜肌（向外上）　上直肌（向内上）
外直肌（向外）　内直肌（向内）
上斜肌（向外下）　下直肌（向内下）

图9-4　眼球外肌的作用示意图（右侧）

上睑提肌可提上睑，开大睑裂。内直肌、外直肌、上直肌、下直肌能使眼球分别转向内侧、外侧、内上方和内下方。上斜肌可使眼球转向外下方，下斜肌可使眼球转向外上方。

眼球向各个方向灵活转动，是数条肌肉共同参与、协同作用的结果。

【项目实训】

（1）在模型上辨认眼副器的组成。
（2）在视网膜上观察眼球外肌的位置，在自身上体验它们的功能。

【项目测试】

（1）属于骨骼肌的是（　　）。
　　A. 瞳孔括约肌　　　B. 睫状肌　　　C. 瞳孔开大肌
　　D. 上睑提肌　　　　E. 以上均不是
（2）下列何肌收缩使瞳孔转向外上？（　　）
　　A. 外直肌　　　　　B. 内直肌　　　C. 上斜肌
　　D. 下斜肌　　　　　E. 上睑提肌
（3）下列不属于骨骼肌的是（　　）。
　　A. 瞳孔括约肌　　　B. 上睑提肌　　C. 内直肌
　　D. 外直肌　　　　　E. 上斜肌
（4）上斜肌使瞳孔转向（　　）。
　　A. 下外方　　　　　B. 上外方　　　C. 上内方
　　D. 下内方　　　　　E. 以上都不是

第二节　前庭蜗器

前庭蜗器又称耳，包括外耳、中耳和内耳三部分。外耳和中耳是声波的收集和传导装置，内耳有听觉感受器和位觉感受器（图9-5）。

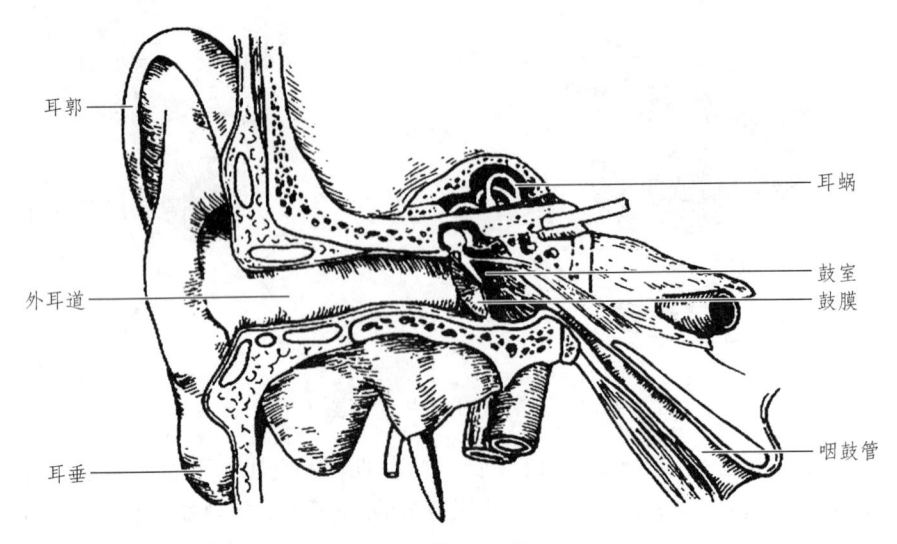

图 9-5　前庭蜗器模式图

项目一　外　耳

【学习目标】

（1）能说出外耳的分布及结构。
（2）能描述鼓膜的位置和形态。

【理论学习】

外耳包括耳郭、外耳道和鼓膜三部分。

（一）耳　郭（图 9-6）

耳郭主要由弹性软骨为支架，外被皮肤构成。耳郭周缘卷曲称耳轮，耳轮前方有一与其平行的弓状隆起称对耳轮，对耳轮前方的深窝为耳甲。耳郭外侧面中部的深凹称外耳门，外耳门前方有一突起称耳屏。耳郭下部向下垂的部分无软骨，称耳垂，是临床常用的采血部位。

（二）外耳道

外耳道位于外耳门与鼓膜之间，长 2.0～2.5 cm。其外侧 1/3 以软骨为支架，称软骨部；内侧 2/3 位于颞骨内，称骨部。牵拉耳郭，软骨部可随之移动。外耳道是弯曲的管道，自外而内，先斜向后上，再斜向前下。检查外耳道和鼓膜时，向后上方牵拉耳郭，可使外耳道变直。婴儿外耳道几乎全由软骨支持，短而直，鼓膜近水平位，检查时须将耳郭拉向后下方。

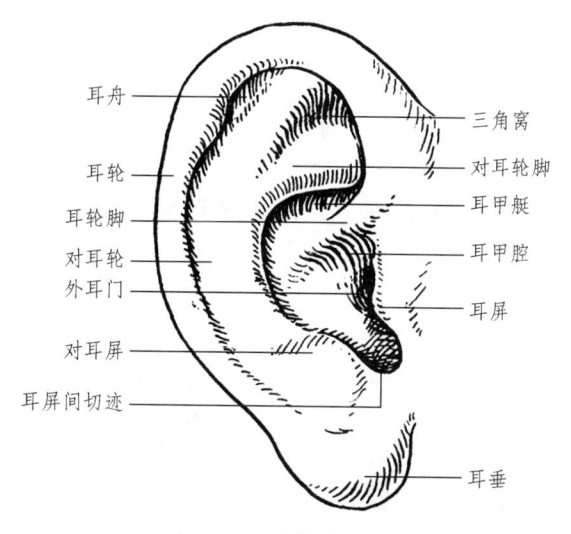

图 9-6 耳郭的结构

外耳道皮肤内含有耵聍腺，分泌的黄褐色黏稠物称耵聍，干燥后可形成痂块。外耳道皮下组织极少，皮肤与骨膜或软骨膜结合紧密，外耳道发生疖肿时，因张力较大而疼痛剧烈。

（三）鼓　膜

鼓膜位于外耳道与鼓室之间，为椭圆形浅漏斗状的半透明薄膜，呈倾斜位，外侧面向前外倾斜，与外耳道下壁成 45°（图 9-7）。婴儿的鼓膜倾斜度更大，几乎呈水平位。鼓膜上 1/4 为松弛部，呈淡红色；下 3/4 为紧张部，呈灰白色。鼓膜的中心向内凹陷，称鼓膜脐，其前下方有一三角形反光区称光锥。中耳的一些疾病可引起光锥改变或消失，严重时可使鼓膜穿孔。

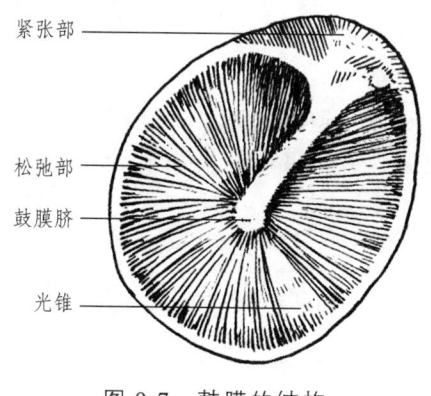

图 9-7 鼓膜的结构

【项目实训】

在身体或模型上指出外耳并能说出外耳的各部分结构。

【项目测试】

（1）关于外耳道描述正确的是（　　）。
　　A. 外 1/3 为骨部，内 2/3 为软骨部
　　B. 外 2/3 为骨部，内 1/3 为软骨部
　　C. 由外向内其方向是先向前上，再折向前下
　　D. 由外向内其方向是先向后上，再折向前下
　　E. 以上都不是

（2）关于外耳道描述正确的是（　　）。
　　A. 为一弯曲的骨性管道　　B. 其骨性部分为颞骨所成
　　C. 皮肤较厚且富有弹性　　D. 皮下组织丰富，腺体较多
　　E. 与中耳相交通

（3）关于鼓膜的说法正确的是（　　）。
　　A. 位于外耳道和中耳之间　　B. 是圆形的透明膜
　　C. 呈深红色　　D. 大部分为松弛部
　　E. 后下方有光锥

（4）关于鼓膜的描述错误的是（　　）。
　　A. 位于鼓室和外耳道之间　　B. 在活体呈淡红色
　　C. 其上方有鼓室上隐窝　　D. 下 3/4 为紧张部，薄而松弛
　　E. 前下方的反光区称光锥

项目二　中　耳

【学习目标】

（1）能说出中耳的分布及结构。
（2）能描述鼓室的位置和 6 个壁的名称。
（3）能说明咽鼓管的位置、开口及临床意义。

【理论学习】

中耳包括鼓室、咽鼓管、乳突小房及乳突窦。

（一）鼓　室

鼓室是颞骨岩部内的不规则含气空腔，位于鼓膜与内耳之间。

1. 鼓室壁

鼓室壁的上壁称鼓室盖，邻颅中窝；下壁称颈静脉壁，与颈内静脉起始部相邻；前

壁称颈动脉壁，与颈动脉管邻近，上部有咽鼓管鼓室口；后壁称乳突壁，上部有乳突窦的开口，通乳突小房；内侧壁称迷路壁，此壁上部有前庭窗，下部有蜗窗；外侧壁又称鼓膜壁，主要由鼓膜构成。

2．听小骨

鼓室内有三块听小骨，由外向内依次为锤骨、砧骨和镫骨。三块听小骨之间借关节形成听骨链，当声波振动鼓膜时，经听骨链的传导，将声波的振动传入内耳（图9-8）。

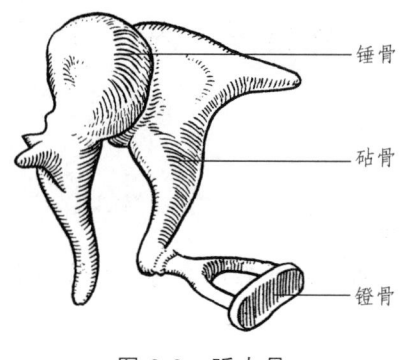

图 9-8　听小骨

（二）咽鼓管

咽鼓管是连通咽与鼓室的管道，斜向前内下方。咽鼓管鼓室口位于鼓室前壁，咽鼓管咽口位于鼻咽部侧壁，咽口平时处于闭合状态。咽鼓管的作用是保持鼓膜内、外气压的平衡，有利于鼓膜的振动。小儿咽鼓管短且走向平直，故咽部感染常经咽鼓管蔓延至鼓室。

（三）乳突小房和乳突窦

乳突小房是颞骨乳突内的许多含气小腔，各腔相互连通。乳突窦是乳突小房和鼓室之间的腔隙，向前开口于鼓室后壁，向后与乳突小房相通。

【项目实训】

在身体或模型上指出中耳并能说出中耳的各部分结构。

【项目测试】

（1）关于咽鼓管的正确描述是（　　）。
　　A．连通鼓室与口咽部
　　B．外侧份为软骨部，内侧份为骨部
　　C．外端开口于鼓室颈静脉壁
　　D．内覆有黏膜
　　E．内端开口于咽隐窝

（2）鼓室是下列哪一块骨内的小腔？（　　）

  A. 上颌骨   B. 颧骨   C. 蝶谷
  D. 颞骨   E. 额骨
（3）开口于鼓室前壁的结构是（   ）。
  A. 前庭窗   B. 乳突窦   C. 内耳门
  D. 咽鼓管   E. 乳突小房

项目三　内　耳

【学习目标】

（1）能说出内耳的分部及结构。
（2）能描述位觉感受器和听觉感受器的名称、分布和作用。

【理论学习】

  内耳又称迷路，位于颞骨岩部内，由骨迷路和膜迷路两部分构成。膜迷路内充满内淋巴，膜迷路与骨迷路之间充满外淋巴，内、外淋巴互不流通。

（一）骨迷路

  骨迷路由骨半规管、前庭和耳蜗三部分组成（图9-9）。

1. 骨半规管

  骨半规管为三个互相垂直的半环形骨性小管，分别称为前骨半规管、后骨半规管和外骨半规管。每个骨半规管都通过两个骨脚与前庭相连，其中一个骨脚膨大称骨壶腹。

2. 前　庭

  前庭位于骨半规管与耳蜗之间的不规则椭圆形小腔，其外侧壁上有前庭窗和蜗窗。

3. 耳　蜗

  耳蜗形似蜗牛壳，由骨螺旋管环绕蜗轴约两圈半而成。耳蜗的骨性中轴称蜗轴，呈圆锥形，它向骨螺旋管内伸出一条螺旋形骨板，称骨螺旋板。

（二）膜迷路

  膜迷路由膜半规管、椭圆囊和球囊、蜗管等三部分组成。

1. 膜半规管

  膜半规管位于骨半规管内的三个半环形膜性小管。每个膜半规管在骨壶腹内相应膨大，称膜壶腹。膜壶腹内壁有一嵴状隆起，称壶腹嵴，为位置觉感受器，可感受旋转变速运动的刺激。

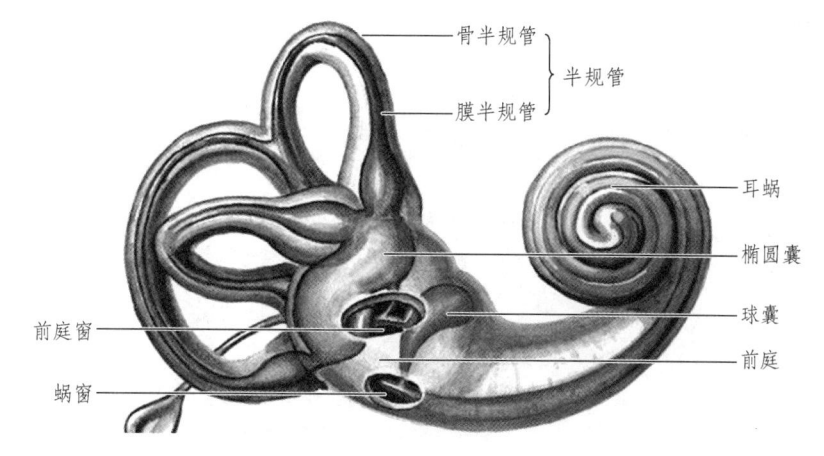

图 9-9 内耳模式图

2. 椭圆囊和球囊

椭圆囊和球囊是位于前庭内的两个膜性小囊。椭圆囊位于后上方，与膜半规管相通；球囊位于前下方，与蜗管相连；两囊之间有细管相连通。椭圆囊和球囊壁的内面各有一斑块状隆起，称椭圆囊斑和球囊斑，也是位置觉感受器，能感受直线变速运动的刺激。

3. 蜗　管

蜗管为套在骨螺旋管内的膜性管道。蜗管的断面呈三角形，有上、下和外侧三个壁。上壁称前庭膜，下壁称基底膜，外侧壁与骨螺旋管相贴。在有基底膜上有凸向蜗管内的隆起，称螺旋器，又称 Corti 氏器，是听觉感受器，可感受声波刺激。

正常情况下声波主要靠空气传导，其途径是：声波由耳郭收集→外耳道→鼓膜→听骨链→前庭窗→外淋巴、内淋巴→螺旋器。螺旋器受刺激，产生神经冲动，经蜗神经及听觉传导路传到中枢产生听觉。

【项目实训】

（1）在模型上辨认前庭蜗器的组成。
（2）结合模型能说出中耳、内耳的主要结构名称。

【项目测试】

（1）内耳螺旋器位于（　　）。
　　A. 前庭阶　　　　　　B. 鼓阶　　　　　　C. 骨螺旋板
　　D. 基底膜　　　　　　E. 蜗底

（2）属于听觉感受器的是（　　）。
　　A．壶腹嵴　　　　　　　B．螺旋器　　　　　　C．球囊斑
　　D．椭圆囊斑　　　　　　E．螺旋神经节
（3）听觉感受器位于（　　）。
　　A．前庭窗　　　　　　　B．蜗窗　　　　　　　C．鼓室
　　D．螺旋器　　　　　　　E．前庭
（4）头部位觉感受器位于（　　）。
　　A．耳蜗　　　　　　　　B．椭圆囊斑、球囊斑与壶腹嵴
　　C．前庭窗　　　　　　　D．螺旋器
　　E．鼓室

第十章　神经系统

神经系统是人体结构和功能最复杂的系统，由数以万计相互联系的神经细胞和神经胶质细胞组成，在人体生命活动中起着重要的调节作用。

第一节　神经系统概述

项目一　神经系统概述

【学习目标】

（1）能描述神经系统的构成。
（2）能说明神经系统常用术语的概念，并注意区分。

【理论学习】

一、神经系统的组成及功能

神经系统包括中枢神经系统和周围神经系统两部分。

中枢神经系统包括脑和脊髓。脑由端脑（大脑）、间脑、中脑、脑桥、延髓和小脑组成，其中中脑、脑桥和延髓合称为脑干。

周围神经系统有多种分类方法，按连接部位可分为脑神经和脊神经；按传递方向可分为传入神经（感觉神经）和传出神经（运动神经）；按支配对象可分为躯体神经和内脏神经。

内脏神经又可分为内脏运动神经和内脏感觉神经，内脏运动神经由交感神经和副交感神经两部分组成。

神经系统控制和调节体内各器官和系统的活动，使机体成为一个有机的整体，在机体内起主导作用。

二、神经系统常用术语

在神经系统中，因神经元胞体和突起聚集的部位和排列方式不同，命名为不同的术语。

灰质：在中枢神经系统中，神经元胞体和树突聚集形成的色泽灰暗的区域。大、小脑表面的灰质称皮质。

白质：在中枢神经系统中，神经纤维聚集成束所形成的亮白色区域。大、小脑的白质称髓质。

神经核：在中枢神经系统中，形态结构和功能相似的神经元胞体聚集成的团块或柱状结构。

神经节：在周围神经系统中，形态结构和功能相似的神经元胞体聚集成的团块。

纤维束：在中枢神经系统中，起止、行程和功能基本相同的神经纤维聚集成束。

神经：在周围神经系统中，神经纤维聚集成粗细不等的索状结构。

网状结构：在中枢神经系统中，神经纤维交织呈网状，其间有分散或成群的神经元胞体。

【项目实训】

结合标本或模型辨认白质、灰质、神经核、神经节、纤维束及神经。

【项目测试】

（1）神经系统包括_____和_____两部分。

（2）周围神经系统有多种分类方法，按连接部位可分为_____和_____；按传递方向可分为_____和_____；按支配对象可分为_____和_____。

第二节　中枢神经系统

项目一　脊　髓

【学习目标】

（1）能描述脊髓的位置及外形特点。

（2）熟记脊髓横切面上灰、白质的配布及各部的名称。

（3）能列出脊髓各上行纤维束和下行纤维束的走行和功能。

【理论学习】

一、脊髓的位置和外形

脊髓位于椎管内，呈前后略扁的圆柱状，外包被膜。其上端在枕骨大孔处与延髓相连；下端在成人约平第 1 腰椎体下缘，新生儿约平第 3 腰椎体下缘。脊髓末端变细呈圆锥状，称脊髓圆锥（图 10-1）。成人脊髓长约 45 cm。自脊髓圆锥向下延伸出一条细丝，称终丝，是由软膜构成的无神经性结构，止于尾骨的背面，有固定脊髓的作用。在脊髓圆锥下方，腰、骶、尾神经根围绕终丝聚集成束，形成马尾。

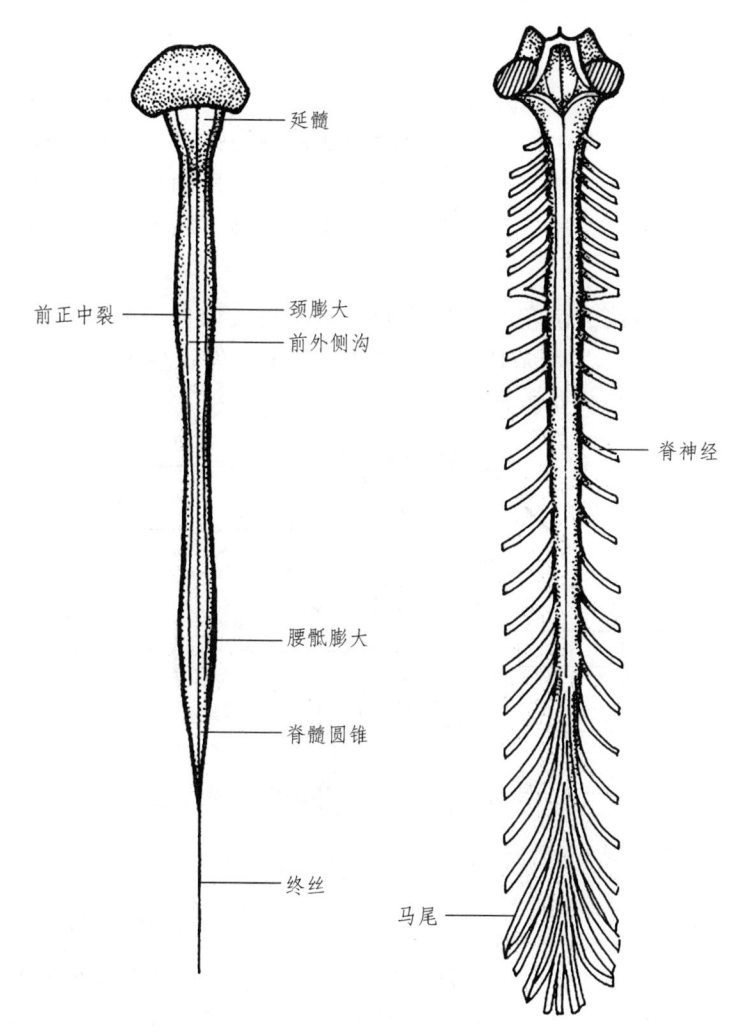

图 10-1　脊髓的外形

脊髓全长有两处膨大，即颈膨大和腰骶膨大。颈膨大由第 5 颈节至第 1 胸节的各脊髓节段构成；腰骶膨大则位于第 2 腰节至第 3 骶节之间。

脊髓表面有 6 条纵形的沟或裂。前面正中的深沟称前正中裂；后面正中的浅沟称后正中沟；两侧有左右对称的前外侧沟和后外侧沟，沟内分别连有脊神经的前根和后根。

脊神经前根由传出纤维组成，属运动性；后根则由传入纤维构成，属感觉性。每条脊神经后根上都有一处膨大，称脊神经节。脊神经前根和后根在椎间孔处合成脊神经，共 31 对。每对脊神经根附着的脊髓部分为 1 个脊髓节段。因此，脊髓有 31 个节段，即颈节 8 个、胸节 12 个、腰节 5 个、骶节 5 个和尾节 1 个。

二、脊髓的内部结构

脊髓主要由中央的灰质和周围的白质构成。在灰质正中有一纵行小管称中央管。

（一）灰　质

在脊髓的横断面上，灰质呈蝶形（图 10-2）。每侧灰质向前扩大的部分，称前角，其内含有运动神经元，它发出的轴突自脊髓的前外侧沟穿出，组成脊神经前根。

灰质的后部狭长，称后角，内含联络神经元，其发出的树突与脊神经后根的纤维形成突触，其轴突有的进入白质，组成上行的纤维束入脑，有的则在脊髓的不同节段间起联络作用。

脊髓胸 1 到腰 3 节段的前角与后角之间，灰质有突向外侧的侧角，其内含有交感神经元的胞体。脊髓的第 2~4 骶节段，虽无侧角，但在前角的基底部，相当于侧角的部位，含有副交感神经元，称骶副交感神经核。

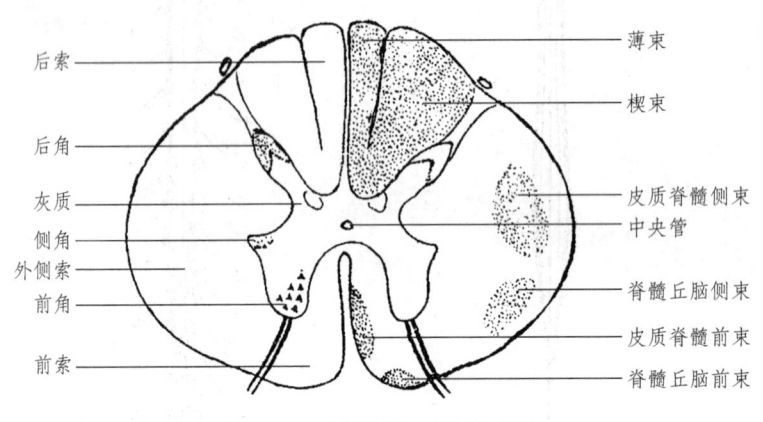

图 10-2　脊髓横切面模式图

（二）白　质

每侧白质均可借脊髓表面的沟、裂分为三个索。前正中裂和前外侧沟之间的称前索；后正中沟和后外侧之间的称后索；前、后外侧沟之间的称外侧索。各索都由传导神经冲动的上、下行纤维束组成。上行纤维束，起自脊神经节和脊髓的灰质，将脊神经传入的神经冲动继续上传入脑；下行纤维束，起自脑的不同部位，下行终于脊髓的不同节段，将脑发出的神经冲动传至脊髓。

脊髓内主要的上行和下行纤维束如下：

1. 上行纤维束

（1）薄束和楔束：位于后索，传导躯干和四肢的意识性本体觉（肌、腱、关节的位置觉、运动觉和振动觉）和精细触觉（两点辨别觉和纹理觉）的冲动。薄束位于后正中沟的两侧，传导来自下半身的冲动；楔束位居薄束的外侧，传导来自上半身（头面部除外）的神经冲动。由于薄束、楔束中的纤维是按照骶、腰、胸、颈的顺序自内向外排列进入脊髓的，因此，后索自内向外分别传导来自下肢、躯干和上肢的深感觉及精细触觉。

（2）脊髓丘脑束：位于外侧索的前部和前索中。它将来自躯干和四肢的痛觉、温度觉及触压觉的冲动上传入脑。

2. 下行纤维束

（1）皮质脊髓束：主要来自大脑皮质中央前回中、上部和中央旁小叶前部锥体细胞的轴突。皮质脊髓束在下行过程中，途径内囊后肢和脑干，在延髓的锥体交叉处，大部分纤维交叉至对侧后，形成脊髓侧束，止于同侧脊髓前角运动细胞。小部分不交叉的皮质脊髓束，形成皮质脊髓前束，止于双侧的脊髓前角运动细胞。

皮质脊髓束的功能是通过控制前角运动细胞而管理躯干、四肢骨骼肌的随意运动。

（2）红核脊髓束：其纤维起自中脑红核。纤维自该核发出后，立即交叉到对侧，经脑干下行于脊髓外侧索内，其纤维经脊髓后角神经元中继后，止于前角运动细胞。其功能与屈肌活动和调节肌张力有关。

（三）脊髓的功能

1. 传导功能

脊髓是脑与躯干和四肢的感受器、效应器发生联系的枢纽。脊髓通过上行纤维束，将脊神经分布区的各种感觉冲动传至脑；通过下行纤维束和脊神经，将脑发出的冲动传至（脑神经分布区以外的）效应器。从而对来自体内、外的刺激产生反应。

2. 反射功能

由于脊髓内含有交感神经元和副交感神经元，具有内脏反射的低级中枢，如排尿、排便反射，发汗反射及性反射等，当脊髓受损时可引起排尿、排便、发汗及性功能的障碍。

【项目实训】

（1）在标本或模型上指出脊髓的位置与结构。
（2）会判断脊髓节段与椎骨的对应关系。
（3）在模型上辨认脊髓的内部结构。

【项目测试】

（1）成人脊髓下端平第几腰椎下缘？（　　）

A. 1	B. 2	C. 3
D. 4	E. 5

（2）脊髓（　　　）。
 A. 与椎管等长	B. 呈圆柱状，粗细相等	C. 上端与中脑相连
 D. 可分为31节段	E. 7个颈节

（3）脊髓灰质前角内含（　　　）。
 A. 交感神经元	B. 副交感神经元	C. 运动神经元
 D. 感觉神经元	E. 联络神经元

（4）骶副交感核位于脊髓（　　　）。
 A. 腰5至骶1节	B. 骶5节	C. 骶2至骶4节
 D. 颈节	E. 各胸节

（5）脊髓白质内下行纤维是（　　　）。
 A. 脊髓丘脑束	B. 薄束	C. 楔束
 D. 皮质脊髓前束	E. 以上都不正确

项目二　脑　干

【学习目标】

（1）能说出脑干的组成。
（2）能描述脑干各部在背侧面和腹侧面的主要结构。
（3）能说出与脑干各部相连的脑神经名称。

【理论学习】

  脑干位于枕骨大孔前上方，上接间脑，下续脊髓，背侧与小脑相连，自上而下分为中脑、脑桥和延髓三部分。

（一）脑干的外形

1. 腹侧面

  延髓位于脑干的最下部，腹侧面正中有与脊髓相连续的前正中裂，其两侧各有一纵形隆起，称为锥体，锥体的下方形成锥体交叉。锥体的外侧有一卵圆形隆起，称为橄榄。锥体与橄榄之间的前外侧沟内，有舌下神经出脑。在橄榄的后方，自上而下依次有舌咽神经、迷走神经和副神经根丝穿出（图10-3）。

  脑桥位于脑干的中部。其腹侧面显著膨隆，称脑桥基底部。在正中线上有一条纵形

的浅沟，称为基底沟，容纳基底动脉。脑桥基底部向两侧延展并逐渐变窄，移行为小脑中脚。在二者移行处有粗大的三叉神经根出入。在延髓脑桥沟内，自内向外依次连接展神经、面神经和前庭蜗神经的神经根。延髓、脑桥与小脑交界处称为脑桥小脑三角，前庭蜗神经根和面神经根位于此处。

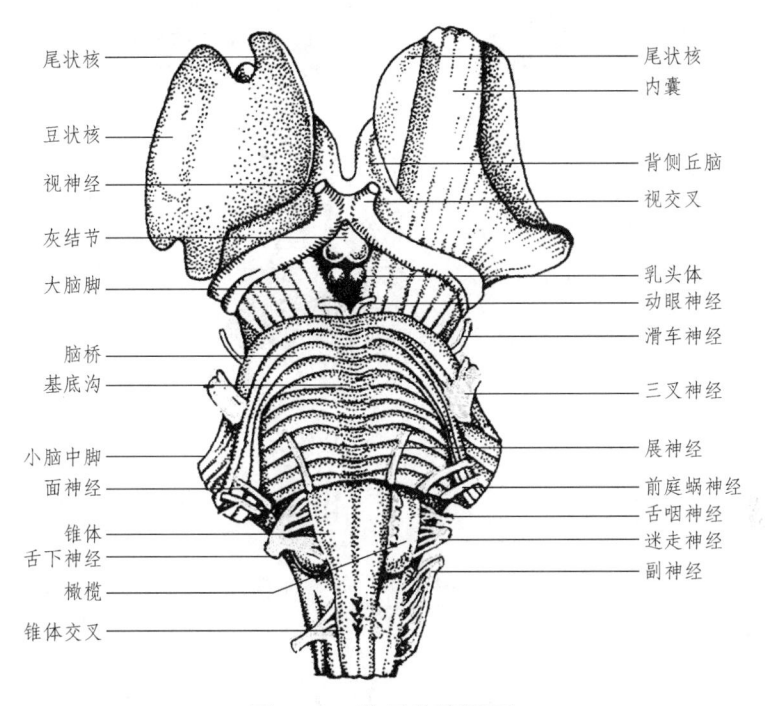

图 10-3　脑干的腹面观

中脑位于脑干上部。其腹侧面的一对粗大的隆起，称为大脑脚，两脚之间的凹陷称为脚间窝，内有动眼神经根出脑。

2. 脑干背侧面

延髓背侧面下半部形似脊髓。其后正中沟两侧的两个膨大，分别称为薄束结节和楔束结节，其深面含有薄束核和楔束核。楔束结节外上方的隆起称为小脑下脚。延髓背侧面的上中部与脑桥背侧面形成菱形窝，构成第四脑室。

中脑背侧面有两对小隆起，上方的一对称上丘，是视觉反射中枢；下方的一对称下丘，是听觉反射中枢。自上丘向外上方有一斜行隆起，称为上丘臂，连于间脑的外侧膝状体；自下丘斜向外上方也有一斜行隆起，称为下丘臂，连于间脑的内侧膝状体。在下丘下方有滑车神经根出脑，它是唯一自脑干背侧出脑的脑神经（图 10-4）。

(二) 脑干的内部结构

脑干内部由灰质、白质和网状结构构成。灰质主要位于背侧部，并被纵横走行的纤维所贯穿，分散成许多团块状或柱状结构，称神经核；白质多位于腹侧部和外侧部，由功能不同的纤维束构成；在中央区出现较大范围的网状结构。

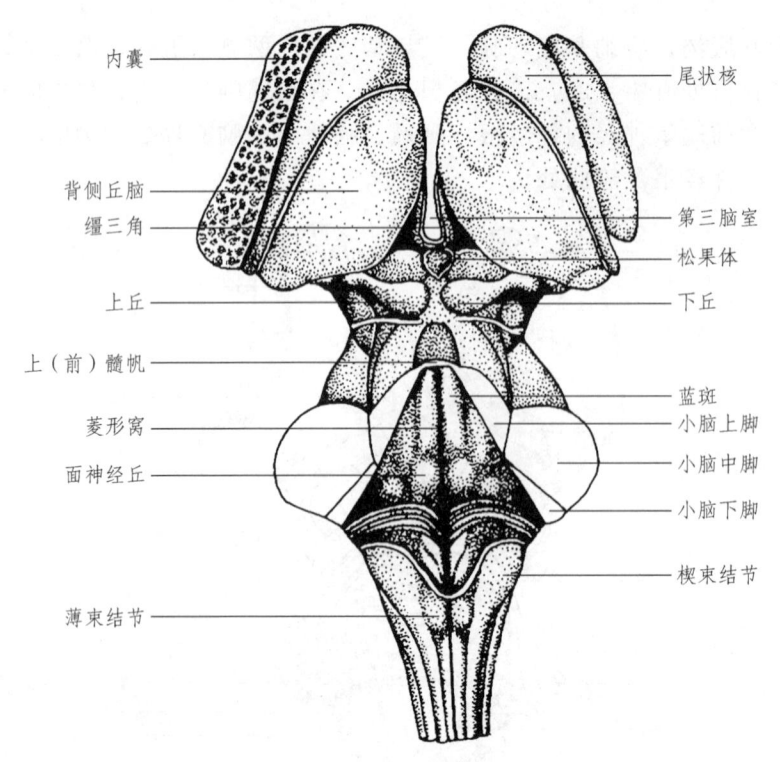

图 10-4　脑干的背面观

1. 神经核

神经核大致分为两类：一类与脑神经相连，称脑神经核，包括脑神经感觉核和脑神经运动核；另一类与脑神经不直接相关，称非脑神经核，作为上、下行传导束的中继站，如延髓的薄束核、楔束核和中脑内的红核、黑质等。

（1）脑神经核。

脑干内的脑神经核是第Ⅲ～Ⅻ对脑神经的始核或止核，具有四种性质。同一性质的各核团排列成断续的纵形细胞柱（图 10-5）。

① 躯体运动（核）柱：此柱仅靠中线两侧，位列四种性质核团的最内侧，由八对核团组成，由上至下分别如下：

a. 动眼神经核：位于中脑上丘平面。由此核发出的纤维参与组成动眼神经，支配除外直肌和上斜肌以外的其他眼外肌。

b. 滑车神经核：位于中脑下丘平面。发出纤维组成滑车神经，支配上斜肌。

c. 三叉神经运动核：位于脑桥中部展神经核的外上方，由此核发出的纤维组成三叉神经运动根，支配咀嚼肌。

d. 面神经核：位于脑桥中下部，由此核发出的纤维参与组成面神经，主要支配面肌。

e. 展神经核：位于脑桥的面神经丘深部，从此核发出的纤维组成展神经，支配外直肌。

f. 疑核：位于延髓上部的网状结构中，从此核上部发出的纤维加入舌咽神经，中部发出的纤维加入迷走神经，下部发出的纤维组成副神经的颅根。

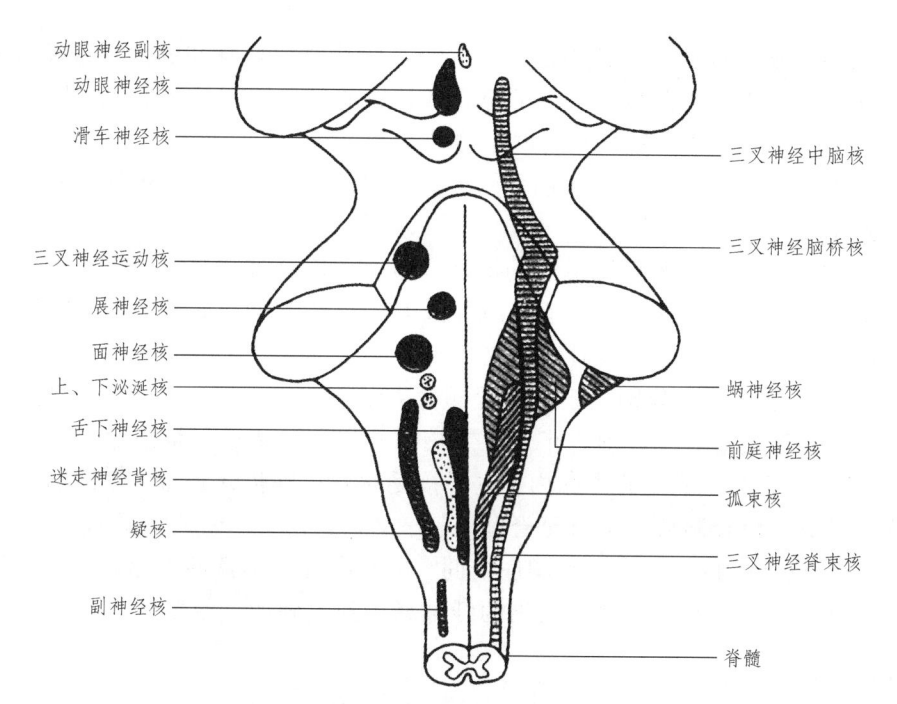

图 10-5　脑神经核的位置（背面投影）

g. 舌下神经核：位于延髓舌下神经三角的深部，由此核发出的纤维组成舌下神经，支配舌肌。

h. 副神经核：位于躯体运动柱的最下端，由延髓部和脊髓部组成。延髓部发出的纤维并入迷走神经，支配咽喉肌。由脊髓部发出的纤维组成副神经脊髓根，支配胸锁乳突肌和斜方肌。

② 内脏运动（核）柱：位于躯体运动柱的外侧，包括 4 对核团。

a. 动眼神经副核：位于动眼神经核上端的背内侧。此核发出的纤维加入动眼神经，在副交感神经节交换神经元后，节后纤维支配瞳孔括约肌和睫状肌。

b. 上泌涎核：位于脑桥内，在髓纹的上方，其纤维进入面神经，经副交感神经节交换神经元后，管理舌下腺、下颌下腺和泪腺的分泌。

c. 下泌涎核：位于延髓内，在髓纹的下方，由此核发出的纤维进入舌咽神经，经副交感神经节交换神经元后，管理腮腺的分泌。

d. 迷走神经背核：位于迷走神经三角深面、舌下神经核的外侧。由此核发出的纤维加入迷走神经，在脏器周围的副交感神经节交换神经元后，管理颈部、胸部和腹腔大部分脏器的活动。

③ 内脏感觉（核）柱：位于界沟的外侧，即孤束核。它是一般内脏感觉和味觉纤维的终止核。来自面神经、舌咽神经和迷走神经中的内脏感觉纤维进入延髓后下行，组成孤束，止于孤束核。

④ 躯体感觉（核）柱：位于内脏感觉柱的腹外侧，由 5 对核团组成。

a. 三叉神经中脑核：位于中脑，其功能与传导咀嚼肌、面肌和眼球外肌的本体感觉有关。

b. 三叉神经脑桥核：在脑桥中部，与头面部的感觉、痛觉和温度觉传导有关。

c. 三叉神经脊束核：此核细长，下至脊髓颈段的后角固有核，上达脑桥的三叉神经脑桥核，与头面部的感觉、痛觉和温度觉传导有关。

d. 蜗神经核：分为蜗腹侧核和蜗背侧核，分别位于小脑下脚的腹外侧和背侧，接受蜗神经的传入纤维。

e. 前庭神经核：位于第四脑室底的深面，接受前庭神经的传入纤维，传导平衡觉。

（2）非脑神经核：数量较多。延髓内有薄束核、楔束核、下橄榄核，脑桥内有脑桥核、蓝斑核，中脑内有红核、黑质、中脑顶盖。

① 薄束核和楔束核：分别位于延髓背侧薄束结节和楔束结节的深面。脊髓后索内的薄束和楔束上升至延髓后，分别终止于此二核，是传导深感觉和精细触觉的中继核团。

② 红核：位于上丘平面的中脑内，主要接受对侧小脑传入纤维，发出的纤维左右交叉至对侧，组成红核脊髓束，下行至脊髓。

③ 黑质：位于中脑被盖与大脑脚底之间。黑质内含有丰富的多巴胺，多巴胺是锥体外系的一种重要神经递质。经黑质发出的纤维释放到大脑的新纹状体。

2. 白　质

白质主要由纤维束构成。其中，上行纤维束有内侧丘系（薄束和楔束的延续）、脊髓丘系（脊髓丘脑束）、三叉丘系等；下行传导束有锥体束等。

（1）上行纤维束（感觉传导束）。

① 脊髓丘系（脊髓丘脑束）：脊髓内的脊髓丘脑前束和脊髓丘脑侧束上升至延髓中部后，即合并成一束，称脊髓丘系，位于延髓的背外侧，上升至脑桥和中脑后，走在内侧丘系的背外侧，向上终于背侧丘脑的腹后外侧核。

② 内侧丘系：由延髓薄束核和楔束核发出的传导深感觉和精细触觉的 2 级传入纤维，走向前内侧，呈弓形绕过中央管的腹侧，而后在锥体交叉的正上方，左右互相交叉形成内侧丘系交叉。交叉后的纤维沿正中线两侧上行，组成内侧丘系，向上终于背侧丘脑的腹后外侧核。

③ 三叉丘系：又称三叉丘脑束。由三叉神经脑桥核和三叉神经脊束核发出的 2 级传入纤维绝大部分交叉至对侧，组成三叉丘系，初沿内侧丘系的背侧，继经中脑内侧丘系的背外侧上行，终于背侧丘脑的腹后内侧核。

（2）下行传导束（运动传导束）。

① 锥体束：由大脑皮质发出的控制骨骼肌随意运动的下行纤维组成，途径内囊后肢和膝、中脑大脑脚底的中 3/5 部，进入脑桥基底部后即分成数股，降入延髓后集中形成锥体。锥体束分为皮质核束（皮质脑干束）和皮质脊髓束。皮质核束在下行过程中分散走行，依次终于脑干内的各躯体运动核。皮质脊髓束行至锥体的下方，其大部分纤维越过前正中裂左右相互交叉，形成锥体交叉。交叉后的纤维，即皮质脊髓侧束，在脊髓外侧索内下行；小部分没有越边交叉的纤维，形成皮质脊髓前束在脊髓前索内下行。

② 皮质脑桥束：由大脑皮质额、顶、枕、颞叶广泛区域的神经元发出纤维下行组成额桥束和顶枕颞桥束，经过内囊、大脑脚底的内侧 1/5 和外侧 1/5 部，进入脑桥基底部，

终止于脑桥核。

此外，脑干的一些结构还发出在"脊髓"章节中曾经提到过的下行传导束，如红核脊髓束、前庭脊髓束和网状脊髓束等。

3．脑干网状结构

脑干内边界明显的神经核以及长距离的纤维束以外的区域，其纤维纵横交错，其间散在着大小不等的细胞核，此种结构即网状结构，是人脑种系发生上较古老的部分。网状结构的细胞为多突触联系，可接收来自各种感觉传导路的信息，其传出纤维向上、下行至中枢各部。

（三）脑干的功能

1．反射功能

脑干内有多个反射中枢，如延髓内的心血管基本中枢和呼吸基本中枢，合称"生命中枢"；脑桥内有角膜反射中枢及中脑内有瞳孔对光反射中枢。

2．传导功能

大脑皮质与脊髓、小脑相互联系的上行、下行纤维束都要经过脑干，故脑干具有传导神经冲动的功能。

3．网状结构功能

参与调节内脏活动、躯体运动，维持大脑皮质觉醒等。

【项目实训】

观察标本或模型，辨认脑干的组成及外部结构。

【项目测试】

（1）从脑干背面发出的脑神经是（　　）。
　　A．动眼神经　　　　　B．滑车神经　　　　　C．展神经
　　D．面神经　　　　　　E．前庭蜗神经
（2）锥体位于（　　）。
　　A．延髓　　　　　　　B．脑桥　　　　　　　C．中脑
　　D．小脑部　　　　　　E．脚间窝
（3）属于延髓腹侧面的结构是（　　）。
　　A．基底部　　　　　　B．大脑脚　　　　　　C．下丘
　　D．锥体交叉　　　　　E．薄束结节

项目三 小 脑

【学习目标】

（1）能在模型上说出小脑的位置。
（2）能描述形态分叶和功能分叶。

【理论学习】

一、小脑的位置、外形和分叶

（一）小脑的位置、外形

小脑位于颅后窝内，上面被大脑半球所覆盖。小脑的两侧部膨隆，称小脑半球，中间窄细，称小脑蚓（图10-6）。小脑蚓的上面略高出小脑半球之上；下面凹陷与两半球之间，从前向后依次为小结、蚓垂、蚓垂体和蚓结节。小结向两侧以绒球脚与位于小脑半球前缘的绒球相连。小脑半球下面近枕骨大孔处有椭圆形隆起，称小脑扁桃体（图10-7）。当颅内压升高时，小脑扁桃体会嵌入枕骨大孔，形成小脑扁桃体疝，压迫延髓生命中枢，导致呼吸、循环障碍，危及生命。

（二）小脑的分叶

根据小脑的发生、功能和纤维联系，小脑可分为3叶。

1. 绒球小结叶

位于小脑正面的最前部，包括绒球、绒球脚补脑蚓前端的小结，因在发生上最古老，又称为古小脑。此叶主要和前庭神经发生联系，又称为前庭小脑。

2. 前　叶

位于小脑上部原裂以前的部分，还包括小脑下面的蚓垂和能体，因在发生上晚于绒球小结叶，又称为旧小脑。此叶主要接受脊髓前、后束的纤维，又称为脊髓小脑。

3. 后　叶

位于原裂以后的部分，占小脑的大部分，在进化中属于新发生的结构，故称为新小脑。此叶主要和大脑皮质的广泛区域发生联系，又称为大脑小脑。

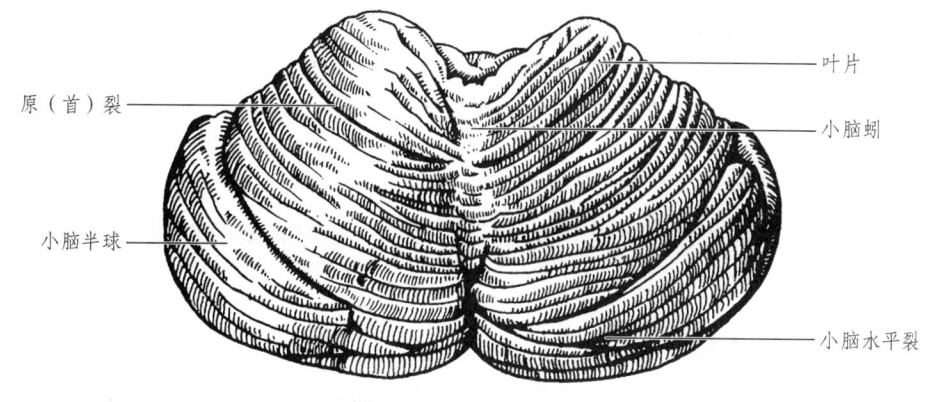

图 10-6　小脑的外形（上面）

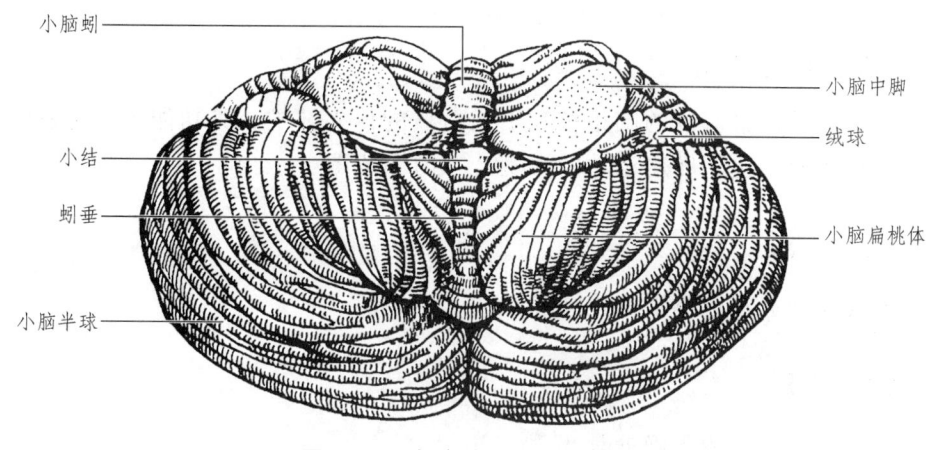

图 10-7　小脑的外形（下面）

二、小脑的内部结构

小脑表面是薄层灰质，称小脑皮质；皮质深面是白质，称小脑髓质；在髓质深部藏有数对神经核，称小脑核（图 10-8）。

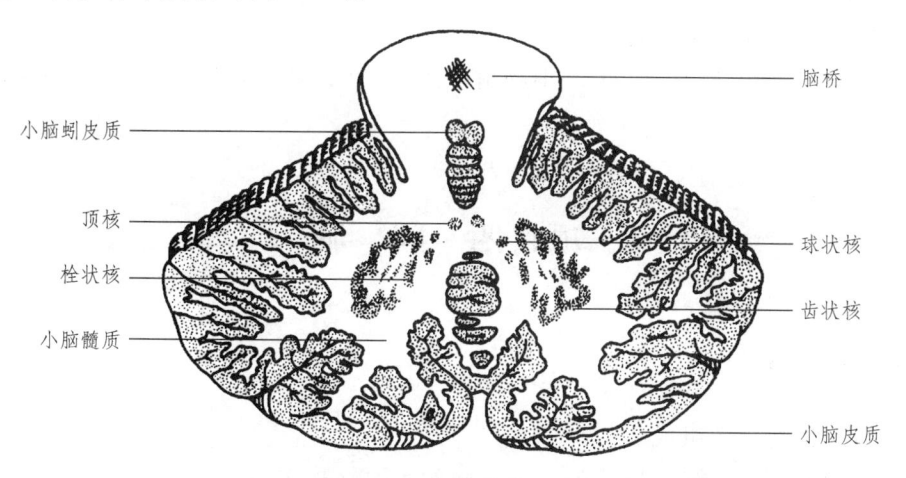

图 10-8　小脑的横切面

三、小脑的功能

小脑的功能有维持躯体平衡、调节肌张力和协调随意运动。

1. 前庭小脑的功能

前庭小脑接受前庭神经核传入的前庭小脑纤维，通过前庭脊髓束和网状脊髓束调节身体的平衡和维持体位。

2. 脊髓小脑的功能

脊髓小脑接受脊髓小脑后、前束的传入纤维，通过红核脊髓束调节肌张力和维持姿势等。

3. 大脑小脑的功能

大脑小脑接受来自对侧的脑桥核和下橄榄核的传入纤维，其功能主要是影响运动的起始、计划和协调，包括确定运动的力量、方向和范围。

【项目实训】

在标本或模型上观察小脑的位置和结构。

【项目测试】

（1）关于原裂的叙述正确的是（　　　）。
A. 将小脑分成叶片的浅沟
B. 绒球小结叶与小脑半球之间的沟
C. 小脑前叶与小脑后叶的分界
D. 小脑下面前 1/3 与后 2/3 交界处的横行深沟
E. 以上都不正确

（2）属于旧小脑的结构是（　　　）。
A. 绒球　　B. 蚓垂　　C. 小脑扁桃体　　D. 小脑叶片　　E. 以上都不是

项目四　间　脑

【学习目标】

（1）能说出间脑的组成。
（2）能说出背侧丘脑、后丘脑、下丘脑的重要结构名称。

【理论学习】

间脑位于中脑与端脑之间，包括背侧丘脑、上丘脑、后丘脑、底丘脑和下丘脑等。此处仅简单介绍背侧丘脑、后丘脑和下丘脑。

(一)背侧丘脑

背侧丘脑简称丘脑，是间脑背侧的一对卵圆形的灰质核团。丘脑内部被"Y"形的白质板分隔为三部分：前核群、内侧核群和外侧核群。外侧核群的腹后外侧份，称腹后核，与全身各部的感觉传导有关，是感觉传导的中继核。

(二)后丘脑

后丘脑在背侧丘脑的后下方，包括一对内侧膝状体和一对外侧膝状体。内侧膝状体位于内侧，与听觉传导有关；外侧膝状体位于外侧，与视觉传导有关。

(三)下丘脑

下丘脑位于背侧丘脑的前下方，包括视交叉、灰结节、漏斗、垂体和乳头体。

下丘脑内含多个核群，重要的有视上核和室旁核（图 10-9），两核均能分泌抗利尿素和催产素，经漏斗输送至神经垂体贮存，需要时释放入血液。

下丘脑是调节内脏活动的高级中枢，同时对内分泌、体温、摄食、水及电解质平衡、情绪改变等也起重要的调节作用。

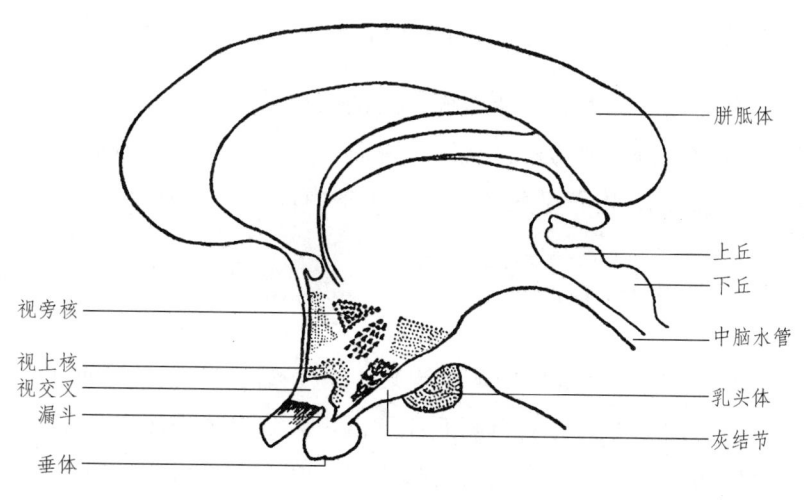

图 10-9　下丘脑的主要核团

【项目实训】

在标本或模型上观察背侧丘脑和下丘脑的位置及结构。

【项目测试】

(1)内侧膝状体(　　　)。

A. 与视觉冲动传导有关　　　B. 与听觉冲动传导有关
C. 与躯体运动传导有关　　　D. 与躯体感觉传导有关
E. 与内脏感觉传导有关

（2）背侧丘脑内接受三叉丘系纤维的核团是（　　）。

A. 腹前核　　　　　B. 腹外侧核　　　　C. 腹后外侧核
D. 腹后内侧核　　　E. 以上都不是

（3）内髓板是位于_____内的"Y"字形纤维板，位于背侧丘脑外侧的一层纤维称为_____，后者的外侧是_____。

项目五　端　脑

【学习目标】

（1）能描述大脑的外形和分叶。
（2）能说出大脑半球各部的主要沟、回、裂。

【理论学习】

端脑又称大脑，由两侧大脑半球组成，是脑的最发达部分。两侧半球由大脑纵裂分隔，纵裂的底部为连接两半球的横行纤维，称胼胝体。半球表层的灰质称大脑皮质，皮质的深面是髓质（白质），内藏基底核。大脑半球内部的空腔为侧脑室（图10-10）。

一、端脑的外形和分叶

大脑半球表面凹凸不平，其中凹陷的沟裂，称大脑沟，沟与沟之间的隆起称大脑回。每侧半球有三个面，即上外侧面、内侧面和下面。大脑半球表面有3条较为恒定的大脑沟即中央沟、外侧沟和顶枕沟。中央沟起自半球上缘中点稍后方，向前下斜行于半球上外侧面；外侧沟起自半球下面，较深，沿上外侧面行向后上方。顶枕沟位于半球内侧面的后部，自下而上达半球上缘。通过以上3条沟可将每侧大脑半球分为5叶：中央沟前方、外侧沟上方的部分是额叶；中央沟后方、外侧沟上方的部分为顶叶；外侧沟下方的部分为颞叶；顶枕沟以后较小的部分为枕叶；岛叶隐藏于外侧沟的深部，由长短不等的几条脑回构成。

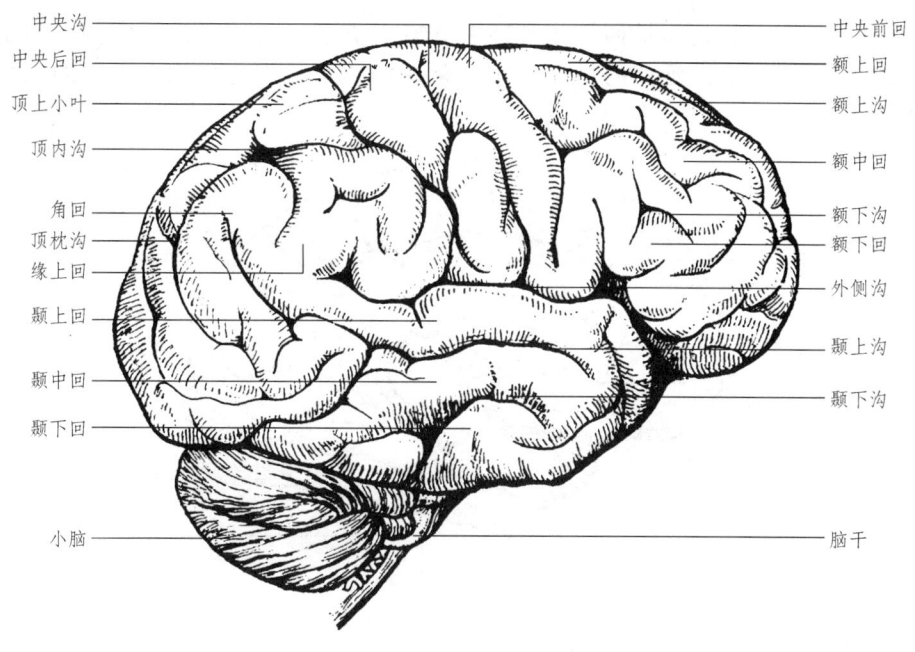

图 10-10　大脑半球外侧面

二、大脑半球的主要沟和回

（一）上外侧面

1. 额　叶

额叶的中央沟前方有与之平行的中央前沟，二者之间的脑回为中央前回。自中央前沟水平向前分出额上沟和额下沟。额上沟以上的部分为额上回，额上沟与额下沟之间的部分为额中回，额下回和外侧沟之间的部分为额下回。

2. 顶　叶

顶叶上与中央沟平行的沟为中央后沟，二者之间的脑回称中央后回。中央后沟中部向后与上缘平行的沟称顶内沟，此沟将中央后回以后的顶叶分为上方的顶上小叶及下方的顶下小叶。在顶下小叶上围绕外侧沟末端的部分称缘上回；围绕颞上沟末端的部分称角回。

3. 颞　叶

在半球上外侧面的颞叶上，有与外侧沟平行的颞上沟和颞下沟。颞上沟与外侧沟之间的部分称颞上回，自颞上回转入外侧沟有几条横行的大脑回，称颞横回。颞下沟与颞上沟之间的部分为颞中回。颞下沟以下的部分称颞下回。

（二）内侧面

在间脑上方是联络两半球的胼胝体。胼胝体周围的沟为胼胝体沟，其上方有与之平行的扣带沟，二沟之间是扣带回。扣带回上方有中央前、后回延伸至内侧面的中央旁小叶。自顶枕沟下端向枕极延伸的弓形深沟为距状沟，距状沟与顶枕沟之间的三角区称楔叶。距状沟以下为舌回（图 10-11）。

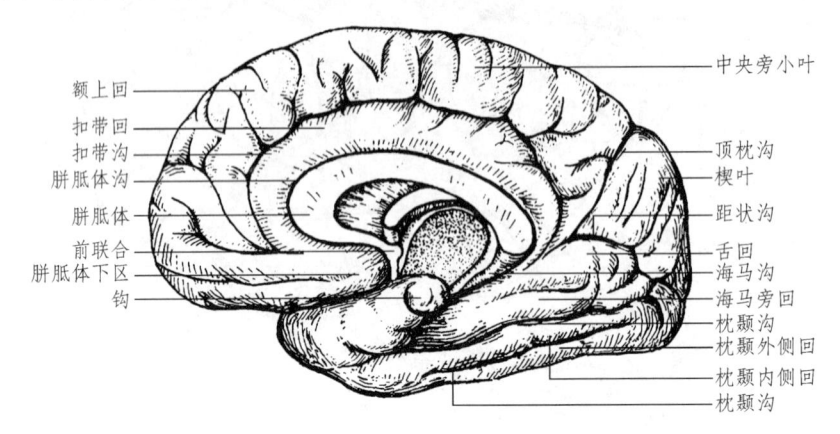

图 10-11 大脑半球内侧面

（三）下 面

额叶下面有嗅束，其前端膨大为嗅球，后端扩大为嗅三角。颞叶下面由内向外有与半球下缘平行的枕颞沟、侧副沟，再内侧为海马沟。半球下缘与三沟之间形成由外向内的枕颞外侧回、枕颞内侧回及海马旁回。海马旁回前端弯曲，称钩。在海马沟的上方有齿状回，齿状回的外侧有一呈弓状的隆起，称海马。齿状回与海马合称海马结构。

边缘叶是位于胼胝体周围和侧脑室下角底壁的一圈弧形结构的总称，包括隔区（胼胝体下区和终板旁回）、扣带回、海马和齿状回等。边缘叶及其邻近的皮质及皮质下结构构成边缘系统。

三、端脑的内部结构

（一）大脑皮质的功能定位

大脑皮质是人体功能活动的最高中枢。大脑皮质具有整合各种刺激，产生特定的意识性感觉，或贮存记忆，或产生运动冲动的功能。人类在长期的进化过程中，在皮质的某些区域形成了特定的反射活动高级中枢，称大脑皮质的功能定位（图 10-12，图 10-13）。

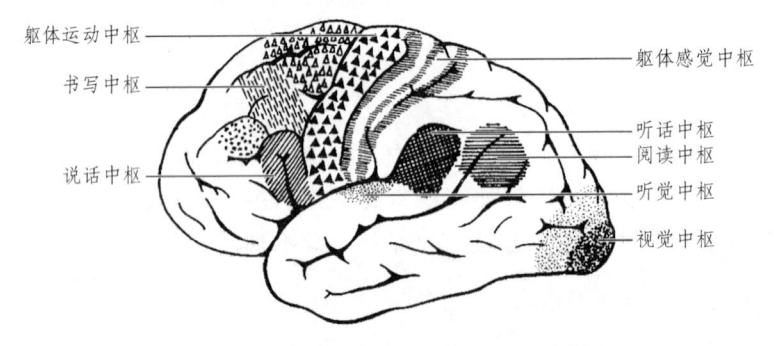

图 10-12 大脑皮质的主要中枢（上外侧面）

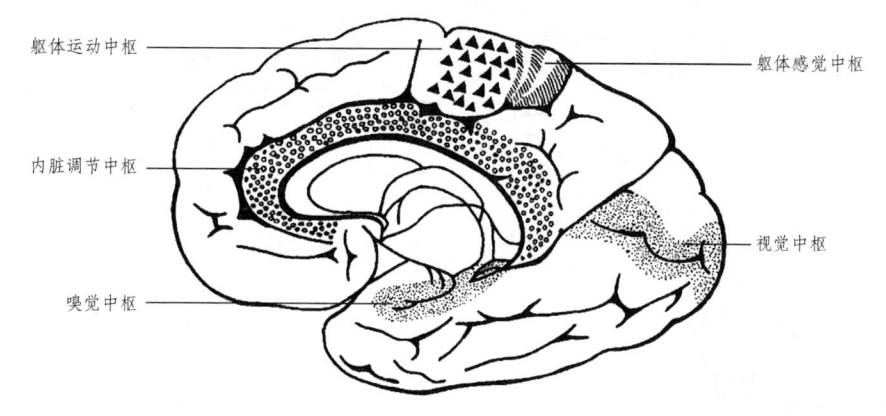

图 10-13　大脑皮质的主要中枢（内侧面）

1. 躯体运动中枢

躯体运动中枢位于中央前回和中央旁小叶前部，主要管理对侧半身的随意运动（图10-14）。

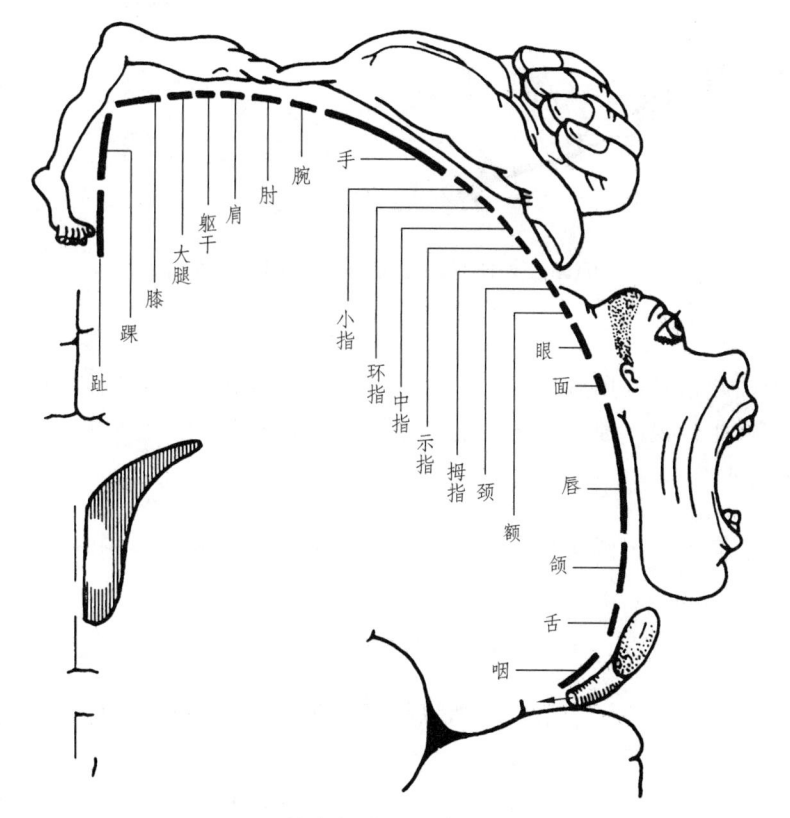

图 10-14　人体各部在第 I 躯体运动区的定位

2. 躯体感觉中枢

躯体感觉中枢位于中央后回和中央旁小叶后部（图10-15），接受背侧丘脑腹后核传来的对侧浅感觉和深感觉纤维。

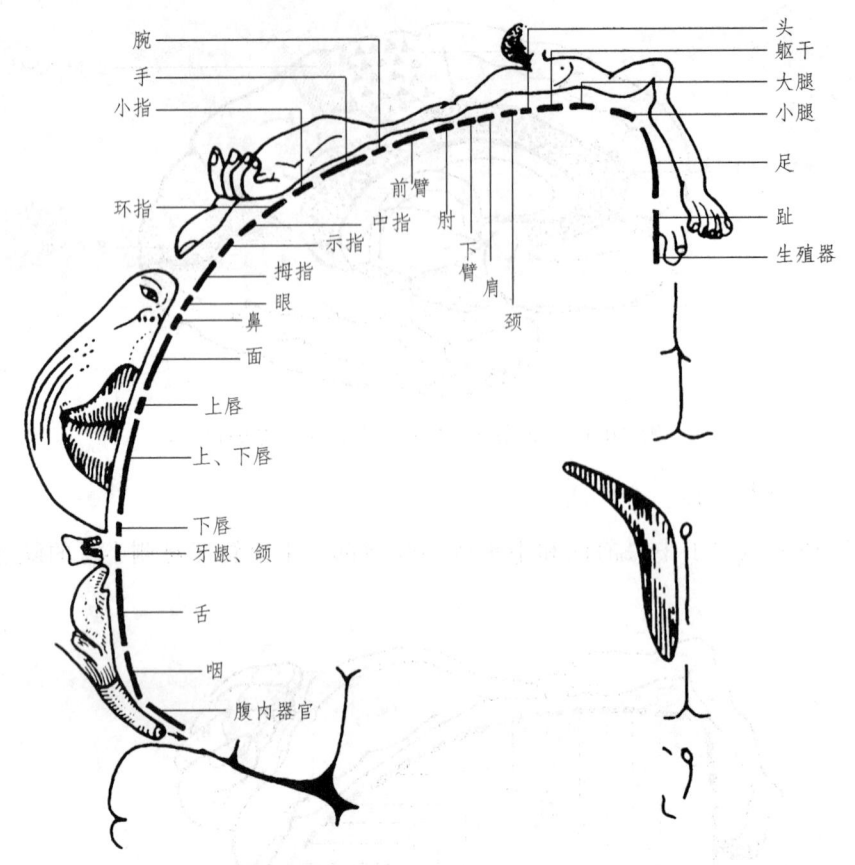

图 10-15　人体各部在第Ⅰ躯体感觉区的定位

3. 视　区

视区位于枕叶距状沟周围的皮质。一侧视区接受同侧视网膜颞侧半和对侧视网膜鼻侧半的纤维。因此，视区损伤后可引起双眼对侧半视野的同向性偏盲。

4. 听　区

听区位于颞横回。每侧听区接受双侧的听觉冲动。因此，一侧听区受损，不致引起全聋。

5. 语言区

具有高级思维活动并可用语言表达思想是人类区别高等动物的标志。语言区包括说话、听话、书写和阅读四个中枢。

（1）说话中枢：位于额下回后部，靠近管理头面部骨骼肌的运动区。此区受损，丧失说话能力，称运动性失语症。

（2）听话中枢：位于缘上回。此区损伤，患者虽听觉正常，但不理解他人（包括自己）讲话的含义，称感觉性失语症。

（3）书写中枢：位于额中回后部，靠近中央前回中部。此区损伤，虽然上肢运动正常，但不能写出正确的文字，称失写症。

（4）阅读中枢：位于角回。此区受损时，虽然视觉正常，但不能理解文字符号的意义，称失读症。

（二）基底核

基底核是包埋于大脑髓质内的灰质团块，包括尾状核、豆状核和杏仁体等（图10-16）。豆状核和尾状核合称为纹状体。

1. 尾状核

尾状核弯曲如弓，从三面环绕背侧丘脑。其前部膨大称头，中部较细称体，后部缩细称尾。尾状核的头、体两部均位于背侧丘脑的背外侧，尾绕过背侧丘脑的后端折而向前，末端与杏仁体相连。

2. 豆状核

豆状核位于背侧丘脑的外侧，被穿行其中的纤维分为内侧、中间和外侧三部。外侧部最大称壳，其他两部合称苍白球（旧纹状体）。壳和尾状核合称新纹状体。纹状体的主要功能是维持骨骼肌的胀力和协调肌群的运动。

3. 杏仁体

杏仁体连于尾状核的末端，属边缘系统。

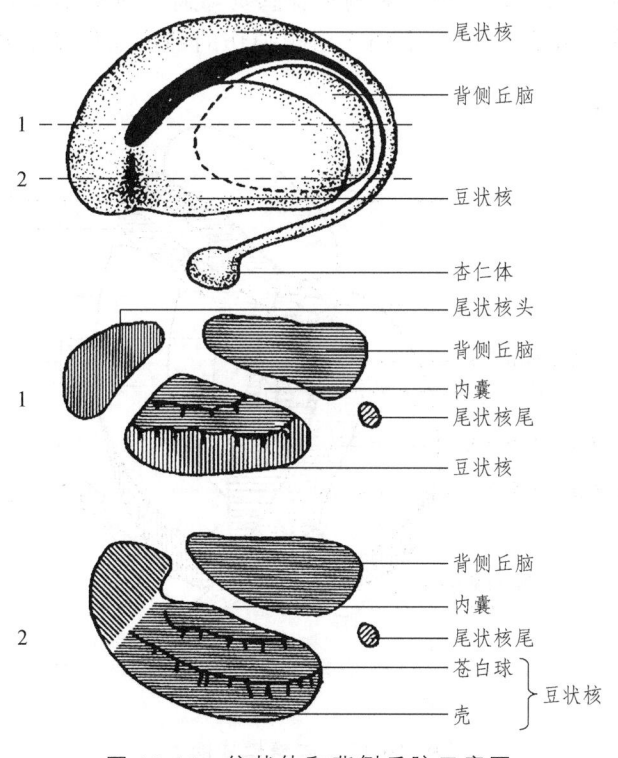

图 10-16　纹状体和背侧丘脑示意图

- 245 -

（三）大脑半球的髓质

大脑半球的髓质位于皮质的深面，由大量的纤维束构成。纤维束可分为联络纤维、连合纤维和投射纤维三种。

1. 联络纤维

联络纤维是联系同侧半球回与回、叶与叶之间的纤维，长短不一。

2. 连合纤维

连合纤维是联系左、右大脑半球的大量横行纤维，主要有胼胝体。

胼胝体位于大脑纵裂的底部，在脑的正中矢状切面标本上，其前部呈钩状，后部粗厚，弯向后下。胼胝体的纤维呈放射状向前、后、左、右散开，广泛联系两侧大脑半球。胼胝体对既往已学过知识的辨别、感觉经验和记忆有重要作用。

3. 投射纤维

投射纤维是大脑皮质与间脑、脑干、小脑、脊髓之间相互联系的上、下行纤维束。纤维有长有短，以长纤维为主，主要是内囊（图 10-17）。

内囊位于背侧丘脑、尾状核与豆状核之间，由上行的感觉纤维束和下行的运动纤维束构成。在端脑的水平切面上，内囊呈开口向外的">"形的宽厚白质板，可分三部：其位于尾状核头和豆状核之间的部分，称内囊前肢；位于豆状核和背侧丘脑之间的部分，称内囊后肢，含有皮质脊髓束和丘脑皮质束；内囊前、后肢的相接部分叫内囊膝，含有皮质核束。一侧内囊损伤时，可出现对侧半身感觉障碍、对侧半身运动障碍和双眼对侧半视野偏盲的"三偏综合症"。临床上病人由于损伤的部位及程度不同，会出现不同程度及不同范围的表现。

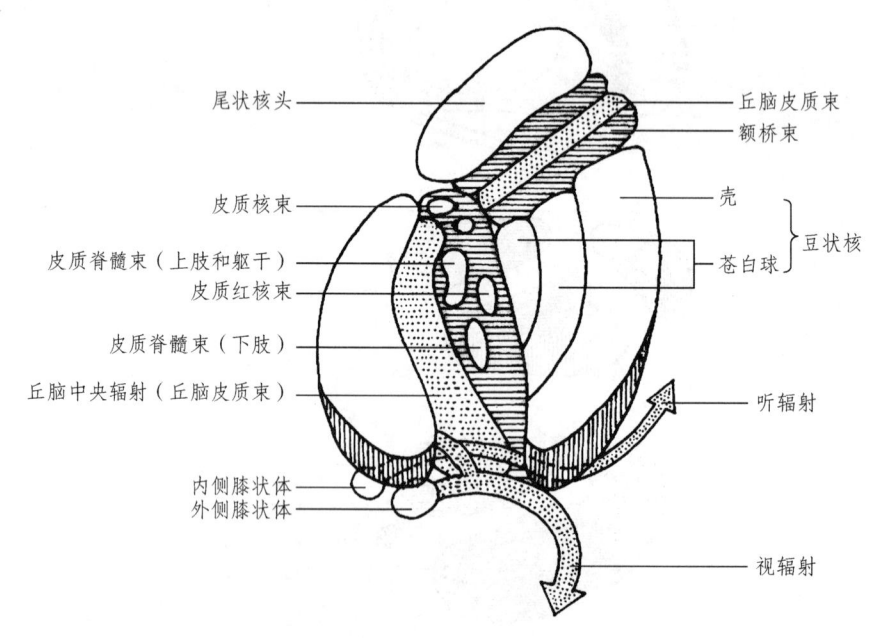

图 10-17 内囊模式图

【项目实训】

（1）在模型或标本上辨认大脑的外形和分叶及大脑半球的沟和回。
（2）在模型或标本上辨认大脑的内部结构和功能区。

【项目测试】

（1）躯体运动区位于（　　　）。
　　A. 中央前回　　　　　　B. 中央后回　　　C. 距状沟两侧
　　D. 颞横回　　　　　　　E. 角回
（2）视觉中枢（视区）位于（　　　）。
　　A. 颞横回　　　　　　　B. 中央前回　　　C. 中央后回
　　D. 距状沟两侧的皮质　　 E. 角回
（3）右侧内囊损伤，可出现（　　　）。
　　A. 右侧肢体痉挛性瘫痪　　B. 右侧半身感觉障碍
　　C. 左侧肢体感觉障碍　　　D. 左侧肢体运动障碍
　　E. 左侧肢体感觉、运动障碍
（4）内囊位于（　　　）。
　　A. 背侧丘脑与尾状核之间　B. 豆状核与尾状核之间
　　C. 下丘脑与豆状核之间　　D. 新纹状体之间
　　E. 豆状核、尾状核、背侧丘脑之间

第三节　脑和脊髓的被膜、血管

项目一　脊髓的被膜

【学习目标】

（1）能说出脑和脊髓被膜的组成。
（2）能描述硬膜外隙、蛛网膜下隙的位置及其临床意义。
（3）能解释硬脑膜窦并说出硬脑膜窦的组成。

【理论学习】

　　脑和脊髓的外面包有三层被膜，由外向内依次是硬膜、蛛网膜和软膜。这些被膜对脑和脊髓有支持和保护作用。

（一）硬　膜

硬膜是一层厚而坚韧的结缔组织膜，包括硬脊膜和硬脑膜两部分，分别位于脊髓和脑的周围。

1. 硬脊膜

硬脊膜呈管状包绕脊髓和脊神经根，自椎间孔处变薄延续为脊神经的外膜，硬脊膜的上端紧附于枕骨大孔的周缘，并与硬脑膜相续。下端自第 2 骶椎以下包裹终丝，末端附于尾骨的背面。硬脊膜与椎管内面骨膜之间的腔隙，称硬膜外隙，也称硬膜外腔（图10-18）。隙内除有脊神经根通过外，还含有淋巴管、静脉丛及大量的脂肪。硬膜外隙不与颅内相通，略呈负压。硬脊膜外麻醉就是将麻醉药注入此隙，以阻断神经根的传导。

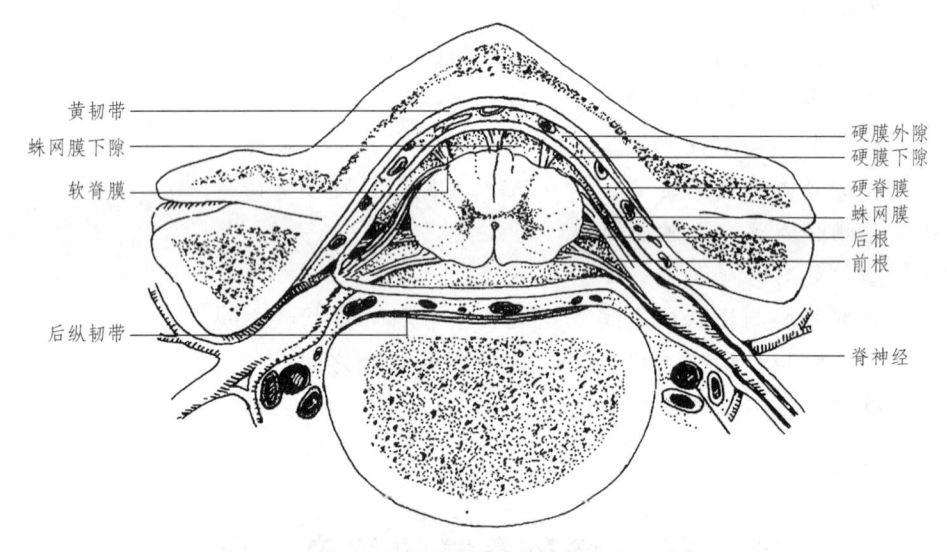

图 10-18　脊髓的被膜及其周围的关系

2. 硬脑膜

硬脑膜坚厚而光泽，与硬脊膜相比，有以下特点：

（1）硬脑膜由两层构成，两层之间有硬脑膜的神经和血管（图 10-19）。硬脑膜的外层即颅骨内面的骨膜。因此，硬脑膜的外面无硬膜外隙。在不同部位，硬膜与颅骨内面的连接不同。它与颅盖的连接较疏松，与颅底的连接则十分紧密。因而颅底骨折时，易连同硬脑膜及深面的蛛网膜一起撕裂，引起脑脊液外漏。颅顶外伤时，则易形成硬膜外血肿。

（2）硬脑膜在某些部位，内层折叠形成不同形态的板状结构，伸入大脑的某些裂隙内，其中重要的有大脑镰和小脑幕。

① 大脑镰：形似镰刀，伸入大脑纵裂内。

② 小脑幕：伸入大脑横裂内。其前缘游离，呈一弧形切迹，称小脑幕切迹。海马旁回及钩恰在切迹上方的两侧，当颅内压突然升高时，有可能嵌入此切迹内，称为小脑幕切迹疝，压迫大脑脚和动眼神经。

（3）硬脑膜在某些部位，两层未愈合，形成含有静脉血的腔隙，这些腔隙称硬脑膜窦（图 10-19）。硬脑膜窦和一般的血管不同，其特点是无瓣膜和平滑肌，不能收缩，故损伤时出血较多。

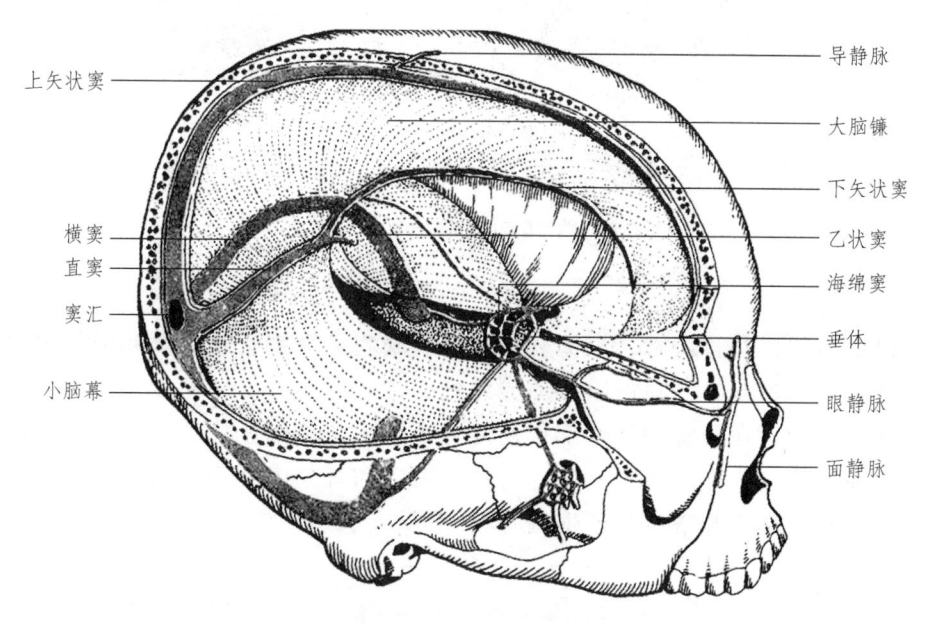

图 10-19 硬脑膜及硬脑膜窦

主要的硬脑膜窦有：
① 上矢状窦：位于大脑镰的上缘。
② 下矢状窦：位于大脑镰的下缘。
③ 横窦和乙状窦：横窦位于小脑幕的后缘（横窦沟内），其外侧端向前续乙状窦（位于乙状窦沟内），乙状窦向前下经颈静脉孔，续接颈内静脉。
④ 直窦：位于大脑镰和小脑幕相接处。
⑤ 窦汇：位于横窦、上矢状窦和直窦连接处。
⑥ 海绵窦：位于蝶骨体的两侧，内有颈内动脉、动眼神经、滑车神经、展神经及三叉神经的分支眼神经通过。因此海绵窦的病变，可影响上述结构。

（二）蛛网膜

蛛网膜薄而透明，缺乏神经和血管。蛛网膜与软膜之间的间隙，称蛛网膜下隙，也称蛛网膜下腔。隙内有脑脊液。蛛网膜下隙的某些部分较宽大，称蛛网膜下池。

较大的蛛网膜下隙有小脑延髓池和终池。小脑延髓池位于小脑和延髓之间，终池位于脊髓圆锥下端与第 2 骶椎平面之间。终池内有马尾、终丝和脑脊液，临床抽取脑脊液时，常在此处进行穿刺。

蛛网膜在上矢状窦的两侧形成许多细小的突起，突入上矢状窦，称蛛网膜粒（图 10-20）。脑脊液通过蛛网膜粒渗入上矢状窦，进入血液。

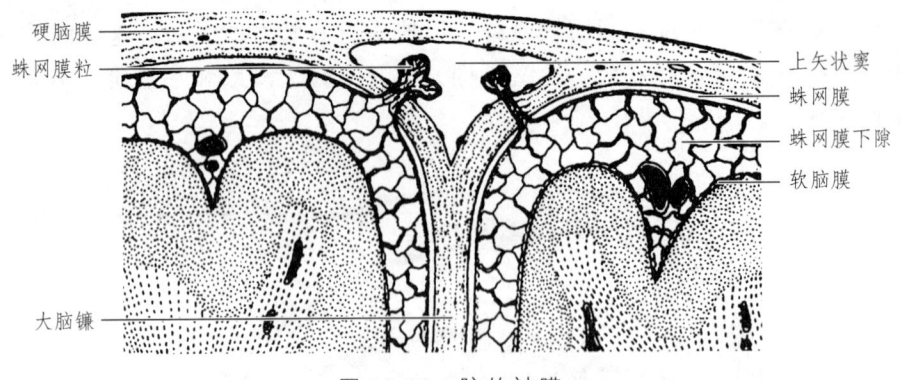

图 10-20 脑的被膜

（三）软 膜

软膜薄而透明，富含血管，分为软脊膜和软脑膜，分别紧贴脊髓和脑的表面，并深入其沟、裂。软脊膜自脊髓圆锥以下形成终丝。

软脑膜的血管，在脑室的某些部位反复分支，形成毛细血管丛。这些毛细血管丛与覆盖在它表面的软脑膜和室管膜上皮（是衬于脑室和脊髓中央管壁的一层上皮）共同突入脑室，形成脉络丛。脉络丛能产生脑脊液。

项目二 脊髓和脑的血管

【学习目标】

（1）能描述大脑前、中、后动脉的分布。
（2）能说出大脑动脉环的组成及意义。

【理论学习】

（一）脑的血管

脑的血液供应非常丰富,其血流量约占心输出量的 1/6,耗氧量占全身耗氧量的 20%。脑血流量减少或中断可导致脑神经细胞的缺氧甚至坏死，造成严重的神经精神障碍。

1. 脑的动脉

脑动脉来自颈内动脉和椎动脉。颈内动脉供应大脑半球前 2/3 和间脑的一部分；椎动脉供应大脑半球后 1/3、间脑后部、小脑和脑干。颈内动脉和椎动脉都发出皮质支和中央支，皮质支营养皮质和浅层髓质；中央支营养间脑、基底核和内囊等。

（1）颈内动脉：自颈动脉管入颅腔后，分支营养脑和眼球等结构。其主要分支有：
① 大脑前动脉：发出后进入大脑纵裂，沿胼胝体的背面向后行，分布于顶枕沟以前

的大部分皮质（图10-21）。其起始部发出数支细小的中央支，供应豆状核和尾状核的前部及内囊。左、右大脑前动脉之间有前交通动脉。

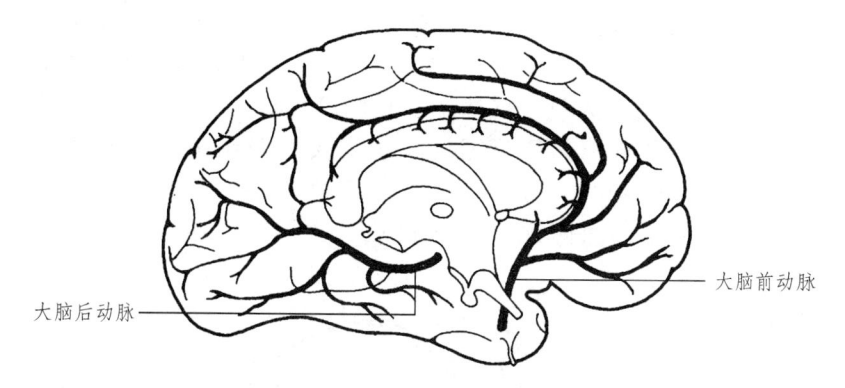

图 10-21　大脑半球内侧面的动脉

② 大脑中动脉：为颈内动脉主干的延续，进入大脑外侧沟后行，分布于大脑上外侧面的大部分皮质（图10-22）。在起始部发出数支中央支供应豆状核的大部分、尾状核和部分内囊（图10-23）。动脉硬化或高血压的病人，中央支易破裂而导致脑出血。

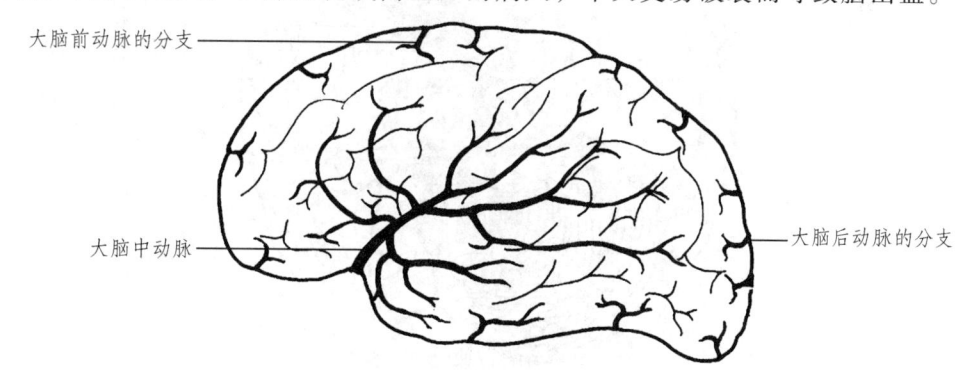

图 10-22　大脑半球上外侧面的动脉

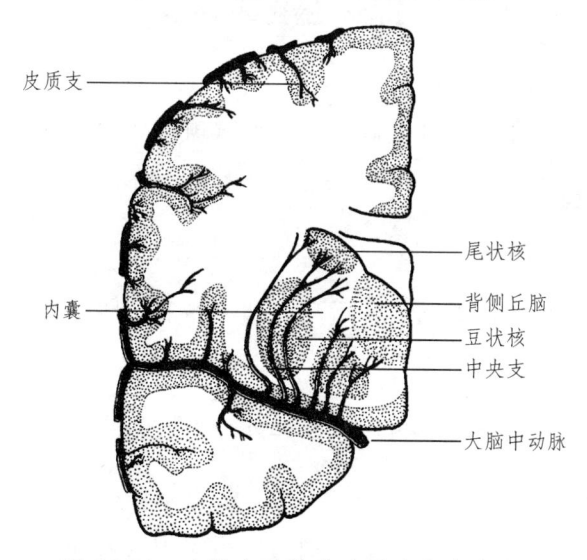

图 10-23　大脑中动脉的皮质支和中央支

③ 后交通动脉：在视束下面后行，与大脑后动脉吻合。

（2）椎动脉：经枕骨大孔入颅后窝，在脑桥的基底部，左、右椎动脉合成一条基底动脉。椎动脉和基底动脉发出分支营养脑和脊髓的相应部位，其主要分支有大脑后动脉。

大脑后动脉绕大脑脚向后，分支分布于颞叶下面、内侧面和枕叶。起始处发出细小的分支，分布于丘脑枕、内、外侧膝状体和下丘脑等处。

（3）大脑动脉环：称 Willis 环，围绕着视交叉、灰结节、乳头体，由前交通动脉、两侧大脑前动脉、两侧颈内动脉、两侧后交通动脉和两侧大脑后动脉互相通连组成（图 10-24）。动脉环将两侧颈内动脉和椎动脉相互沟通，以调节左、右大脑半球的血液供应。

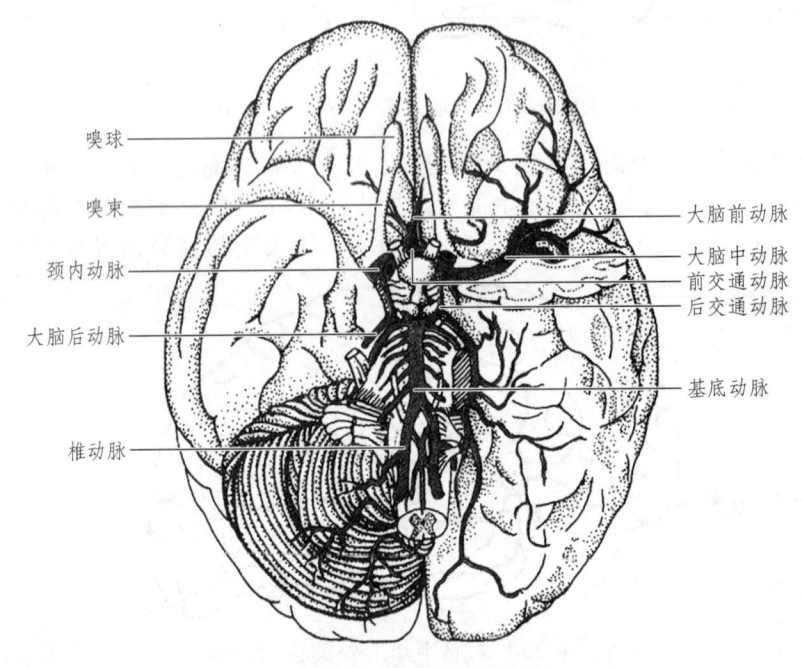

图 10-24 脑底面的动脉

2. 脑的静脉

脑的静脉主要收集脑和眼的静脉血，最后汇入颈内静脉。

（二）脊髓的血管

1. 动　脉

动脉包括从椎动脉分出的脊髓前、后动脉和一些节段性动脉。

2. 静　脉

静脉集中于脊髓前、后静脉，再注入硬膜外隙内的静脉丛。

（三）血-脑屏障

在中枢神经系统内，毛细血管内的血液与脑组织细胞之间存在的一层具有选择通透性作用的结构，称血-脑屏障。其结构基础是：① 毛细血管内皮和内皮细胞之间的紧密连接；② 毛细血管内皮的基膜；③ 神经胶质细胞的突起包绕毛细血管所形成的胶质膜等（图 10-25）。它们具有防止有害物质进入脑组织，维持脑组织内环境的相对稳定，保证脑组织的正常生理活动等作用。

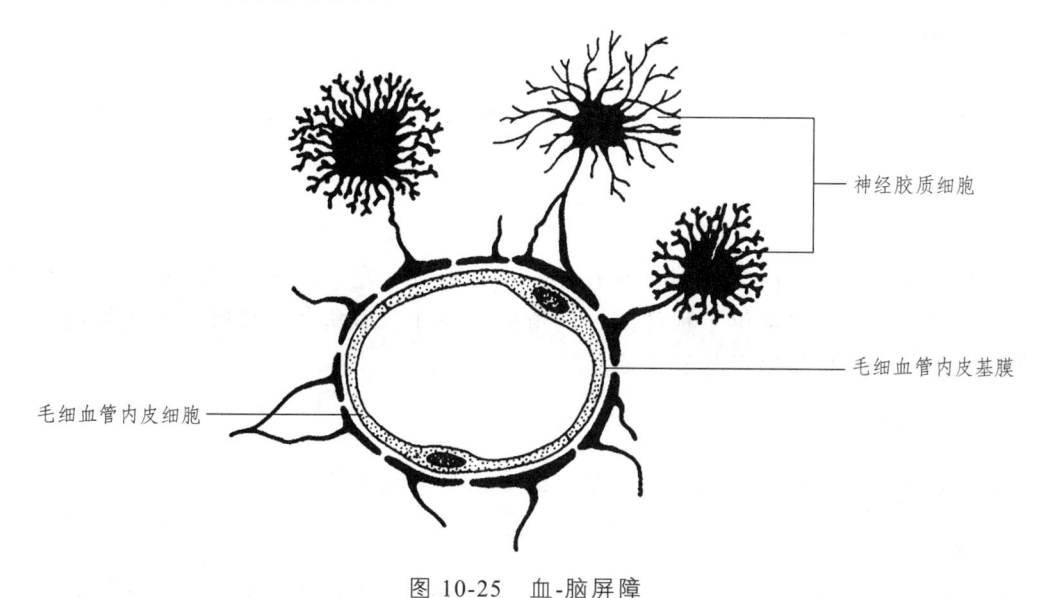

图 10-25　血-脑屏障

【项目实训】

（1）在模型或标本上辨认硬膜、蛛网膜、软膜、硬膜外隙及蛛网膜下隙。
（2）在模型上辨认硬脑膜窦的位置及流通关系。
（3）在模型上辨认脑的动脉、大脑动脉环的位置及组成。

【项目测试】

（1）大脑动脉环：
（2）下列哪一动脉不参与形成脑底动脉环？（　　）
　　A．大脑前动脉　　　　B．大脑中动脉　　　　C．大脑后动脉
　　D．颈内动脉　　　　　E．以上都不对
（3）颈内动脉通过海绵窦的（　　）。
　　A．内侧壁　　B．外侧壁　　C．外侧　　D．腔内　　E．以上都不对

项目三　脑室和脑脊液

【学习目标】

（1）能说出脑室的数量、位置。

（2）能描述脑脊液的产生及循环途径。

【理论学习】

一、脑 室

脑内的腔隙，称脑室。脑室有四个，包括侧脑室（2个）、第三脑室（1个）和第四脑室（1个）。

1. 侧脑室

侧脑室为大脑半球内的腔隙，左右各一，分别位于左、右大脑半球内。按所在部位由四部分组成，即中央部位于顶叶内、前角伸向额叶、后角伸向枕叶、下角伸向颞叶。两侧前角各借室间孔与第三脑室相通。

2. 第三脑室

第三脑室是位于间脑内的矢状裂隙，借中脑水管通第四脑室。

3. 第四脑室

第四脑室位于延髓、脑桥与小脑之间，向下通脊髓中央管；向背侧经正中孔和外侧孔与蛛网膜下隙相通（图10-26）。

所有脑室内均含有脉络丛，所有脉络丛均能产生脑脊液。

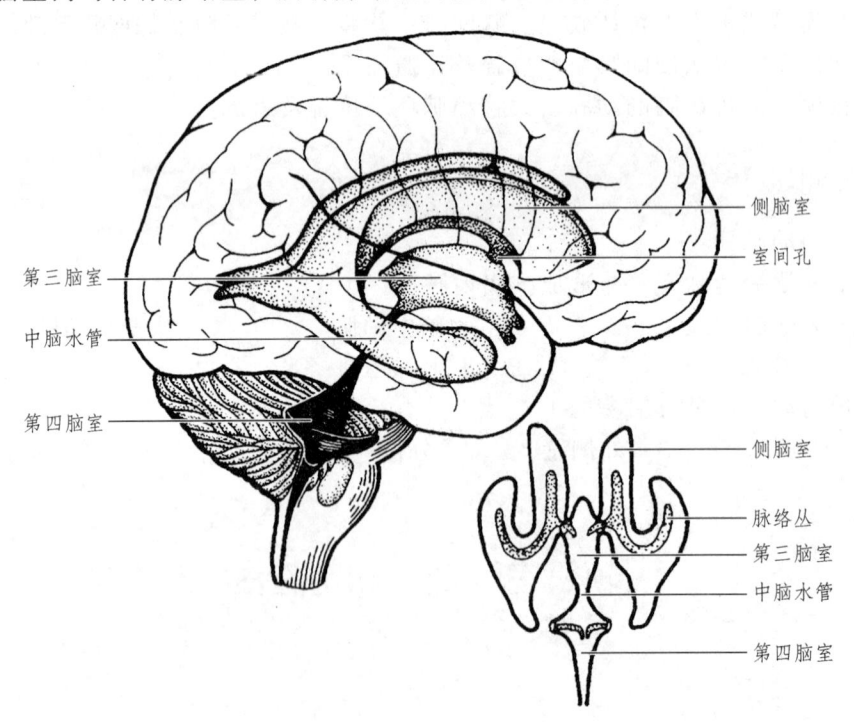

图 10-26 脑室的位置及通连关系

二、脑脊液及其循环

脑脊液是一种无色透明的液体，充满于脑室和蛛网膜下隙，成人总量约为 150 mL。脑脊液主要由脉络丛产生，循环和回流处于平衡状态。脑脊液的循环途径如下：侧脑室脉络丛产生的脑脊液，经室间孔入第三脑室，汇合第三脑室产生的脑脊液，经中脑水管入第四脑室，再汇合第四脑室脉络丛产生的脑脊液，经第四脑室正中孔和外侧孔流入蛛网膜下隙，在脊髓和脑蛛网膜下隙循环后，经蛛网膜粒渗入上矢状窦汇入血流（图10-27）。脑脊液循环发生障碍时，可引起脑积水和颅内压增高。

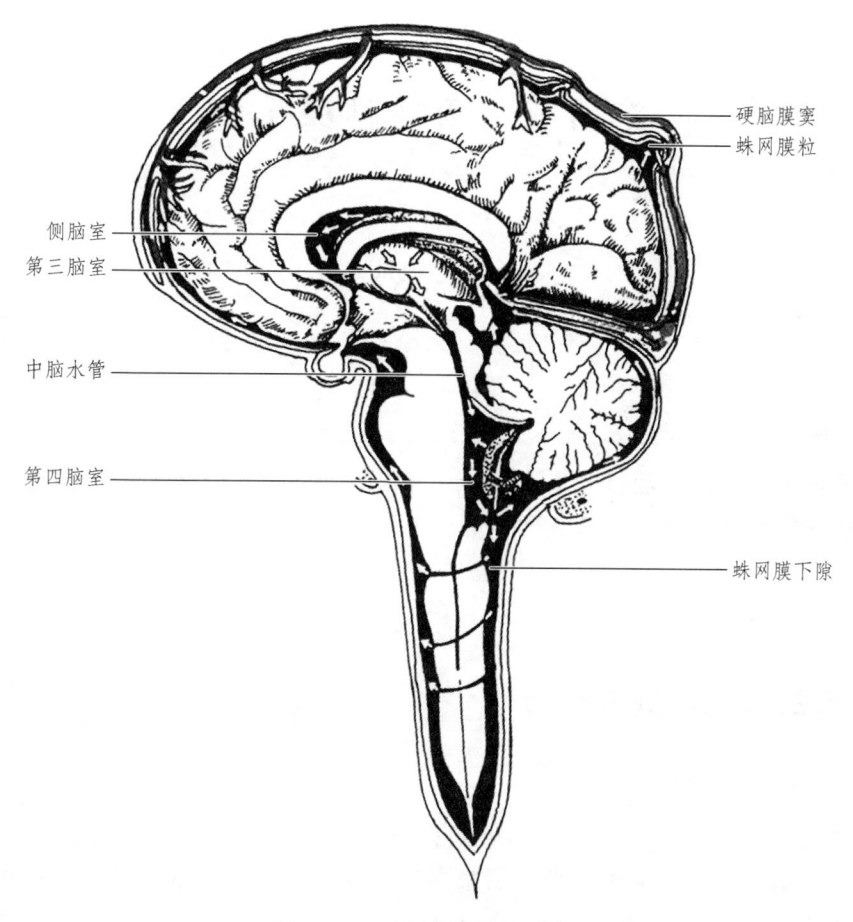

图 10-27 脑脊液循环途径

脑脊液具有缓冲、保护、运输代谢产物和维持颅内压的作用。正常脑脊液化学成分和细胞数恒定。临床上检查脑脊液，可协助颅内疾病的诊断。

【项目测试】

（1）产生脑脊液的结构是（　　）。
　　A. 上矢状窦　　　　B. 蛛网膜粒　　　　C. 颈内动脉
　　D. 脉络丛　　　　　E. 脑膜

（2）下列哪些腔隙不含脑脊液？（　　）。
　　A. 硬膜外隙　　　　B. 蛛网膜下隙　　　C. 第三脑室
　　D. 第四脑室　　　　E. 左、右侧脑室
（3）脑脊液（　　）。
　　A. 是一种有色不透明的液体　　　　　B. 主要由脑室脉络丛产生
　　C. 成人总量 1 000 ~ 1 400 mL　　　　D. 最后进入淋巴液
　　E. 总量在不同时段不同

第四节　周围神经系统

项目一　脊神经

【学习目标】
（1）能说出脊神经的数目和组成。
（2）能列出脊神经前支和后支的特点。

【理论学习】

一、脊神经的组成及分支

（一）脊神经的组成

脊神经共 31 对，借前根和后根与脊髓相连。每对脊神经由前根与后根在椎间孔处合成。前根为运动性，后根为感觉性。后根在近椎间孔处有膨大的脊神经节，由假单极神经元胞体聚集而成（图 10-28）。

（二）脊神经的数目及穿出部位

颈神经共 8 对，其中第 1 对颈神经在第 1 颈椎上方穿出，第 2 ~ 7 对颈神经在同序数椎骨上方的椎间孔穿出，第 8 对颈神经在第 7 颈椎下方的椎间孔穿出；胸神经12 对，腰神经 5 对，分别从同序数椎骨下方的椎间孔穿出；骶神经 5 对，尾神经 1 对，其中第 1 ~ 4 对骶神经由相应的骶前孔和骶后孔穿出，第 5 对骶神经与尾神经由骶管裂孔穿出。脊神经在椎间孔内，其前方是椎间盘和椎体，后方是关节突关节的关节囊和黄韧带，当这些结构发生病变时，常可压迫脊神经，出现相应区域的感觉或运动障碍。例如，椎间盘

脱出常压迫脊神经根，引起相应的神经压迫症状，如剧痛、麻木等。

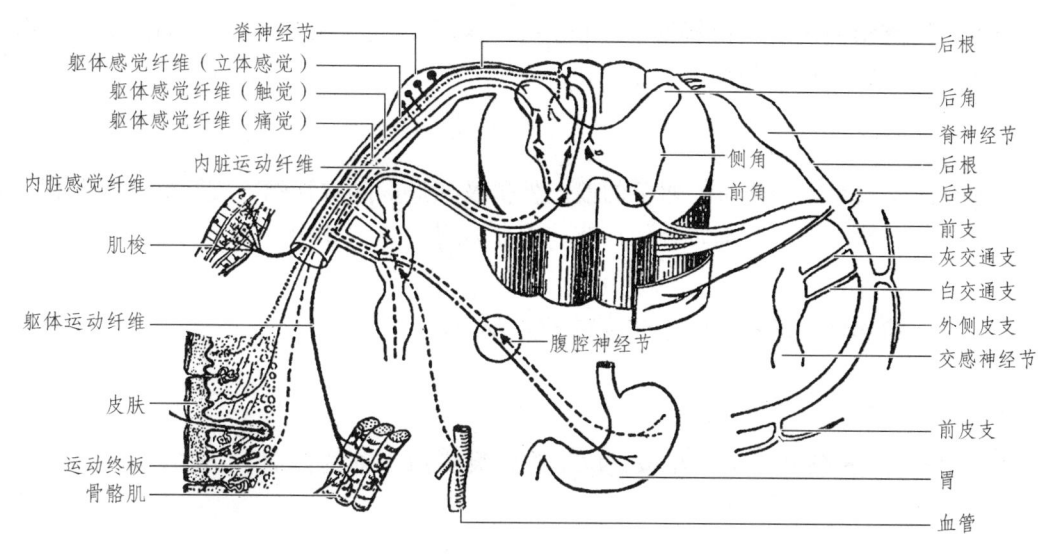

图 10-28 脊神经的组成及其分布示意图

（三）脊神经的纤维成分

1. 躯体感觉纤维

躯体感觉纤维分布于皮肤、骨骼肌、肌腱和关节，将浅感觉（痛、温觉等）和深感觉（本体感觉）冲动传入中枢。

2. 内脏感觉纤维

内脏感觉纤维分布于内脏黏膜、心、血管壁等处，将各种内脏感觉冲动传入中枢。

3. 躯体运动纤维

躯体运动纤维分布于骨骼肌，支配其运动。

4. 内脏运动纤维

内脏运动纤维分布于平滑肌、心肌和腺体，管理其活动。

（四）脊神经的分支

脊神经出椎间孔后即分为 4 支。

1. 脊膜支

脊膜支细小，经椎间孔返回椎管，分布于脊髓被膜。

2. 交通支

交通支为连接脊神经与交感干之间的细支。包括白交通支和灰交通支两部分。

3. 脊神经后支

脊神经后支细而短，经相邻椎骨的横突之间向后走行（骶神经后支出骶后孔），分支分布于项、背、腰、骶部的肌和皮肤。

4. 脊神经前支

脊神经前支较粗大，分布于躯干的前、外侧及四肢。除胸神经前支在胸、腹部保持明显的节段性分布外，其余各部脊神经前支先交织成丛，再发出分支到部分头颈区和四肢。

二、脊神经前支及其形成的神经丛

（一）颈 丛

颈丛由第 1~4 颈神经前支组成，位于胸锁乳突肌上部的深面，分皮支和肌支，以皮支为主（图 10-29）。

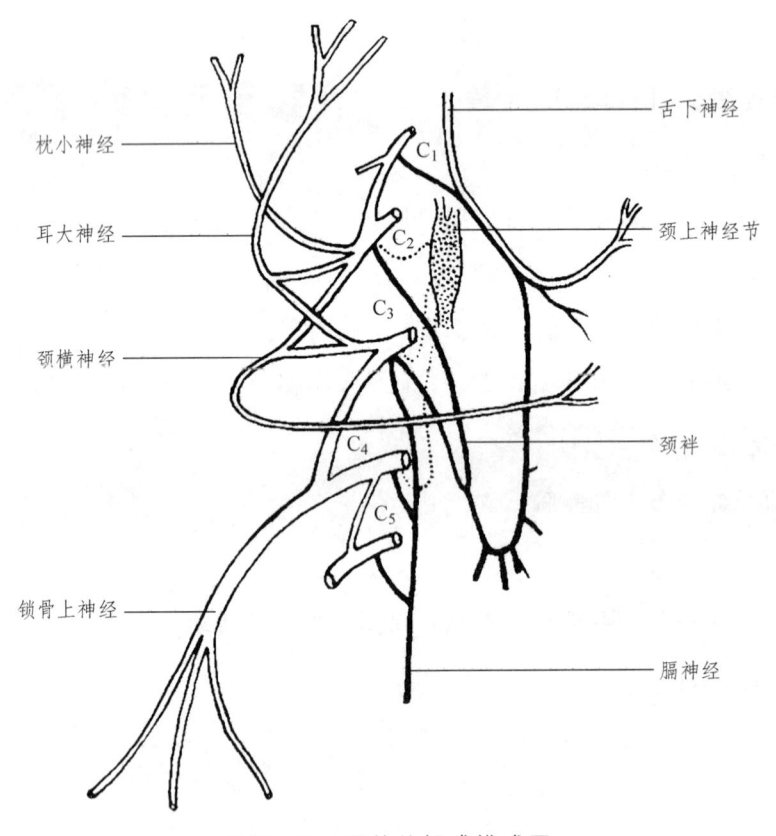

图 10-29 颈丛的组成模式图

皮支在胸锁乳突肌后缘中点附近穿出至浅筋膜，呈放射状分布，其分支如下：

1. 枕小神经

枕小神经沿胸锁乳突肌后缘上升，分布于枕部及耳郭背面上部皮肤。

- 258 -

2. 耳大神经

耳大神经沿胸锁乳突肌表面向前上，分布于耳垂及附近皮肤。

3. 颈横神经

颈横神经沿胸锁乳突肌表面横行向前，分布于颈前部皮肤。

4. 锁骨上神经

锁骨上神经有 2~4 支，呈辐射状行向下外方，分布于颈侧下部、胸壁上部及肩部的皮肤。

颈丛的肌支除分布于颈深部肌肉和舌骨下肌群外，主要有膈神经。

5. 膈神经

膈神经为混合性神经，是颈丛的最重要分支。发出后斜经前斜角肌前面下降至其内侧，穿锁骨下动、静脉之间入胸腔。然后经肺根前方，于纵隔胸膜与心包之间下行至膈。其运动纤维支配膈，感觉纤维分布于心包、纵隔胸膜、膈胸膜和膈下中央部腹膜。一般认为右膈神经的感觉纤维还分布到肝和胆囊表面的腹膜。

（二）臂　丛

臂丛由第 5~8 颈神经前支和第 1 胸神经前支大部分组成（图 10-30）。经斜角肌间隙穿出，行于锁骨下动脉后上方，经锁骨后方进入腋窝。臂丛 5 个根的纤维先合成上、中、下三干，由三干发出围绕腋动脉形成内侧束、外侧束和后束，由束发出分支主要分布于上肢和部分胸、背浅层肌。

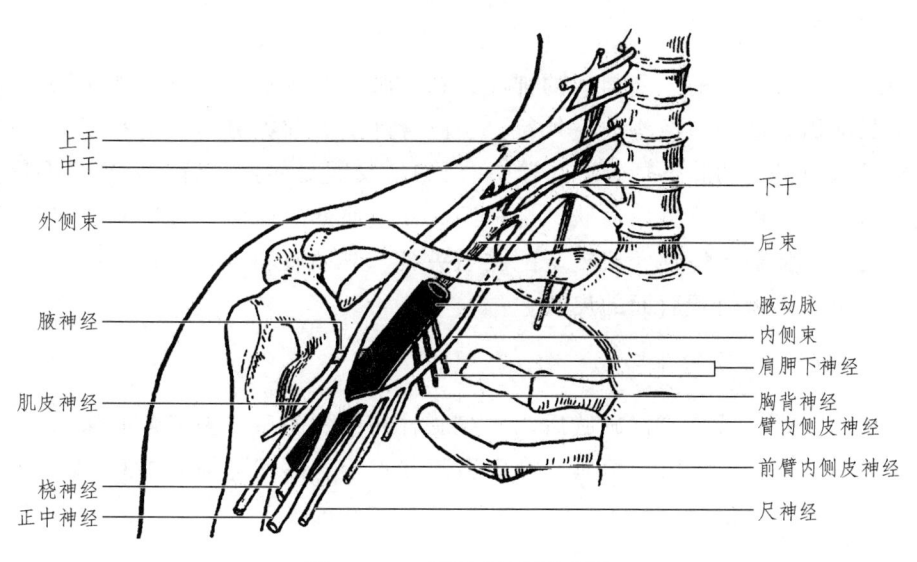

图 10-30　臂丛组成模式图

臂丛在锁骨中点后方分支较集中且位置浅表，临床常在此处作臂丛阻滞麻醉。臂丛的主要分支如下：

1. 肌皮神经

肌皮神经自外侧束发出向外下斜穿喙肱肌，经肱二头肌和肱肌之间下行，发出分支支配此三肌。终支在肘关节稍上方的外侧，穿深筋膜至皮下，改称前臂外侧皮神经，分布于前臂外侧皮肤。

2. 正中神经

正中神经以两根分别起于内、外侧束，两根夹持腋动脉，向下呈锐角汇合成正中神经，沿肱二头肌内侧缘伴肱动脉下行至肘窝，穿旋前圆肌于前臂指浅、深屈肌之间下行，经腕管至手掌。先发出正中神经返支进入鱼际，继而发出 3 条指掌侧总神经，再各分为 2 支指掌侧固有神经至 1~4 指相对缘。

正中神经在臂部无分支，在肘部、前臂和手掌发出肌支，支配除肱桡肌、尺侧腕屈肌和指深屈肌尺侧半以外的所有前臂肌。在手掌支配除拇收肌以外的鱼际肌和第 1、2 蚓状肌。其皮支管理手掌桡侧 2/3、桡侧三个半手指的掌面以及背面中、远节皮肤的感觉。

3. 尺神经

尺神经发自臂丛内侧束，在腋动、静脉之间出腋窝，沿肱二头肌内侧缘伴肱动脉下行，至臂中部穿内侧肌间隔至臂后面，再下行穿过内上髁后面的尺神经沟，在此处其位置表浅。尺神经在前臂发出肌支支配尺侧腕屈肌和指深屈肌尺侧半；在手掌发出深支支配小鱼际肌、拇收肌、骨间肌及第 3、4 蚓状肌。尺神经的皮支在手掌分布于小鱼际、尺侧一个半手指的皮肤；在手背分布于手背尺侧 1/2、尺侧一个半手指及无名指近节的桡侧半和中指近节尺侧半的皮肤。

4. 桡神经

桡神经是后束发出的一条粗大的神经，初在腋动脉的后方，继而伴肱深动脉向后，在肱三头肌深面紧贴桡神经沟向下外行，至肱骨外上髁前方分为浅支和深支。桡神经浅支在肱桡肌深面伴桡动脉下行，至前臂中、下 1/3 交界处转向手背，分布于手背桡侧 1/2 以及桡侧两个半手指近节背面皮肤。桡神经深支至前臂后面深、浅层肌之间下降，分数支，其长支可达腕部。桡神经肌支支配肱三头肌、肱桡肌和所有前臂后群肌。皮支除上述外，还分布于臂和前臂后面的皮肤。

5. 腋神经

腋神经发自臂丛后束，伴旋肱后动脉绕肱骨外科颈的后方至三角肌深面，发肌支支配三角肌和小圆肌。皮支由三角肌后缘穿出，分布于肩部和臂部上 1/3 外侧面皮肤。

（三）胸神经前支

胸神经前支共 12 对，除第 1 对大部分加入臂丛，第 12 对小部分加入腰丛外，其余皆呈节段性分布。第 1~11 对走在相应的肋间隙中，称为肋间神经，第 12 对位于第 12 肋的下方，称肋下神经（图 10-31）。

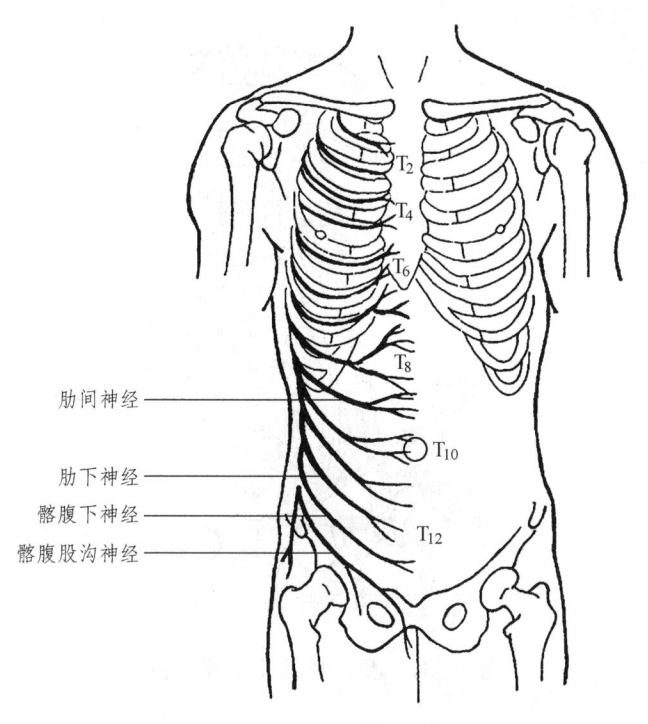

图 10-31　胸神经前支的节段性分布

胸神经前支的皮支在胸、腹壁呈明显的阶段性分布：T_2 在胸骨角平面；T_4 在乳头平面；T_6 在剑突平面；T_8 在肋弓下缘平面；T_{10} 在脐平面；T_{12} 在脐与耻骨联合上缘连线的中点平面。临床上常以节段分布区的感觉障碍来推断脊髓损伤的平面位置。硬膜外麻醉时，也常以上述皮神经分布区来判定麻醉平面的高低。

（四）腰　丛

腰丛由第 12 胸神经前支一部分、第 1~3 腰神经前支和第 4 腰神经前支的一部分组成，位于腰大肌深面（图 10-32）。

1. 股神经

股神经是腰丛中最大的分支，在腰大肌外侧缘和髂肌之间下行，经腹股沟韧带深面进入股三角内，位于股动脉外侧，分为数支。肌支支配髂肌、耻骨肌、股四头肌和缝匠肌，皮支分布于股前皮肤，其中最长的皮支称隐神经，是股神经的终支，伴股动脉入收肌管下行，在膝关节内侧浅出皮下后，又伴大隐静脉沿小腿前内侧下行达足内侧缘。分布于髌下、小腿前内侧和足内侧缘的皮肤。

2. 闭孔神经

闭孔神经从腰大肌内侧缘穿出，沿骨盆侧壁向前下行，经闭膜管至大腿内侧，分布于大腿内侧面的皮肤和大腿内侧肌。

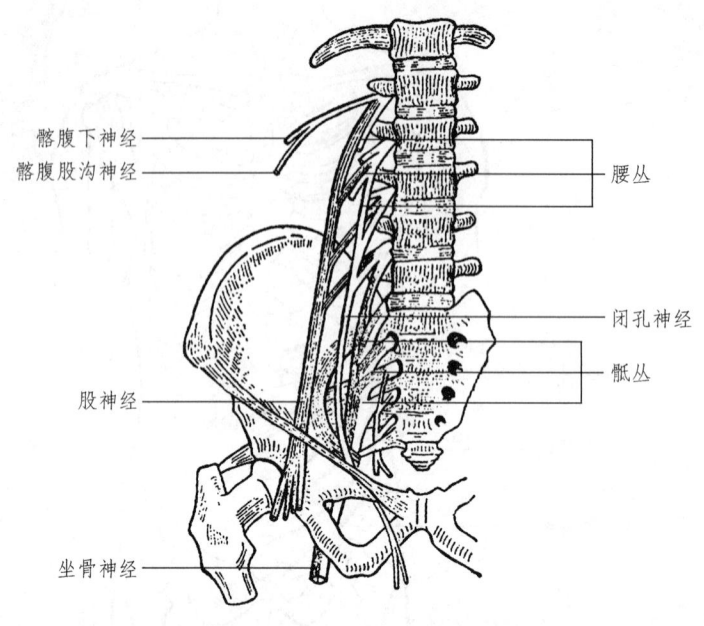

图 10-32　腰、骶丛组成模式图

（五）骶　丛

骶丛由第 4 腰神经前支余下部与第 5 腰神经前支合成的腰骶干及全部骶、尾神经前支组成。位于骶骨和梨状肌前面，略呈尖向外下的三角形，尖端移行为坐骨神经。骶丛除发细小的肌支支配梨状肌、肛提肌、闭孔内肌、股方肌等外，主要分支如下：

1. 臀上神经

臀上神经伴臀上动、静脉经梨状肌上孔出骨盆，行于臀中肌和臀小肌之间，支配该二肌和阔筋膜张肌。

2. 臀下神经

臀下神经伴臀下动、静脉经梨状肌下孔出骨盆，至臀大肌深面，支配该肌。

3. 阴部神经

阴部神经与阴部内动、静脉一同出梨状肌下孔，绕坐骨棘经坐骨小孔入坐骨肛门窝，沿此窝外侧壁向前，主要分为三支：①肛神经：分布于肛门外括约肌及肛周皮肤；②会阴神经：分布于会阴部的肌肉或大阴唇皮肤；③阴茎（阴蒂）背神经：与同名动脉伴行，走在阴茎（阴蒂）背侧，分布于阴茎（阴蒂）的皮肤及阴茎（阴蒂）头等处。

4. 坐骨神经

坐骨神经为全身最粗大的神经。经梨状肌下孔出骨盆，在臀大肌深面下行，经坐骨结节与股骨大转子之间降达股后，在股二头肌深面下行至腘窝上缘附近分为胫神经和腓总神经。其主干支配大腿后群肌。

（1）胫神经：为坐骨神经本干的延续。沿腘窝中线与腘血管伴行，在小腿比目鱼肌深面伴胫后动脉下行，经内踝后方达足底，分为足底内侧神经和足底外侧神经。其主干支配小腿后群肌。

① 足底内侧神经：分布于足底内侧群肌及足底内侧和内侧三个半趾跖面皮肤。

② 足底外侧神经：分布于足底肌中间群和外侧群及足底外侧和外侧一个半趾跖面皮肤。

（2）腓总神经：沿腘窝外侧缘下降，绕腓骨颈外侧向前，穿腓骨长肌起始部达小腿前面，分为二支。

① 腓浅神经：分出后先在腓骨长肌深面下降，继而在腓骨长、短肌之间下行，并发出肌支支配此二肌。在小腿中下 1/3 交界处浅出为皮支，分布于小腿外侧、足背和第 2～5 趾背的皮肤。

② 腓深神经：在小腿前群肌深面伴胫前动脉下行，支配小腿前群肌和足背肌。皮支分布于第 1～2 趾相对缘的皮肤。

【项目实训】

（1）在标本或模型上辨认脊神经前、后根，脊神经节及位置。
（2）在标本或图片上观察颈丛、臂丛、腰丛、骶丛的位置。
（3）在图片上观察上肌皮神经、尺神经、桡神经、正中神经和坐骨神经的走行及分布。

【项目测试】

（1）脊神经共_____对，包括颈神经_____对，胸神经_____对，腰神经_____对，骶神经_____对，尾神经_____对。

（2）脊神经（　　）。
　　A. 是由脊神经前、后根在椎管内合成
　　B. 是由脊神经前、后根在椎间孔处合成
　　C. 每条脊神经上都有脊神经节
　　D. 前、后根上有膨大的神经节
　　E. 脊神经节共有 31 个

（3）膈神经来自何神经丛？（　　）
　　A. 颈丛　　　　　　　B. 臂丛　　　　　　　C. 腰丛
　　D. 骶丛　　　　　　　E. 颈丛和臂丛

（4）分布到三角肌的神经是（　　）。
　　A. 腋神经　　　　　　B. 正中神经　　　　　C. 尺神经
　　D. 桡神经　　　　　　E. 肌皮神经

（5）肱骨中段骨折时，最易伤及的是（　　）。
　　A. 正中神经　　　　　B. 尺神经　　　　　　C. 桡神经
　　D. 股神经　　　　　　E. 腋神经

（6）某患者肱骨中段骨折后出现"垂腕症"，应该是哪一神经受损？（　　）

A. 腋神经　　　　　　B. 正中神经　　　　　C. 尺神经
　　　D. 桡神经　　　　　　E. 肌皮神经
（7）股神经发自（　　　）。
　　　A. 颈丛、臂丛和腰丛　　B. 臂丛　　　　　　　C. 骶丛
　　　D. 腰丛　　　　　　　E. 颈丛和臂丛
（8）全身最长的神经是（　　　）。
　　　A. 胫神经　　　　　　B. 正中神经　　　　　C. 膈神经
　　　D. 坐骨神经　　　　　E. 肌皮神经

项目二　脑神经

【学习目标】

能说出脑神经的数量、名称及性质。

【理论学习】

脑神经是与脑相连的神经，共12对，用罗马数字表示其顺序：Ⅰ嗅神经、Ⅱ视神经、Ⅲ动眼神经、Ⅳ滑车神经、Ⅴ三叉神经、Ⅵ展神经、Ⅶ面神经、Ⅷ前庭蜗神经、Ⅸ舌咽神经、Ⅹ迷走神经、Ⅺ副神经、Ⅻ舌下神经（图10-33）。

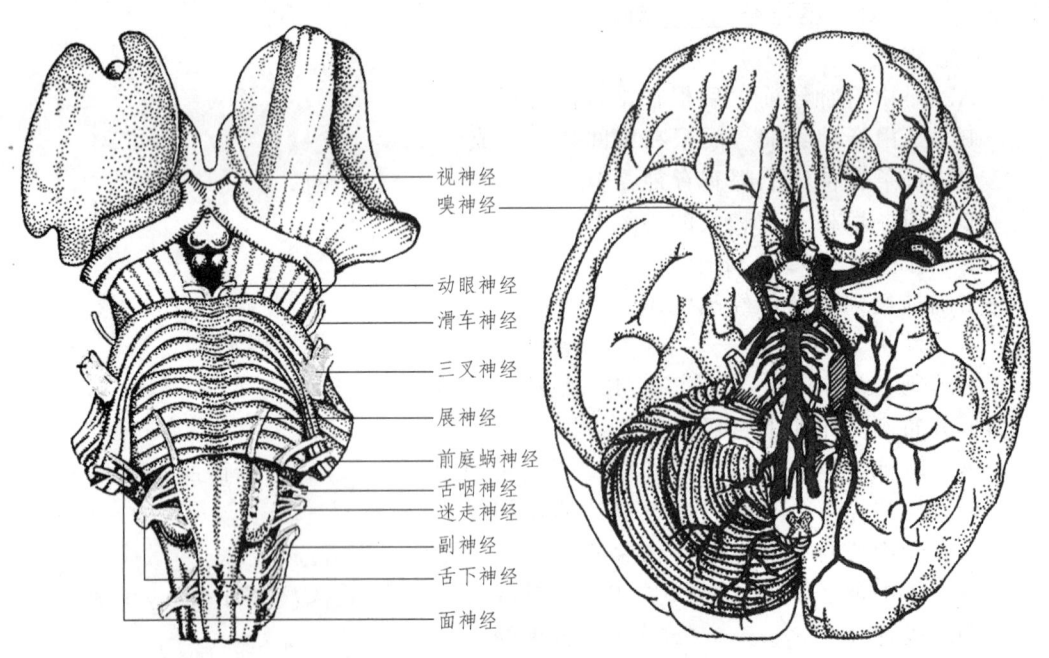

图 10-33　脑神经概况

12对脑神经所含纤维成分不尽相同，按其性质可概括为以下四种。

1. 躯体感觉纤维

躯体感觉纤维将来自头面部浅、深感觉冲动传入脑干内的躯体感觉核。

2. 内脏感觉纤维

内脏感觉纤维将来自颈、胸、腹部内脏黏膜以及味觉等感觉冲动传入脑干内的内脏感觉核。

3. 躯体运动纤维

躯体运动纤维为脑干内的躯体运动核发出的轴突，管理头部及部分颈部骨骼肌的运动。

4. 内脏运动纤维

内脏运动纤维为脑干内的运动核发出的轴突，经副交感神经节换元后，节后纤维管理平滑肌、心肌和腺体的活动。脑干内的内脏运动纤维全部为副交感纤维。

每对脑神经所含纤维的种类不一。根据所含纤维性质的不同，脑神经可分为三类：①感觉性脑神经：第Ⅰ、Ⅱ、Ⅷ对；②运动性脑神经：第Ⅲ、Ⅳ、Ⅵ、Ⅺ、Ⅻ对；③混合性脑神经：第Ⅴ、Ⅶ、Ⅸ、Ⅹ对。

一、嗅神经

嗅神经为感觉性神经，含1种纤维成分，传导嗅觉冲动（图10-34）。嗅细胞为双极神经元，其周围突分布于嗅黏膜上皮，中枢突聚集成15~20条细丝（嗅神经），上穿筛孔入颅，止于嗅球。

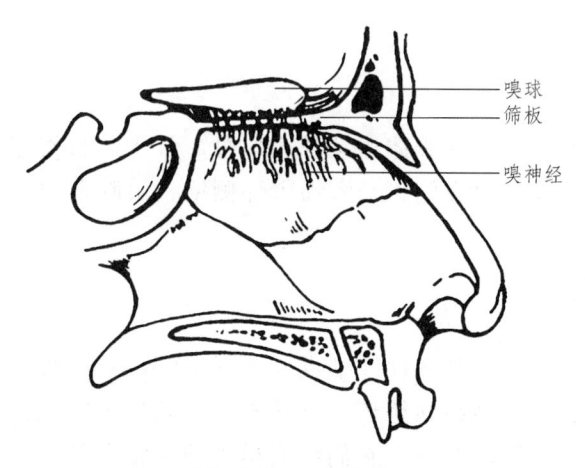

图10-34 嗅神经

二、视神经

视神经为感觉性神经，含 1 种纤维成分，传导视觉冲动（图 10-35）。由视网膜内的节细胞轴突聚合而成。节细胞轴突在视网膜后部集中形成视神经盘，然后穿出巩膜构成视神经，经视神经管入颅腔，将视觉冲动传向大脑皮质的视区。

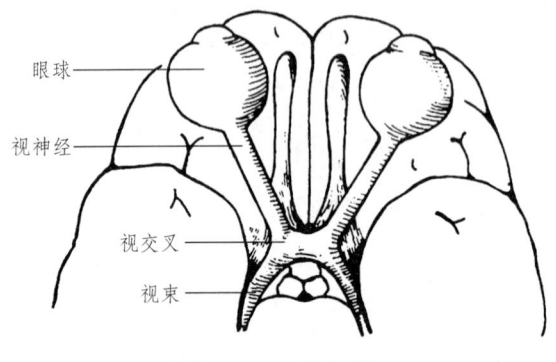

图 10-35 视神经

三、动眼神经

动眼神经为运动性神经，含 2 种纤维成分，由动眼神经核发出的躯体运动纤维和动眼神经副核发出的内脏运动纤维（副交感纤维）组成。从中脑脚间窝出脑，经海绵窦外侧壁上部前行，穿眶上裂入眶。其中躯体运动纤维支配提上睑肌、上直肌、下直肌、内直肌和下斜肌；副交感纤维进入睫状神经节，换神经元后其节后纤维支配瞳孔括约肌和睫状肌，参与完成瞳孔对光反射和调节反射。

一侧动眼神经损伤，可出现大部分眼外肌、瞳孔括约肌和睫状肌瘫痪的症状，如眼睑下垂，眼球不能向内、上、下方运动，瞳孔对光反射和调节反射消失，瞳孔散大等。

四、滑车神经

滑车神经为运动性神经，含躯体运动纤维成分。纤维起自滑车神经核，由中脑背侧下丘下方出脑，绕大脑脚走向腹侧，经海绵窦外侧壁，由眶上裂入眶，支配上斜肌。

五、三叉神经

三叉神经为混合性神经，含 2 种纤维成分（图 10-36）：一种是止于三叉神经感觉核群（三叉神经脊束核、三叉神经脑桥核、三叉神经中脑核）的躯体感觉纤维；一种是发自三叉神经运动核的躯体运动纤维。它们组成粗大的感觉根和细小的运动根，两根在脑桥基底部与小脑中脚交界处与脑桥相连。躯体感觉纤维来自三叉神经节内假单极神经元的中枢突。三叉神经节位于颞骨岩部尖端三叉神经压迹处。节的周围突由前缘发出组成三大分支，即眼神经、上颌神经和下颌神经。三叉神经运动根于三叉神经节下面通过，向前加入下颌神经。

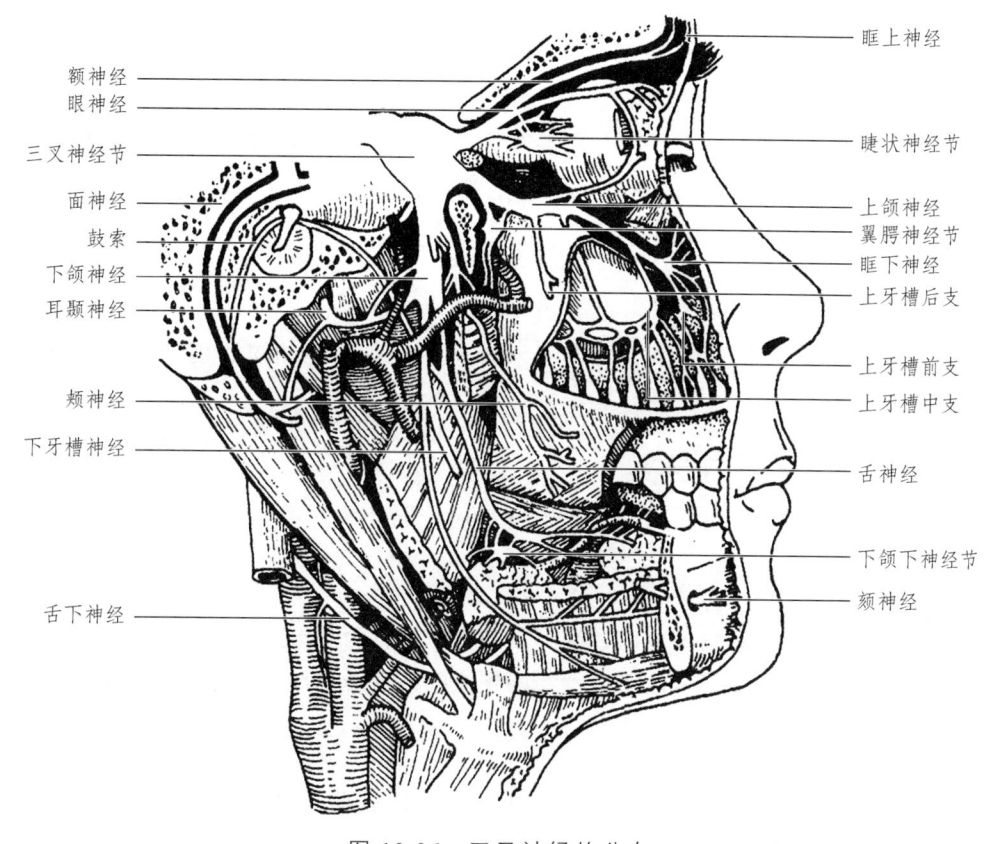

图 10-36 三叉神经的分布

（一）眼神经

眼神经为感觉性神经，自三叉神经节发出后，向前穿海绵窦外侧壁，经眶上裂入眶，分为下列各支：

1. 鼻睫神经

鼻睫神经在上直肌和视神经之间前行达眶内侧壁，发分支分布于鼻腔黏膜、筛窦、泪囊、眼球壁、眼睑及鼻背皮肤。

2. 额神经

额神经在上睑提肌上方前行，分 2~3 支，其中较大的眶上神经经眶上切迹（孔）出眶，分布于上睑及额顶皮肤。

3. 泪腺神经

泪腺神经细小，沿眶外侧壁外直肌上方行向前外，分布于泪腺、结膜及上睑皮肤。

（二）上颌神经

上颌神经为感觉性神经，由节发出后进入海绵窦外侧壁，经圆孔出颅，至翼腭窝内分为数支，本干进入眶下裂延续为眶下神经。其主要分支如下：

1. 眶下神经

眶下神经经眶下沟通过眶下管出眶下孔，分布于下睑、鼻外侧及上唇皮肤。临床上做上颌部手术时，常在眶下孔进行麻醉。眶下神经在眶下管内发出上牙槽神经前、中支，分布于上颌、尖牙、切牙及其附近牙龈。

2. 上牙槽神经后支

上牙槽神经后支从上颌骨体的后方穿入骨质，分布于上颌窦、前磨牙、磨牙及附近牙槽。

3. 神经节支（翼腭神经）

神经节支为 2~3 支，入翼腭神经节，出节后分布于鼻、腭、咽部的黏膜及腭扁桃体。

4. 颧神经

颧神经较细小，在翼腭窝处分出，经眶下裂入眶后分为 2 支，穿眶外侧壁分布于颧、颞部皮肤。颧神经还借交通支将来源于面神经的副交感节后纤维导入泪腺神经控制泪腺分泌。

（三）下颌神经

下颌神经为混合性神经。含躯体感觉纤维和躯体运动纤维。经卵圆孔出颅后发肌支支配咀嚼肌，其主要的感觉支如下：

1. 耳颞神经

耳颞神经以两根起始，向后包绕脑膜中动脉后合成一干，经下颌颈内侧至下颌关节后方折转向上，穿腮腺实质上行，与颞浅血管伴行，分支分布于腮腺、耳屏、外耳道及颞区的皮肤。此支含有来自舌咽神经的副交感纤维，控制腮腺分泌。

2. 下牙槽神经

下牙槽神经经下颌孔入下颌管，在管内分为许多小支至下颌牙及牙龈。其终末支由颏孔穿出，易名为颏神经，分布于颏部和下唇皮肤及黏膜。

3. 颊神经

颊神经自发出后从翼外肌穿出，沿颊肌外面前行并贯穿此肌，分布于颊部皮肤及黏膜。

4. 舌神经

舌神经发出后在下颌支内侧下降，沿舌骨舌肌外侧呈弓形越过下颌下腺上方进入舌内，分布于口腔及舌前 2/3 黏膜，管理一般感觉。舌神经在行程中有来自面神经的鼓索加入，此支内的副交感纤维管理下颌下腺和舌下腺分泌；其味觉纤维管理舌前 2/3 的味觉。

六、展神经

展神经为运动性神经，含躯体运动纤维成分，起于展神经核，从延髓脑桥沟中部出脑，前行入海绵窦，在窦内居颈内动脉外侧，出窦后经眶上裂入眶，支配外直肌。

展神经损伤可致外直肌瘫痪，表现为患侧眼球不能转向外侧，出现内斜视。

综上所述，穿经海绵窦的神经共有五支：动眼神经、滑车神经、眼神经、上颌神经和展神经。海绵窦的病变常累及以上神经而出现相应症状。

七、面神经

面神经为混合性神经，含 3 种纤维成分。躯体运动纤维起于面神经核；内脏运动纤维起于上泌涎核；内脏感觉纤维终于孤束核。面神经在延髓脑桥沟外侧出脑后进入内耳门，经内耳道入面神经管，出茎乳孔后向前穿入腮腺，于腮腺内分为数支并交织成丛，自腮腺前缘呈放射状发出由躯体运动纤维组成的五支：颞支、颧支、颊支、下颌缘支和颈支，支配面部表情肌和颈阔肌。面神经在面神经管弯曲处有膝神经节，该节由内脏感觉神经元的胞体组成。面神经在面神经管发出的分支如下：

1. 鼓 索

鼓索为面神经的重要分支，含内脏运动纤维和内脏感觉纤维。在面神经出茎乳孔前约 6 mm 处发出，穿经鼓室至颞下窝，行向前下以锐角从后方加入舌神经。其内脏感觉纤维司舌前 2/3 味觉，内脏运动纤维在下颌下神经节换元后，其节后纤维支配下颌下腺和舌下腺的分泌。

2. 岩大神经

岩大神经含内脏运动纤维，于膝神经节处离开面神经，出岩大神经裂孔前行，穿破裂孔出颅底，向前进入翼腭神经节，换元后节后纤维管理泪腺、鼻、腭部的腺体。

3. 镫骨肌神经

镫骨肌神经支配鼓室内的镫骨肌。

八、前庭蜗神经

前庭蜗神经为感觉性神经，由前庭神经和蜗神经组成。

1. 前庭神经

前庭神经含 1 种纤维成分，传导平衡觉冲动。其胞体位于内耳道底附近的前庭神经节内，神经元的周围突穿内耳道底分布于椭圆囊斑、球囊斑和壶腹嵴中的毛细胞；中枢突组成前庭神经，伴蜗神经经内耳门入颅，在延髓脑桥沟外侧入脑，终于其深面的前庭神经核。

2. 蜗神经

蜗神经含1种纤维成分，传导听觉冲动。其胞体位于蜗轴中的蜗神经节内，周围突分布于螺旋器；中枢突在内耳道聚集成蜗神经，伴前庭神经入脑，终于其深面的蜗神经核。

九、舌咽神经

舌咽神经为混合性神经，含4种纤维成分。躯体运动纤维起于疑核；躯体感觉纤维终于三叉神经脊束核；内脏运动纤维起于下泌涎核；内脏感觉纤维终于孤束核。舌咽神经于延髓橄榄后沟上部出脑，经颈静脉孔出颅。在颈静脉孔内的神经干上有上神经节和下神经节。前者由躯体感觉神经元胞体组成，后者由内脏感觉神经元胞体组成。舌咽神经出颅后先在颈内动、静脉之间下行，然后呈弓形向前经舌骨舌肌内侧达舌根。其主要分支如下：

1. 鼓室神经

鼓室神经发自下神经节，进入鼓室后与交感神经纤维共同形成鼓室丛，由丛发出分支分布于鼓室、乳突小房和咽鼓管的黏膜。鼓室神经的内脏运动纤维出鼓室后终于耳神经节，换元后节后纤维分布于腮腺，管理腮腺的分泌。

2. 舌 支

舌支为舌咽神经终支，分为数支，分布于舌后1/3黏膜和味蕾，管理一般感觉和味觉。

3. 咽 支

咽支的3~4条细支分布于咽侧壁，与迷走神经和交感神经交织成丛，由丛发支分布于咽肌及咽黏膜。

4. 扁桃体支

扁桃体支分布于腭扁桃体、软腭及咽峡黏膜。

5. 颈动脉窦支

颈动脉窦支有1~2支，在颈静脉孔下方发出后沿颈内动脉下行，分布于颈动脉窦和颈动脉小球，传导二者的冲动入脑，调节血压和呼吸。

舌咽神经损害时可出现同侧舌后1/3味觉丧失，舌根与咽峡区痛觉消失，同侧咽肌无力。

十、迷走神经

迷走神经为混合性神经，含 4 种纤维成分（图 10-37）。内脏运动纤维起于迷走神经背核；内脏感觉纤维终于孤束核；躯体运动纤维起于疑核；躯体感觉纤维终于三叉神经脊束核。迷走神经是脑神经中行程最长、分布最广的神经。迷走神经于延髓橄榄后沟中部出脑，经颈静脉孔出颅。在孔内及其稍下方，神经干上有膨大的上神经节和下神经节，前者由躯体感觉神经元的胞体组成，后者由内脏感觉神经元的胞体组成。

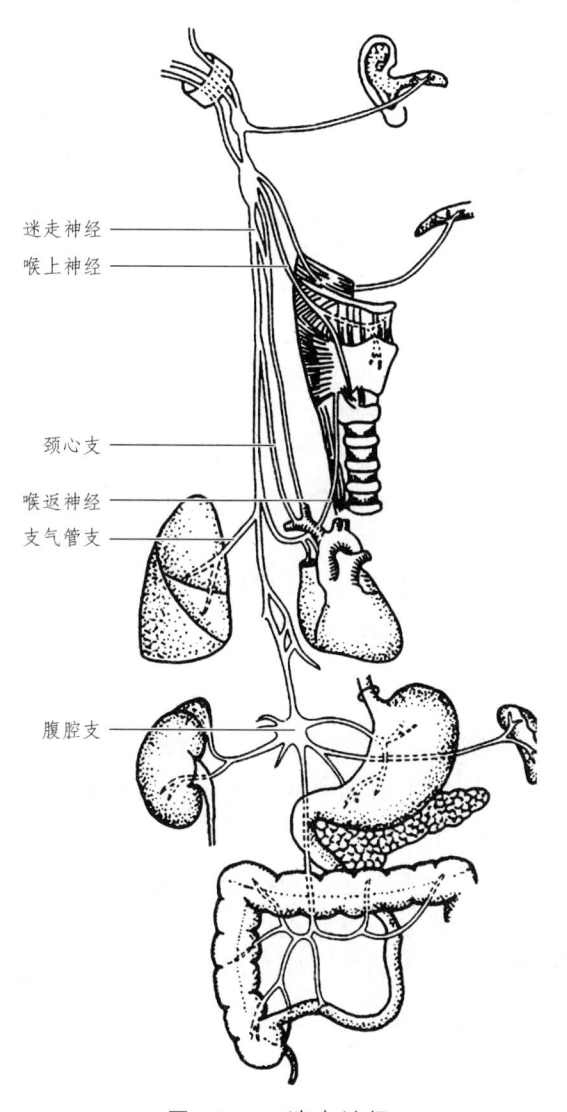

图 10-37 迷走神经

迷走神经进入颈部后，在颈内静脉和颈内动脉、颈总动脉之间的后方下行，经胸廓上口入胸腔。左侧迷走神经在颈总动脉与左锁骨下动脉之间降至主动脉弓前方，继而在左肺根后方分出数小支加入左肺丛，然后在食管前面分支形成食管前丛，至食管下端汇合成迷走神经前干。右侧迷走神经在右锁骨动、静脉之间，沿气管右侧下行，在右肺根后方分出数支加入右肺丛，主干在食管后面发数支构成食管后丛，至食管下端汇合成迷走神经后干。迷走神经前、后干与食管一起穿膈的食管裂孔进入腹腔，分布于胃的前、后壁，其终支为腹腔支，参加腹腔丛。

迷走神经在颈、胸和腹部的分支如下：

1. 颈部的分支

迷走神经在颈部发出脑膜支、耳支、咽支、颈心支，分布于硬脑膜、外耳道及耳郭后皮肤、咽部和心。其发出的重要分支主要为喉上神经。

喉上神经发自下神经节，沿颈内动脉内侧下行，于舌骨大角处分为内、外两支：内支与喉上动脉一同穿甲状舌骨膜入喉，分布于会厌、舌根及声门裂以上的喉黏膜；外支支配环甲肌，并分出细支至甲状腺。

2. 胸部的分支

迷走神经在胸部发出支气管支、食管支、胸心支，分别加入肺丛、食管丛和心丛，主要分支为喉返神经。

喉返神经返回颈部的部位不同。左迷走神经在跨越主动脉弓前方时发出左喉返神经，向后勾绕主动脉弓返回颈部；右迷走神经在经右锁骨下动脉前方时发出右喉返神经，向后勾绕右锁骨下动脉返回颈部。左、右喉返神经在颈部均沿气管与食管之间的外侧上行，在甲状腺侧叶深面、环甲关节后方入喉，又称喉下神经，分布于声门裂以下的喉黏膜及除环甲肌以外的所有喉肌。

喉返神经在颈部与甲状腺下动脉相互交错，甲状腺手术时应避免损伤该神经。一侧喉返神经损伤后可引起声音嘶哑；如两侧同时损伤，可引起失音、呼吸困难，甚至窒息。

3. 腹部的分支

（1）胃前支和肝支：为迷走神经前干的终支。胃前支沿胃小弯分布于胃前壁，其末支在胃小弯角切迹处以"鸦爪"形分布于幽门及十二指肠上部和胰头。肝支随肝动脉分支走行，分布于肝、胆囊和胆道。

（2）胃后支和腹腔支：胃后支为迷走神经后干的终支，在贲门附近发出，沿胃小弯后面走行，沿途分支分布于胃后壁，终支也以"鸦爪"形分支分布于幽门窦及幽门管后壁。腹腔支向后加入腹腔丛，伴腹腔干、肠系膜上动脉及肾动脉等血管分支分布于肝、胆、胰、脾、肾及结肠左曲以上的消化管。

十一、副神经

副神经为运动性神经，含躯体运动纤维成分。纤维起于疑核和副神经核，起自疑核的纤维，称颅根，加入迷走神经分布至咽肌；起自副神经核的纤维，称脊髓根，经颈内动、静脉之间，向后外斜穿胸锁乳突肌，自胸锁乳突肌后缘上、中 1/3 交点附近浅出，向后穿入斜方肌，发支支配胸锁乳突肌和斜方肌。

十二、舌下神经

舌下神经为运动性神经，含躯体运动纤维成分。纤维起自舌下神经核，于延髓锥体与橄榄之间出脑，经舌下神经管出颅。出颅后在颈内动、静脉之间下降至舌骨上方，弓形弯向前内，沿舌骨舌肌外侧，分支进入舌内，支配舌肌运动。

一侧舌下神经损伤时，患侧舌肌瘫痪，伸舌时舌尖偏向瘫痪侧。

【项目实训】

（1）结合标本或模型观察脑神经的位置及名称。
（2）在标本或模型或图片上辨认脑神经出颅的位置。

【项目测试】

（1）下列属混合神经的是（   ）。
   A. 视神经   B. 展神经   C. 滑车神经
   D. 三叉神经 E. 嗅神经

（2）连于脑干的脑神经有（   ）。
   A. 8对   B. 9对   C. 10对
   D. 11对   E. 12对

（3）与中脑相连的脑神经是（   ）。
   A. 三叉神经 B. 动眼神经 C. 展神经
   D. 面神经   E. 位听神经

（4）与延髓相连的脑神经是（   ）。
   A. 三叉神经 B. 动眼神经 C. 展神经
   D. 面神经   E. 迷走神经

（5）支配胸锁乳突肌的脑神经是（   ）。
   A. Ⅵ   B. Ⅶ   C. Ⅷ
   D. Ⅹ   E. Ⅺ

项目三　内脏神经

【学习目标】

（1）能列出交感神经和副交感神经的神经节和神经纤维，并画图表示。
（2）能说出交感神经和副交感神经在结构和功能上的不同。

【理论学习】

分布于内脏、心血管和腺体的神经，称内脏神经。内脏神经按性质可分为内脏运动神经（又称自主神经）和内脏感觉神经。内脏感觉神经分布于内脏黏膜、心血管壁的内脏感受器。内脏运动神经管理心肌、平滑肌及腺体的活动。

一、内脏运动神经

内脏运动神经自低级中枢至效应器的神经通路由两级神经元组成。第一级神经元称节前神经元，细胞体位于脑和脊髓内，由它们发出的纤维称节前纤维；第二级神经元称节后神经元，由它们发出的神经纤维称节后纤维（图10-38）。

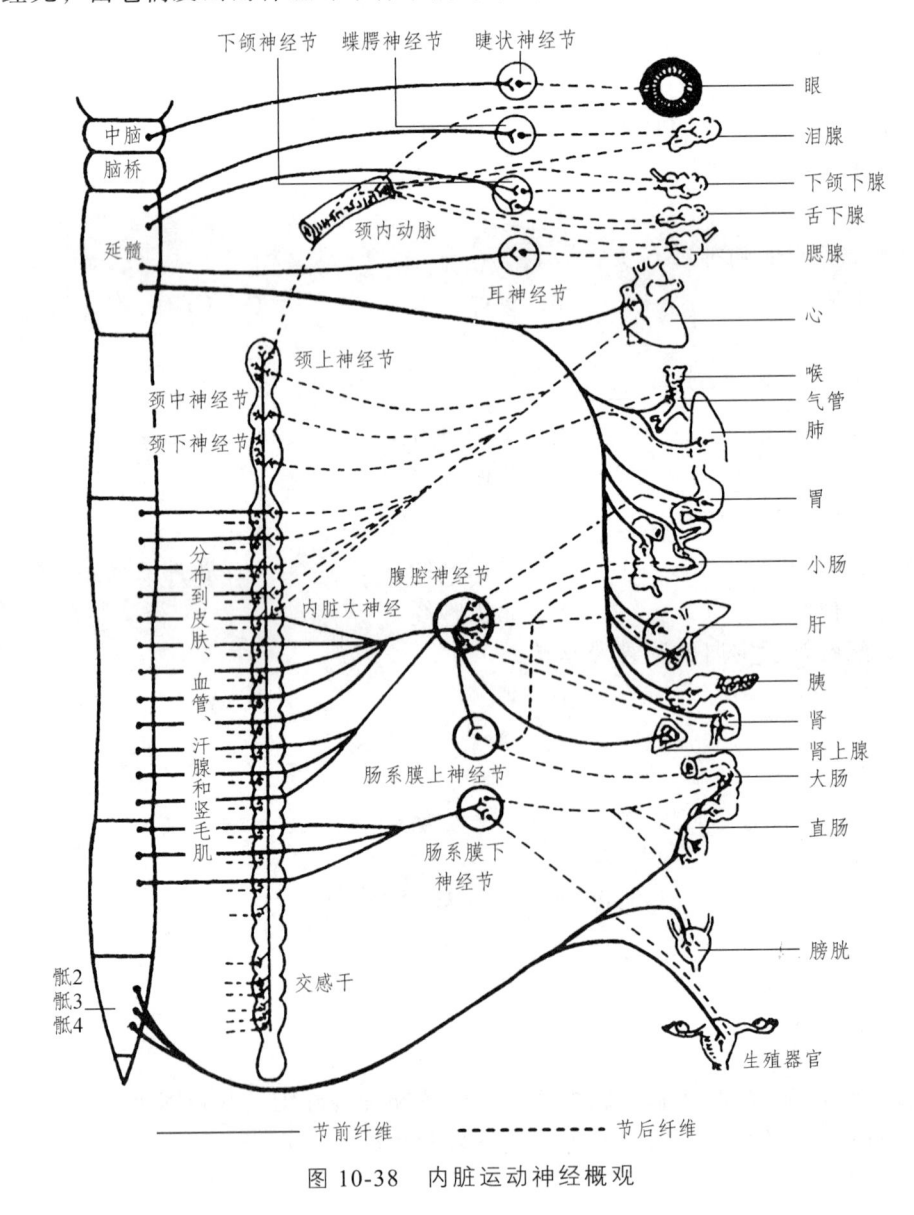

图 10-38　内脏运动神经概观

内脏运动神经根据其结构和生理功能分为交感神经和副交感神经。

（一）交感神经

交感神经分为中枢部和周围部两部分。

1. 中枢部

中枢部位于脊髓第一胸节到第三腰节的灰质侧角内，为交感神经节前神经元细胞体。

2. 周围部

周围部包括交感神经节、节前纤维和节后纤维。

（1）交感神经节：按其所在部位可分为椎旁节和椎前节。椎旁节对称性地位于脊柱两侧，共有22~24对和一个奇节；椎前节位于脊柱的前方，包括腹腔神经节、主动脉肾神经节等。

（2）交感神经节前纤维：是脊髓侧角交感神经节前神经元发出的纤维，它们随脊神经前根出椎间孔后，到达椎旁节或椎前节换神经元。

（3）交感神经节后纤维：是椎旁节和椎前节内的节后神经元发出的纤维，分布于心肌、平滑肌和腺体。

（二）副交感神经

副交感神经也分为中枢部和周围部。

1. 中枢部

中枢部位于脑干的副交感神经核和脊髓的骶副交感神经核内，为副交感神经节前神经元细胞体构成。

2. 周围部

周围部包括副交感神经节、节前纤维和节后纤维。

（1）副交感神经节：按其所在位置分为器官旁节和器官壁内节。器官旁节位于所支配器官的附近；器官壁内节位于所支配器官的壁内，数量较多。

（2）副交感神经节前纤维：是脑干内副交感神经核和骶副交感神经核内的节前神经元发出的纤维。脑干副交感神经核发出的神经纤维分别加入第Ⅲ、Ⅶ、Ⅸ、Ⅹ对脑神经，在脊髓骶副交感神经核发出的纤维加入盆腔内脏神经，到达器官旁节或器官壁内节更换神经元。

（3）副交感神经节后纤维：是器官旁节或器官壁内节的节后神经元发出的纤维，分布位于相应器官。颅部副交感神经节后纤维的分布见脑神经，骶部副交感神经的节后纤维分布于结肠左曲以下的消化管、盆腔器官及外生殖器等。

二、内脏感觉神经

体内各脏器的内感受器可接受来自内环境的各种刺激，并将其转变为神经冲动，经内脏感觉神经传入中枢，中枢通过反射调节或体液调节来完成对各内脏活动的控制。

（一）内脏感觉神经的特点

（1）正常内脏活动一般不引起感觉，较强烈的内脏活动才能引起感觉。如在饥饿时胃收缩引起饥饿感；直肠和膀胱充盈时引起膨胀感等。

（2）阈值较高。内脏对牵拉、膨胀、痉挛、冷热等刺激较敏感，而对切割、烧灼等刺激不敏感。如在外科手术挤压、切割或烧灼内脏时，病人疼痛感不明显。

（3）弥散性痛。因一个脏器的感觉纤维可经几个脊髓节段的脊神经传入中枢，而一条脊神经又包含几个脏器的传入纤维，故传入路径分散，中枢定位不准确，因而内脏痛往往是弥散的。

（二）牵涉痛

当某些内脏发生病变时，常在体表的一定区域产生感觉过敏或疼痛，这种现象称为牵涉痛。如心绞痛时，常在心前区及左臂内侧皮肤感到疼痛；肝胆疾病时，常在右肩部感到疼痛等。

【项目实训】

（1）在模型上辨认交感神经中枢的位置、神经节的位置、节前纤维和节后纤维的长度。

（2）在模型上辨认副交感神经中枢的位置、神经节的位置、节前纤维和节后纤维的长度。

【项目测试】

（1）交感神经的节前神经元位于（　　）。
　　A. 脊髓灰质前角　　　　B. 脊髓灰质后角　　　　C. 脊髓灰质侧角
　　D. 椎旁节　　　　　　　E. 椎前节

（2）副交感神经的节前神经元位于（　　）。
　　A. 脊神经节　　　　　　B. 脊髓灰质侧角　　　　C. 骶副交感核
　　D. 器官壁内节　　　　　E. 脊髓灰质前角

（3）交感神经的低位中枢位于（　　）。
　　A. 脊髓颈段　　　　　　B. 延髓　　　　　　　　C. 中脑
　　D. 脊髓胸$_1$~腰$_3$灰质侧角　　　　　　E. 脊髓灰质侧角胸$_1$~胸$_{12}$

（4）副交感神经的低位中枢位于（　　）。
　　A. 脑干网状结构
　　B. 椎前节
　　C. 椎旁节

D. 脊髓胸$_1$～腰$_3$灰质侧角
E. 脑干副交感核和脊髓骶副交感核

（5）交感神经（　　）。
A. 节前纤维全部分布到椎旁节　　B. 节前纤维全部分布到椎前节
C. 节前纤维长　　　　　　　　　D. 节后纤维短
E. 节后纤维分布到内脏、心血管、腺体

第五节　神经系统的传导通路

项目一　感觉传导通路

【学习目标】
（1）能描述浅感觉传导通路的组成及作用。
（2）能描述深感觉传导通路的组成及作用。

【理论学习】
神经通路指神经冲动传导的途径，即反射弧。简单的反射弧称反射通路。与大脑有关的复杂反射弧称传导通路，包括感觉（上行）传导通路和运动（下行）传导通路。

（一）躯干、四肢的本体感觉（深感觉）和精细触觉传导通路

1. 功　能

传导躯干、四肢的本体感觉（肌、腱关节的位置觉、运动觉和振动觉）和皮肤的精细触觉（即辨别两点距离，物体的形状、大小和纹理粗细等）。

2. 传导途径

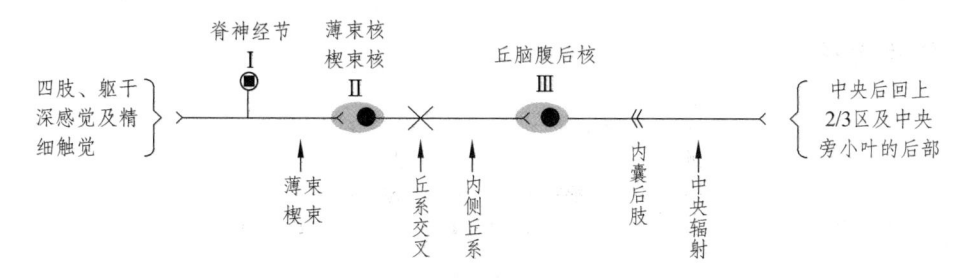

（二）躯干和四肢的痛、温觉及粗触觉（浅感觉）传导通路

1. 功　能

传导躯干、四肢皮肤痛、温觉和粗触觉。

2. 传导途径

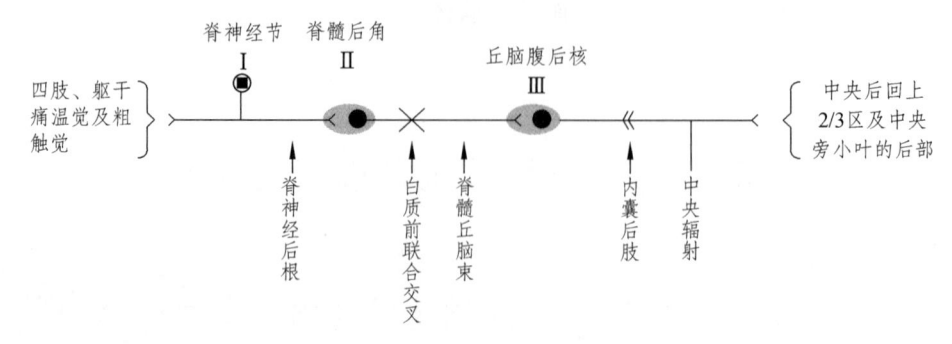

四肢、躯干痛温觉及粗触觉 → 脊神经后根 → 脊神经节 I → 脊髓后角 II → 白质前联合交叉 → 脊髓丘脑束 → 丘脑腹后核 III → 内囊后肢 → 中央辐射 → 中央后回上2/3区及中央旁小叶的后部

（三）头面部痛、温觉及粗触觉（浅感觉）传导通路

1. 功　能

传导头面部皮肤、口腔和鼻腔黏膜、眼球及眼副器等痛、温和粗触觉冲动。

2. 传导途径

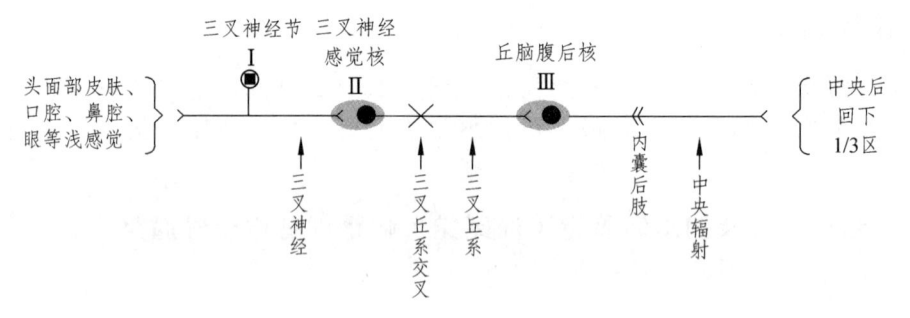

头面部皮肤、口腔、鼻腔、眼等浅感觉 → 三叉神经 → 三叉神经节 I → 三叉神经感觉核 II → 三叉丘系交叉 → 三叉丘系 → 丘脑腹后核 III → 内囊后肢 → 中央辐射 → 中央后回下1/3区

（四）视觉传导通路

1. 功　能

传导视觉冲动。

2. 传导途径

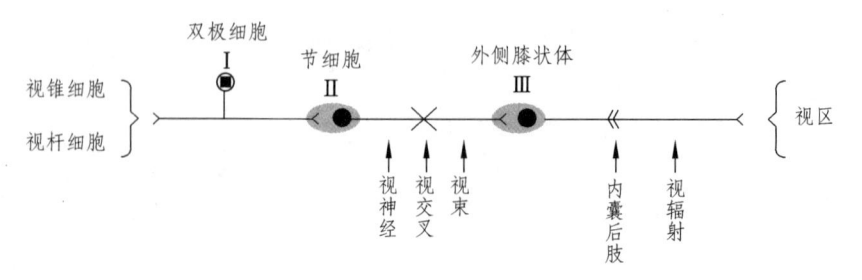

视锥细胞、视杆细胞 → 双极细胞 I → 节细胞 II → 视神经 → 视交叉 → 视束 → 外侧膝状体 III → 内囊后肢 → 视辐射 → 视区

在视交叉部分，来自视网膜鼻侧半的纤维左、右交叉，而颞侧半的纤维不交叉。所以每侧视束由同侧颞侧半和对侧鼻侧半的纤维共同组成。

3. 瞳孔对光反射

光照一侧瞳孔，引起两眼瞳孔缩小的反应称瞳孔对光反射。光照侧瞳孔缩小，称直接对光反射；另一侧瞳孔缩小，称间接对光反射。瞳孔对光反射通路如下：

光照视网膜→视神经→视交叉→双侧视束→顶盖前区→双侧动眼神经副核→双侧动眼神经副交感纤维→双侧瞳孔括约肌收缩→双侧瞳孔缩小。

4. 临床意义

（1）一侧视神经损伤，则出现患侧眼全盲。光照患眼，双眼均无对光反射；光照健眼，双眼均有对光反射。（2）一侧视束或视束以上传导通路损伤，则出现双眼视野对侧同向性偏盲。

【项目实训】

（1）在模型上辨认感觉传导通路和运动传导通路的特点。
（2）在模型上辨认一般感觉传导通路。
（3）在模型上辨认本体感觉和精细触觉传导通路。
（4）在模型上辨认视觉传导通路。

【项目测试】

（1）躯体四肢深感觉传导通路的第三级神经元位于（　　）。
  A. 薄束核　　　　　　B. 三叉神经中脑核　　C. 楔束核
  D. 丘脑腹后外侧核　　E. 丘脑腹后内侧核
（2）躯干四肢深感觉传导通路的交叉部位在（　　）。
  A. 脊髓　　　　　　　B. 中脑　　　　　　　C. 延髓
  D. 间脑　　　　　　　E. 脑桥
（3）躯干四肢浅感觉传导通路的交叉部位在（　　）。
  A. 脑桥　　　　　　　B. 延髓　　　　　　　C. 间脑
  D. 中脑　　　　　　　E. 脊髓
（4）躯干四肢的深、浅感觉的第一级神经元都位于（　　）。
  A. 脊神经节　　　　　B. 后角　　　　　　　C. 前角
  D. 侧角　　　　　　　E. 丘脑
（5）头面部痛、温度、触觉传导通路的第一级神经元位于（　　）。
  A. 三叉神经节　　　　B. 三叉神经感觉核　　C. 中脑
  D. 间脑　　　　　　　E. 薄束核

（6）视觉传导通路的第三级神经元位于（　　）。
　　A. 视网膜　　　　　　B. 外侧膝状体　　　　C. 内侧膝状体
　　D. 丘脑　　　　　　　E. 间脑

项目二　运动传导通路

【学习目标】

（1）能描述锥体系传导通路的组成。
（2）能说明核上瘫（硬瘫）和核下瘫（软瘫）的不同。

【理论学习】

运动传导通路管理全身骨骼肌的运动，包括锥体系和锥体外系。

（一）锥体系

大脑皮质控制骨骼肌随意运动的下行纤维束，称锥体系，管理骨骼肌的随意运动。

与感觉传导路相比，锥体系具有如下特点：① 一般由两级神经元组成，第一级神经元称上运动神经元，第二级神经元称下运动神经元。上运动神经元细胞体位于大脑皮质内，下运动神经元细胞体位于脑干或脊髓内；② 第一级神经元发出的神经纤维交叉至对侧下行；③ 在下行过程中经脑神经运动核或脊髓灰质前角更换神经元；④ 下行过程中经过内囊；⑤ 起始于大脑皮质的特定功能区。

根据管理部位的不同，锥体系分为皮质核束和皮质脊髓束。

1. 皮质核束

上运动神经元细胞体位于大脑皮质中央前回下 1/3，发出的纤维组成皮质核束，经内囊下行至脑干，止于双侧脑神经运动核。但面神经核的下部（支配睑裂以下面肌）和舌下神经核（支配舌肌）只接受对侧皮质核束的纤维。下运动神经元细胞体位于脑神经运动核内，发出的纤维随脑神经分布到头、颈、咽、喉的骨骼肌（图 10-39，图 10-40）。

2. 皮质脊髓束

皮质脊髓束又称锥体束。上运动神经元细胞体位于中央前回上 2/3 和中央旁小叶前部，发出的纤维组成皮质脊髓束，经内囊下行聚成延髓锥体，于锥体交叉处，大部分纤维左、右相互交叉，交叉后的纤维称皮质脊髓侧束，走行在脊髓外侧索内，不交叉的纤维称皮质脊髓前束，走行在脊髓前索内。皮质脊髓束双侧控制支配躯干肌的脊髓前角运动细胞；对侧控制支配上、下肢肌的脊髓前角运动细胞。下运动神经元细胞体即脊髓前角内的运动细胞，发出的纤维随脊神经支配躯干和四肢的骨骼肌。

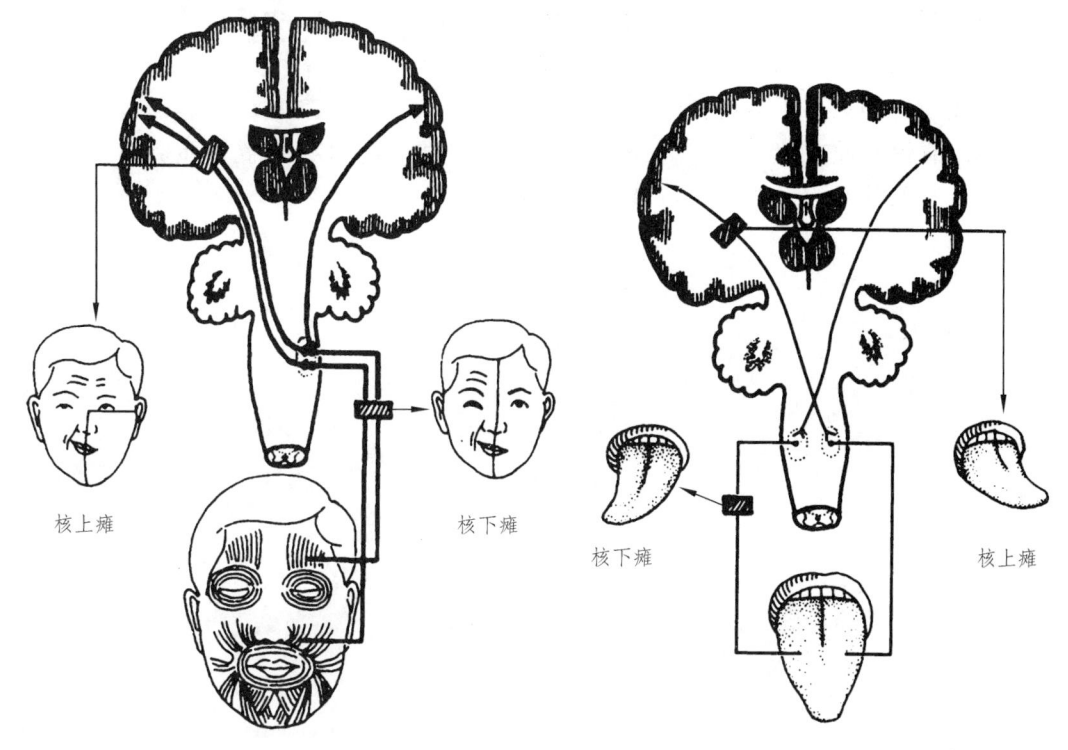

图 10-39　面肌的核上瘫和核下瘫

图 10-40　舌肌的核上瘫和核下瘫

（二）锥体外系

锥体外系是锥体系以外管理躯体运动的下行传导通路的统称。这些传导通路往往起于运动区以外的皮质，与纹状体、小脑、红核、黑质、网状结构等有广泛的联系。在下行过程中多次交换神经元，终止于脑神经运动核和前角运动细胞，其主要功能是调节肌张力，协调肌群运动、协助锥体系完成精细的随意运动，维持调整体态姿势，进行习惯性和节律性动作等。

【项目实训】

在模型上辨认锥体系的传导通路。

【项目测试】

（1）锥体系的上运动神经元在（　　　）。

　　A. 大脑皮质中央后回　　B. 大脑皮质中央前回　　C. 脊髓前角

　　D. 脑干　　　　　　　　E. 脊髓后角

（2）皮质核束的下运动神经元在（　　　）。

　　A. 脊髓后角　　　　　　B. 脊髓前角　　　　　　C. 脑神经运动核

　　D. 中央前回　　　　　　E. 中央后回

（3）皮质脊髓束的交叉部位在（　　）。
    A. 延髓　　　　　　　B. 脑桥　　　　　　　C. 中脑
    D. 间脑　　　　　　　E. 小脑
（4）皮质脊髓束的下运动神经元在（　　）。
    A. 脊髓灰质前角　　　B. 脊髓灰质后角　　　C. 脊髓灰质侧角
    D. 三叉神经运动核　　E. 骶副交感核

第十一章　人体胚胎学概要

人体胚胎学是研究人体发生、发展规律及其机理的科学，分为：① 胚期：从受精至第 8 周末，主要由单个细胞经过迅速而复杂的增殖分化，发育为各器官、系统及外形均初具雏形的胎儿。② 胎期：从第 9 周至出生，此期内胎儿逐渐长大，各器官、系统继续发育，并出现不同程度的功能活动。胎龄计算方法：① 月经龄（280 天），从末次月经的第一天开始到胎儿娩出（妇产科常用此法）② 受精龄（266 天），从受精卵的形成到胎儿娩出。

项目一　人胚的早期发育

【学习目标】

（1）能说出什么是受精，受精的部位及条件。
（2）会解释受精的过程。
（3）能说出植入的部位和条件。

【理论学习】

人体是精子和卵细胞结合而形成的。人类精子在睾丸的生精小管中发生，精原细胞经过增殖、生长、成熟和变形，发育成精子。精子形成后，在附睾内获得运动能力，在女性生殖管道内获得受精能力。卵子在卵巢内发生，胚胎时期，卵原细胞经有丝分裂，变成初级卵母细胞。青春期后，初级卵母细胞发育，生成一个次级卵母细胞。从卵巢排出的卵子处于第二次成熟分裂的中期，并随输卵管伞的液体流进入输卵管，在受精时才完成第二次成熟分裂。若未受精，于排卵后 12~24 h 退化（图 11-1）。

一、受　精

1. 定　义

受精是精子和卵细胞结合形成受精卵的过程。

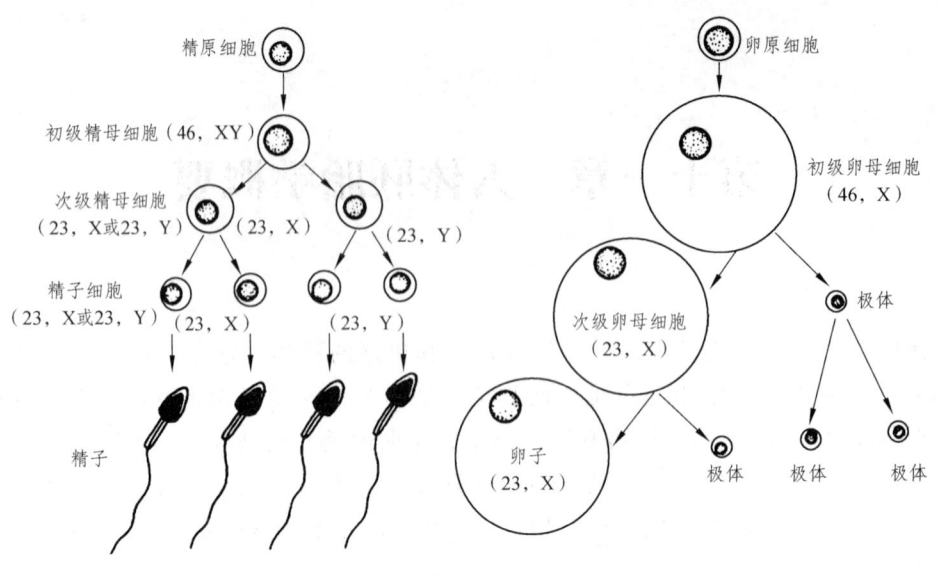

图 11-1 精子和卵子的发生

2. 部　位

受精一般发生在输卵管壶腹部。

3. 过　程

精子穿过放射冠、透明带→精卵质膜融合→精子进入卵内，两核分别为雌性原核和雄性原核→两原核靠近、融合→受精卵形成（图 11-2）。

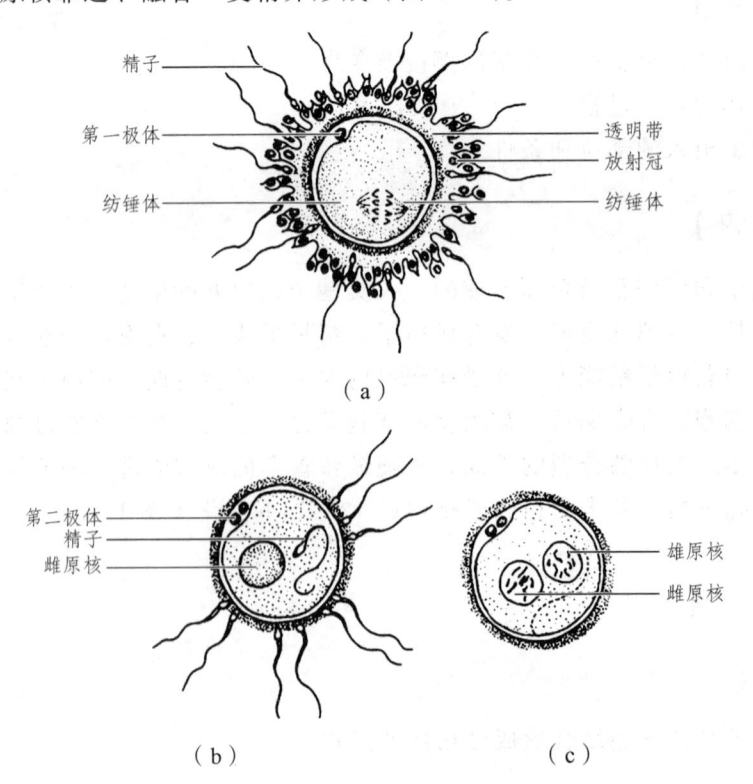

（a）

（b）　　　　（c）

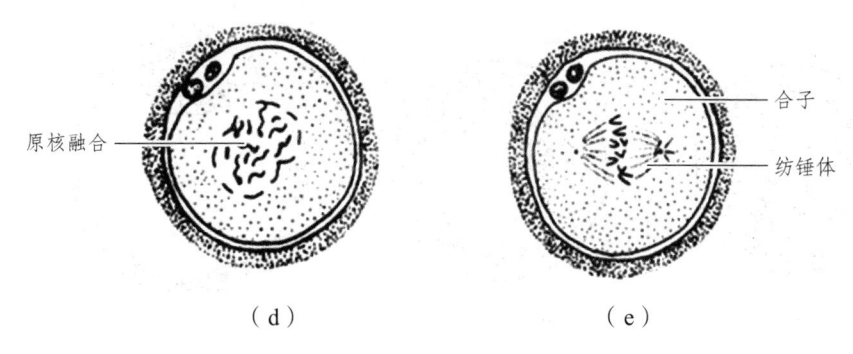

（d） （e）

图 11-2 受精的过程

4. 条　件

① 精子和卵细胞在限定的时间相遇。精子排出后将在 24 h 内丧失受精的能力；卵细胞离开卵巢 12 h 后也将失去受精能力。② 精子的数量和质量必须正常，正常男性每次排精量 2 mL～6 mL，每毫升含 1 亿～2 亿个精子。如果精液量少于 1 mL 或畸形精子超过 20%，都可能出现不育症。③ 生殖管道必须通畅。④ 雌激素和孕激素水平正常。⑤ 卵细胞在排卵之前处于第二次成熟分裂中期。

5. 意　义

（1）受精卵的形成，标志着新生命的开始。
（2）受精卵具有双亲的遗传物质。
（3）受精决定新个体的性别。带有 Y 染色体的精子与卵细胞结合，发育成的新个体为男性；带有 X 染色体的精子与卵细胞结合，发育成的新个体为女性。

二、卵　裂

受精卵一旦形成后，不是停留在输卵管，而是一边进行细胞分裂，一边向子宫腔方向移动。受精卵的细胞分裂，称卵裂，卵裂形成的子细胞称卵裂球。随着卵裂球数目逐渐增多，卵裂球的体积越来越小，至受精后 3 天，形成有 12～16 个卵裂球的桑葚胚，并移向子宫腔（图 11-3）。

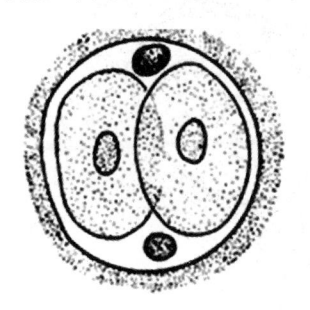

（a）2个卵裂球　　　（b）4个卵裂球　　　（c）8个卵裂球

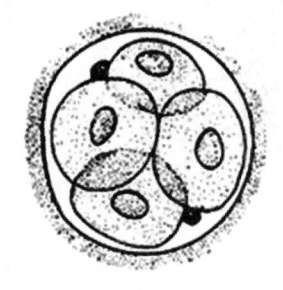

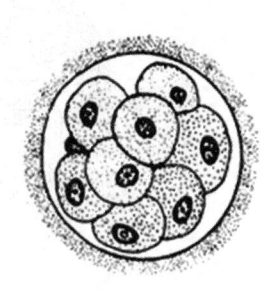

（d）桑葚胚　　　　（e）早期胚胎　　　　（f）胚泡

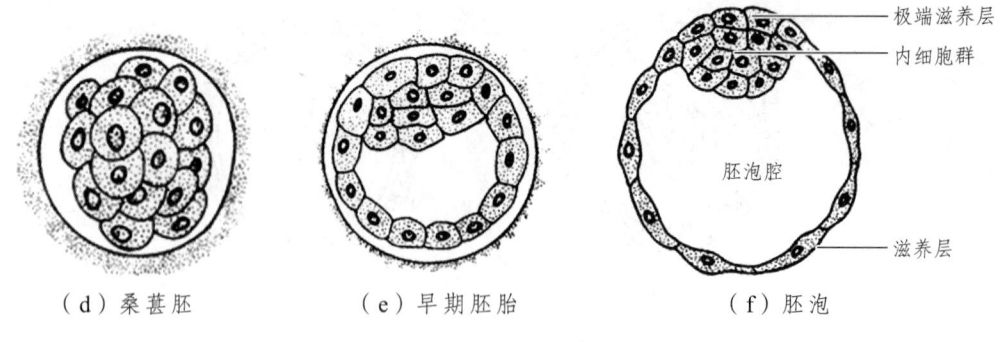

图 11-3　卵裂和胚泡形成

三、胚　泡

桑葚胚细胞继续分裂，细胞间逐渐出现小的腔隙，最后融合成一个大腔，称胚泡腔。此时的实心的桑葚胚演变为中空的泡状，称为胚泡。胚泡于受精的第 4 天形成并进入子宫腔。胚泡外表为一层扁平细胞，称滋养层，中心的腔称胚泡腔，腔内一侧的一群细胞，称内细胞群。与内细胞群相邻的滋养层称为极端滋养层。胚泡逐渐长大，极端滋养层与子宫内膜接触，植入开始。

四、植　入

胚泡埋入子宫内膜的过程，称植入，也称着床。植入始于受精后第 5-6 天，于第 11-12 天完成。

1. 植入的过程

植入时，极端滋养层首先与子宫内膜接触，并分泌蛋白水解酶，溶解子宫内膜形成缺口，胚泡沿此缺口逐渐埋入子宫内膜。随着胚泡的陷入，缺口周围的内膜上皮分裂增殖，将缺口修复，植入完成（图 11-4）。

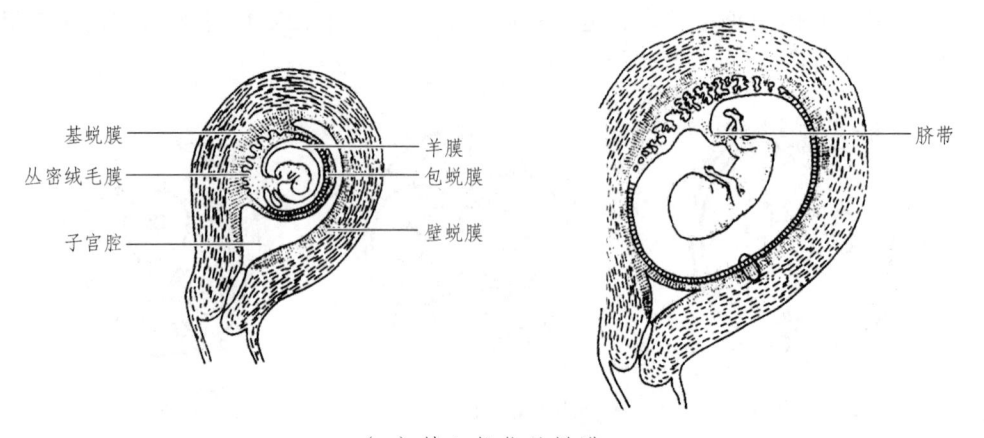

（a）植入部位及蜕膜

- 286 -

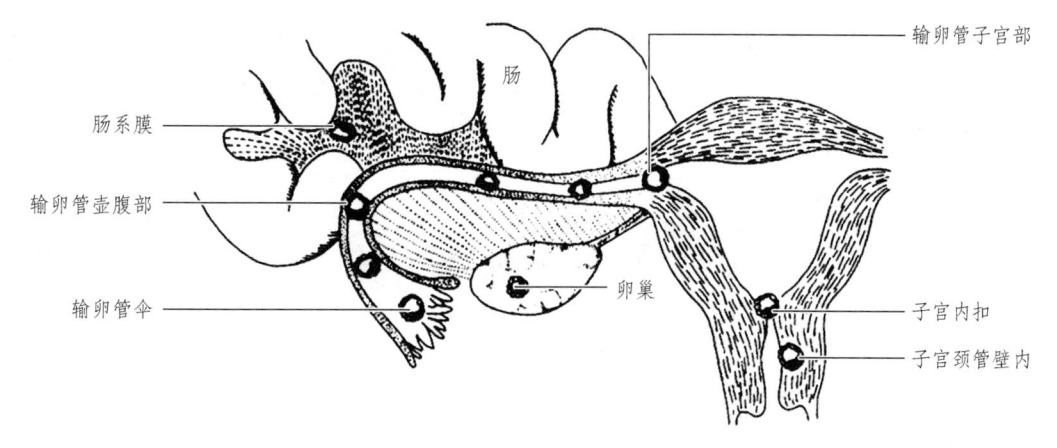

（b）胚胎异常植入部位

图 11-4　植入与蜕膜

2. 植入的部位

正常植入的部位是在子宫体或子宫底。若植入在子宫颈附近会形成前置胎盘，引起产前出血。若植入在子宫以外的部位，称宫外孕，常见部位是在输卵管。

3. 植入的条件

（1）母体性激素的正常分泌，使子宫内膜处于分泌期；（2）透明带的消失和胚泡准时进入子宫腔；（3）子宫腔内必须有一个正常的内环境。

五、蜕　膜

植入时的子宫内膜正处于分泌期。植入后的子宫内膜称蜕膜。根据蜕膜与胚泡的位置关系，可将蜕膜分为三部分：① 基蜕膜：位于胚泡深面的蜕膜；② 包蜕膜：覆盖在胚泡浅层的蜕膜；③ 壁蜕膜：子宫其余部分的蜕膜。第 3 个月后，包蜕膜与壁蜕膜融合，子宫腔消失。

【项目实训】

（1）在子宫模型上指出输卵管的分部。

（2）在胚胎学模型上能分辨子宫内膜各层。

【项目测试】

（1）胚泡植入部位常在_____或_____，若在靠近子宫颈处植入，则形成_____。

（2）蜕膜可分为_____、_____和_____三部分。

（3）受精的部位在_____。

（4）精子在性生殖道内的受精能力约保持（　　）。

　　A．6小时　　　　　　B．12小时　　　　　　C．1天
　　D．2天　　　　　　　E．3天

项目二　胎膜和胎盘

【学习目标】

（1）能说出胎膜的构成。
（2）会解释胎盘屏障的作用。
（3）能说出胎盘的功能。

【理论学习】

一、胎　膜

胎膜是人胚发育中形成的胚体以外的附属结构，包括绒毛膜、羊膜、卵黄囊、尿囊和脐带，本节主要讲述绒毛膜、羊膜和脐带（图11-5）。

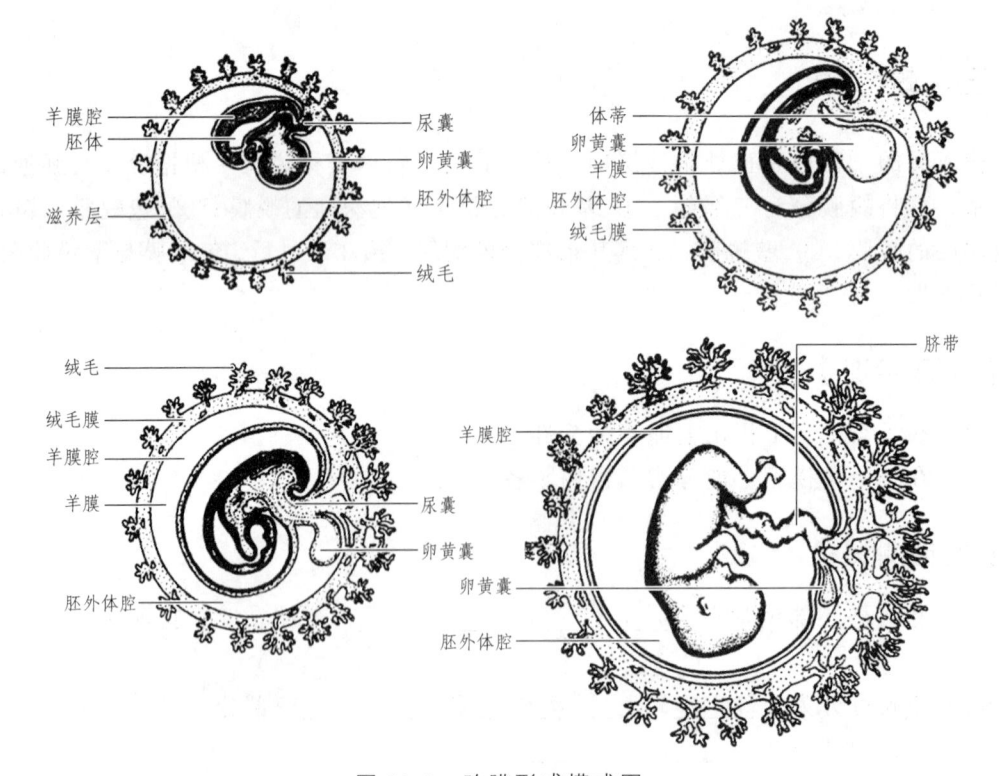

图11-5　胎膜形成模式图

- 288 -

（一）绒毛膜

绒毛膜是由滋养层和胚外中胚层发育而成。绒毛膜包在胚胎的最外面，直接与子宫蜕膜接触，胚胎借绒毛吸收母体血液的营养并排出代谢产物。胚胎发育早期，整个绒毛膜表面都有绒毛。第8周后，与包蜕膜相邻接的绒毛逐渐退化，形成平滑绒毛膜；与基蜕膜相邻接的绒毛发育旺盛，呈树枝状分支，称丛密绒毛膜。随着胚胎的发育增长和羊膜腔的扩大，羊膜、平滑绒毛膜和包蜕膜进一步凸向子宫腔，最终与壁蜕膜融合，子宫腔消失。

常见的绒毛膜病变有两种：一是绒毛变性水肿，形成许多大小不等的水泡样结构，称葡萄胎；二是滋养层细胞癌变，形成绒毛膜上皮癌。

（二）羊　膜

羊膜为半透明的薄膜，是由羊膜上皮和胚外中胚层组成。羊膜能分泌羊水，充满于羊膜腔内，胎儿在羊水中发育。由于羊水不断被羊膜吸收和被胎儿不断地吞饮，故羊水是不断更新的。羊水有保护作用，它能减轻外力对胎儿的震荡及挤压；防止胎儿与羊膜发生粘连；分娩时，羊水还有扩张子宫颈和冲洗润滑产道的作用。正常羊水呈淡黄色，弱碱性，足月时正常羊水约 1 000 mL。羊水过多或过少常伴有胎儿的先天畸形。

（三）脐　带

脐带是由羊膜将体蒂、尿囊和卵黄囊包围形成的一条索状结构，内含有胶状的结缔组织和脐动、静脉，是胎儿与母体进行物质交换的通道。足月时脐带长 40～60 cm。脐带过短，分娩时会引起胎盘过早剥离，造成出血过多。脐带过长，易发生脐带绕颈或缠绕肢体，影响胎儿局部的发育，甚至窒息死亡。

二、胎　盘

（一）胎盘的结构

胎盘呈圆盘形，重约 500 g，直径 15～20 cm，中央厚，周边薄，平均厚约 2.5 cm。胎盘是由胎儿的丛密绒毛膜和母体子宫的基蜕膜共同组成。胎盘的胎儿面光滑，覆有羊膜，脐带附着于中央或稍偏。胎盘的母体面粗糙，为剥离后的基蜕膜（图 11-6）。

（二）胎盘的血液循环和胎盘屏障

胎盘内有母体和胎儿两套血液循环系统。母体血液由子宫螺旋动脉流入绒毛间隙，与绒毛内毛细血管的胎儿血进行物质交换后，再经子宫小静脉流回母体。胎儿的静脉血经脐动脉进入胎盘，入绒毛内毛细血管，与绒毛间隙的母体血进行物质交换后，成为动脉血经脐静脉回到胎儿体内。母体和胎儿的血液在各自的封闭管道内循环，互不相混，但可进行物质交换。

胎儿血与母体血在胎盘内进行物质交换所通过的结构称胎盘屏障，由合体滋养层、细胞滋养层及基膜、绒毛膜内结缔组织、毛细血管基膜及内皮细胞构成。妊娠晚期，母体血与胎儿血仅隔合体滋养层、毛细血管内皮细胞及两者的基膜，故通透性很强，更有利于胎血与母血间的物质交换。

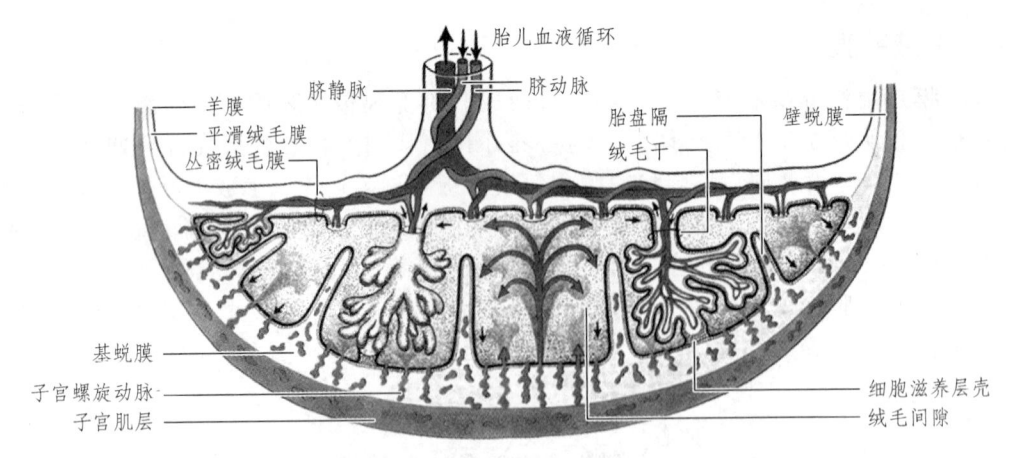

图 11-6 胎盘结构与血液循环模式图

（三）胎盘的功能

1. 物质交换功能

物质交换功能是胎盘的主要功能，胎儿通过胎盘从母体血中获得营养和氧气，排出代谢产物和二氧化碳。

2. 屏障作用

正常情况下，胎盘有阻挡细菌或病毒进入胎儿的作用。某些细菌、病毒偶尔可以在胎盘形成病灶，破坏绒毛，进入胎盘感染胎儿；有些药物也可通过胎盘，所以孕妇用药须慎重，并注意防止细菌、病毒感染。

3. 内分泌功能

胎盘可分泌多种激素，对维持妊娠起着重要作用，主要有：① 绒毛膜促性腺激素（HCG），其作用是使妊娠黄体继续发育，维持妊娠正常进行。该激素在受精后的第 3 周可从孕妇尿中检出。② 绒毛膜促乳腺生长激素（HCS），该激素能促进母体乳腺的发育，也可促进胎儿的生长发育。③ 孕激素和雌激素，于妊娠第 4 个月开始分泌，以后逐渐增多。母体妊娠黄体退化后，这两种激素起继续维持妊娠的作用。

【项目实训】

（1）在胎膜模型上分别指出绒毛膜、羊膜和脐带。
（2）在胎盘模型上指出脐带，辨认脐动脉和脐静脉。

【项目测试】

（1）胎膜包括_____、_____、_____、_____和_____。
（2）胎盘内有_____和_____两套血液循环系统。
（3）胎盘分泌的激素有_____、_____和_____。

（4）胎盘的绒毛间隙内含有（　　）。
　　A. 胎儿血液　　　　　B. 母体血液　　　　　C. 胎儿血液和母体血液
　　D. 组织液　　　　　　E. 胎儿血浆和母体血浆

项目三　胎儿血液循环的特点及出生后的变化

【学习目标】

（1）能说出胎儿血液循环的途径。
（2）能说出胎儿血液循环的特点。

【理论学习】

一、胎儿血液循环的途径

胎儿的血液在胎盘内与母体血液进行物质交换后，经脐静脉流入静脉导管，注入下腔静脉。下腔静脉的血液进入右心房后，大部分经卵圆孔流入左心房，再经左心室流入主动脉。少量右心房血液流入右心室，再入肺动脉干。因胎儿肺尚处于静息状态，所以肺动脉干的血液，大部分经动脉导管流入降主动脉。降主动脉中的血液一部分供应躯干和下肢，另一部分经脐动脉流入胎盘，再与母体进行物质交换（图11-7）。

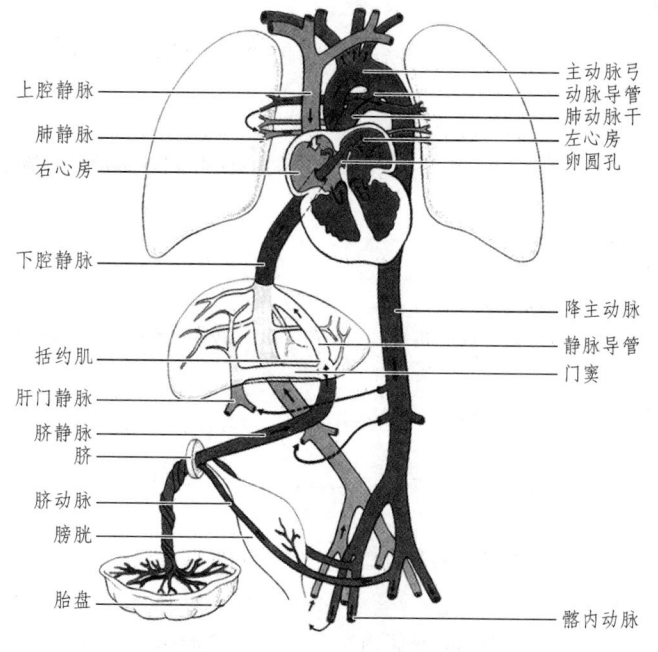

图 11-7　胎儿血液循环模式图

二、胎儿血液循环的特点

1. 脐动脉、脐静脉

脐动脉将胎儿的静脉血运到胎盘,经物质交换后,又经脐静脉把动脉血运回胎儿体内。

2. 静脉导管

静脉导管为连接脐静脉与下腔静脉,使一部分动脉血进入下腔静脉。

3. 动脉导管

动脉导管为连接肺动脉干和主动脉弓的一条短血管,使大部分静脉血进入降主动脉。

4. 卵圆孔

右心房动脉血经此孔进入左心房,再入左心室,最后注入主动脉。

三、胎儿出生后的血液循环变化

胎儿出生后,胎盘循环停止,肺开始呼吸,使血液循环发生如下变化。

1. 脐动脉、脐静脉和静脉导管闭锁

这三个结构闭锁后分别形成脐外侧韧带、肝圆韧带和静脉韧带。

2. 卵圆孔封闭

胎儿出生后,肺静脉回心血量增多,左心房内压力高于右心房,使卵圆孔封闭。

3. 动脉导管闭锁

肺呼吸开始后,肺循环血流量增大,肺动脉血不再向主动脉分流,使动脉导管闭锁,形成动脉韧带。

【项目实训】

在胎儿血液循环模型上指出脐动脉、脐静脉、静脉导管、动脉导管和卵圆孔。

【项目测试】

(1)胎儿的血液在_____内与_____进行物质交换后,经_____流入_____,注入下腔静脉。

(2)胎儿诞生时,剪断脐带后从切口流出的血液是(   )。
  A. 胎儿的动、静脉血 B. 母体的动脉血和胎儿的静脉血
  C. 胎儿的动脉血和母体的静脉血 D. 胎儿和母体的动、静脉血
  E. 母体的动、静脉血

项目四　双胎、多胎和联体双胎

【学习目标】

能说出单卵双胎的形成原因。

【理论学习】

一、双　胎

双胎又称孪生，可分为单卵双胎和双卵双胎，其发生率约为 1%。

（一）单卵双胎

单卵双胎是指一个受精卵发育为 2 个胎儿（图 11-8）。这种双胎遗传基因完全相同、性别一致、相貌生理特征极相似、血型和组织相容性抗原也相同，组织器官可互相移植而不被排斥。单卵双胎的成因：① 从受精卵发育出两个胚泡，它们分别植入，两个胎儿有各自的羊膜腔和胎盘；② 一个胚泡内出现两个内细胞群，各发育为一个胚胎，它们位于各自的羊膜腔内，但共有一个胎盘。③ 一个胚盘上出现两个原条和脊索，发育为两个胚胎，孪生儿同位于一个羊膜腔内，也共有一个胎盘。

（二）双卵双胎

双卵双胎是指一次排出 2 个卵细胞分别受精后发育成 2 个胎儿，它们有各自的胎盘、胎膜，性别相同或不同，相貌和生理特征的差异如同一般兄弟姐妹，仅是同龄而已。

二、多　胎

一次娩出两个以上新生儿称多胎。多胎的原因可能是单卵性、多卵性或混合性的。三胎以上的多胎很少见。

三、联体双胎

在单卵孪生中，一个胚盘出现两个原条并发育成两个胚胎时，如胚胎分离不完全，两个胚胎发生局部的联接，称联胎。根据胎儿联接的部位不同，可分为头联胎、臀联胎和腹联胎等。如联胎一个胎儿大一个胎儿小，小者发育不良，可形成寄生胎，或胎内胎。

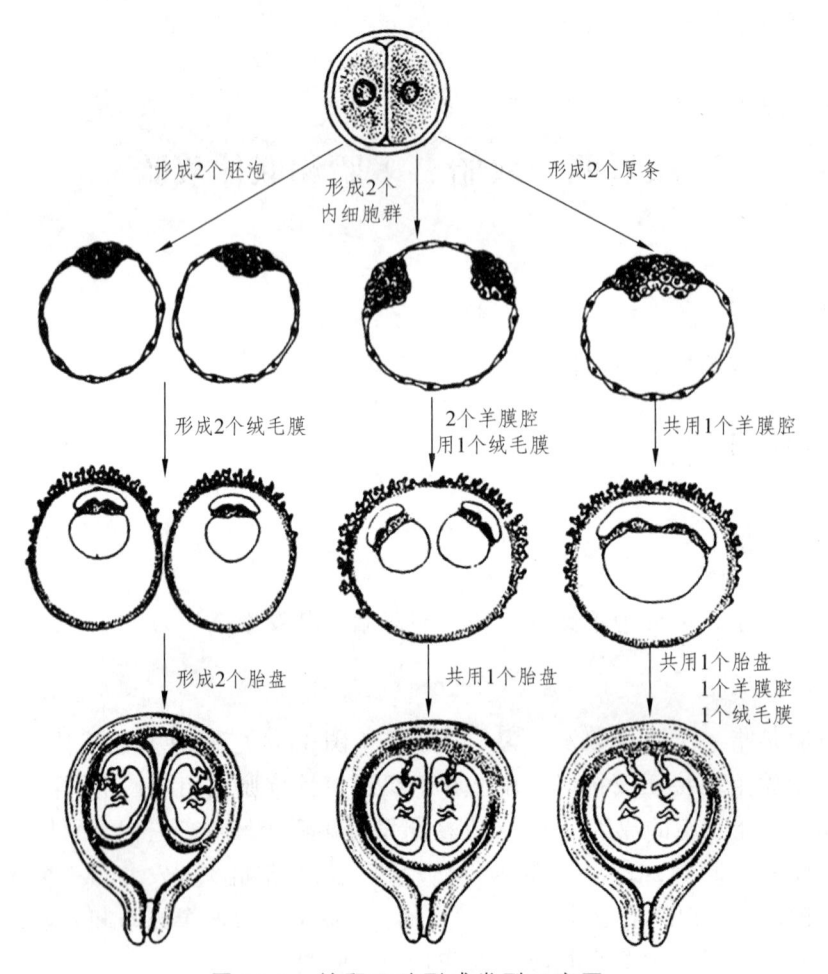

图 11-8　单卵双胎形成类型示意图

【项目测试】

（1）双胎又称孪生，可分为_____双胎和_____双胎。

（2）双卵双胎是指一次排出_____卵细胞分别受精后发育成 2 个胎儿，它们有各自的_____、_____，性别相同或不同。

参考文献

[1] 柏树令，应大君. 系统解剖学[M]. 8版. 北京：人民卫生出版社，2013.
[2] 邹仲之，李继承. 组织学与胚胎学[M]. 8版. 北京：人民卫生出版社，2013.
[3] 徐纪勇，李勇强. 人体解剖组织学[M]. 南京：江苏凤凰教育出版社，2015.
[4] 任晖，袁耀华. 解剖学基础[M]. 3版. 北京：人民卫生出版社，2015.